THERAPIST'S GUIDE TO
Treating headaches and neck pain

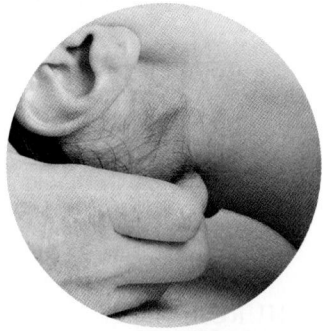

ガイアブックスは
地球（ガイア）の自然環境を守ると同時に
心と体内の自然を保つべく
"ナチュラルライフ"を提唱していきます。

CHURCHILL
LIVINGSTONE
ELSEVIER

An imprint of Elsevier Limited

©2009, Elsevier Limited. All rights reserved.

This edition of A Massage Therapist's Guide to Treating Headaches and Neck Pain by Sandy Fritz, MS, NCTMB and Leon Chaitow, ND, DO is published by arrangement with Elsevier Limited.

No part of this publication may be reproduced or transmitted in any form or by any means, electronic or mechanical, including photocopying, recording, or any information storage and retrieval system, without permission in writing from the publisher. Permissions may be sought directly from Elsevier's Rights Department:phone:（+1）215 239 3804（US）or （+44）1865 843830（UK）; fax:（+44）1865 853333; e-mail: healthpermissions@elsevier.com.
You may also complete your requeston-line via the Elsevier website at http://www.elsevier.com/permissions.

ISBN 978 0 443 06728 0

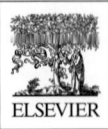

Originally published as A Massage Therapist's Guide to Treating Headaches and Neck Pain. This translation is published under contract with Elsevier.

お断り
本書の掲載内容を利用したことにより直接的あるいは間接的に生じた、いかなる人的・物的な損失・損傷・損害についても、出版元および著者はいっさいの責任を負いません。患者にどの治療法や手法をどのように適用するかは、自己の専門知識と患者の了解のもとで、施術者本人の責任において決定してください。

頭痛・頸部痛のための
マッサージセラピストガイド

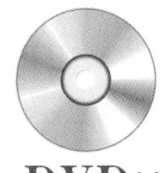

頭痛のタイプと頸部痛の原因
その痛みの評価法を紹介し
有効な治療的マッサージ手法を解説

DVD付

著　者：サンディ・フリッツ／レオン・チャイトー
総監修：高田 治実／監　修：松葉 潤治
まえがき：ダイアナ・トンプソン
翻　訳：井口 智子

監修者序文

　頭痛および頸部痛は、殆どの人が一度は経験したことがあるほど一般的なものである。発症原因は、外傷、脳血管障害、脳や頸椎の腫瘍、脊椎の変形や骨折、筋・筋膜性および心理的な問題など多くのものがあり、中には生命に危険を及ぼすものもある。そのため、医療関連職種によるアプローチは、医師による診察によって生命の安全、腫瘍の有無および頸椎の変化などを確認したうえで施行することが重要である。

　私は、筋・筋膜性疼痛による頭痛および頸部痛に対する治療的アプローチ（マイオチューニングアプローチ）を研究し実践してきたが、痛みの原因の評価が如何に重要であるかを研究データにより確認している。同様に、頭痛および頸部痛に対するマッサージセラピーは、痛みの原因および機能障害をより正確に評価できるようになることによって、最も効果的な手技を選択できるようになる。

　本書では、頭痛のタイプ、首の痛みと機能障害、頭痛および頸部痛の発生機序と重病の徴候とみられる痛みおよび痛みの評価法などが概説されている。本書を学習することによって基礎知識が深まり、より正確に評価できる能力を培うことが出来ると思われる。

　また、マッサージの手技のみについて概説してあるだけでなく、マッサージと併用することにより役に立つ手技として、神経筋テクニック、トリガーポイント・メソッド、マッスルエナジー・メソッド、ポジショナル・リリース・テクニック、統合的神経筋抑制などの特殊なテクニックも紹介されている。読者の施術の幅が広がりより効果を高める一助となるだろう。

　さらに、付属のDVDにより記載されている手技が動画で具体的に紹介されているため、技術を習得し易い実用的な教材となるだろう。

　以上より、本書は理学療法士、作業療法士、柔道整復師、カイロプラクタ―および整体師などの医療関連職種にとっても非常に有益な教材である。

　翻訳は、分かりやすく平易な文章で表現されているので、読み易く意味を理解し易い本になっている。なお、誤った解釈や不適切な語句に対する充分な注意のもとに行われているが、万一間違いや誤訳と思われる記述があった場合には、読者の方々に広くご教示をお願いしたい。

　　　　　　　　　　　　　　　　　　　帝京科学大学　医療科学部　東京理学療法学科

　　　　　　　　　　　　　　　　　　　　　　　　　　　　　教授　高田治実

目　次

監修者序文……Ⅳ　　ダイアナ・トンプソンによる推薦文……Ⅷ

第1章　頭痛のタイプと、首の痛みと機能不全　　1
頭痛　　1
頭痛の人口分布…2　　頭痛を発現しやすくするもの…2
頭痛のカテゴリー　　2
深刻な病気の兆候となる頭痛…2　　一次性あるいは良性頭痛…3〈緊張性頭痛／血管性頭痛／その他の頭痛のタイプ〉
頚部痛　　6
首の解剖学的構造…6　　首の筋肉構造…7

[コラム]　ボックス1.1 日本、トルコ、タイにおける頭痛の人口分布…3／ボックス1.2 緊張性頭痛と血管性頭痛の症状…6
　　　　キー・ポイント…9

第2章　頭痛・頚部痛の発生のしくみと、深刻な状態の兆候と見られる痛み　　11
頭痛の原因因子　　11
呼吸パターン異常…11　　血管性頭痛の原因に関する理論…12　　血管性頭痛の引き金となるもの…13
筋／軟部組織の収縮──緊張性頭痛　　14
考えられる原因…14
頚部痛　　14
深刻な状態の兆候と見られる痛み　　16
頭痛…15　　頚部痛…16

[コラム]　ボックス2.1 血管性頭痛の引き金…13／ボックス2.2 うつと不安に関連した因子…15／ボックス2.3 頚部痛の原因…15／キー・ポイント…17

第3章　頭痛・頚部痛の治療法と、マッサージ適用の影響　　19
評価プロセス　　19
病歴の確認…19　　診察…20　　評価に用いる画像…20　　治療プランを立てる…21
医学的治療　　21
緊張性頭痛の治療　　21
慢性の筋収縮性頭痛のための非薬物療法…22
血管性頭痛の治療　　22
薬物治療…22　　血管性頭痛のための非薬物療法…23
頚部痛の治療　　24
薬物治療…24　　手　術…25　　非薬物療法…25

[コラム]　ボックス3.1 情報の供給源…24／ボックス3.2 頭痛の原因と治療の選択肢…25／キー・ポイント…26

第4部　痛み　　27
痛みとは？　　27
痛みの原因と分類　　28
末梢神経…28　　脊髄…30　　脳…30
痛みの感覚　　30

急性痛と慢性痛 ——————————————————————————————30
痛みの心理社会的要因 ————————————————————————31
　マッサージと痛み…31
痛みの評価 ——————————————————————————————31
痛みの治療 ——————————————————————————————32
　薬物を使用しない、痛みの治療…33
マッサージと疼痛管理 ————————————————————————34
　疼痛管理のためのマッサージ法…35
　［コラム］ボックス4.1 頭痛と頸部痛の原因となる心理社会的危険因子…31／ボックス4.2 認知行動療法…32／キー・ポイント…36

第5章　マッサージを治療と認める　　37

研究内容 ——————————————————————————————37
研究が示唆すること ————————————————————————38
　一般的なマッサージの効果と安全性…38　　治療の効果…43　　ストレス、不安、うつ…43
　疼痛管理のためのマッサージの効果…44　　頭痛と頸部痛に関係している腰痛の研究…44
　マッサージと頭痛・頸部痛の具体的研究…45
論理的帰結 ——————————————————————————————45
　［コラム］ボックス5.1 適応…38／ボックス5.2 インターネット・リソース…38／ボックス5.3 手技・理学的療法：概観…39／キー・ポイント…45

第6章　痛みの評価法と選択的介入治療　　47

兆候と症状 ——————————————————————————————47
評価プロセス ——————————————————————————————48
　痛みの評価…48〈口頭式評価スケール／数値的評価スケール／視覚的アナログスケール〉　質問表…51
　痛覚計…51　　交差症候群…54　　筋の機能…55　　触診技術…57　　皮膚の評価と触診…58
　神経筋テクニックでの評価と治療法…62
筋力低下と発火機序のテスト ————————————————————63
呼吸機能の評価 ——————————————————————————————67
　HVS（過換気症候群）／BPD（呼吸パターン異常）のための方策と治療順序例…68　　呼吸再教育の成功例…68
　［コラム］ボックス6.1 交差症候群の2つの型…55／ボックス6.2 姿勢筋の評価順序…56／ボックス6.3 一般的な筋の発火パターン…63／キー・ポイント…69

第7章　マッサージとの併用により役立つ手技　　71

結合組織に焦点を当てた療法 ————————————————————71
　組織移動メソッド…72
神経筋テクニック ——————————————————————————————74
　NMTの基礎…75〈神経筋・母指テクニック／神経筋・指テクニック／姿勢と位置／NMT母指ストローク〉
　NMTの応用…75　　NMTの実習：指と母指のストローク…76
トリガーポイント・メソッド ————————————————————78
　活性と潜在性のトリガーポイント…78　　萌芽期のトリガーポイント…80　　アタッチメント・トリガーポイントとセントラル・トリガーポイント…80
マッスルエナジー・テクニック ————————————————————80
　マッスルエナジー・テクニック概論…81　　METの実習…82　　MET—よくある間違いと禁忌…83　　脈動的MET…84

ポジショナル・リリース・テクニック ―――――――――――――― 85
　ポジショナル・リリース・テクニックの実習…85　　PRTの主な特徴…86　　PRT使用へのガイドライン…86
　ストレイン＆カウンターストレイン（SCS）の段階的プロセス…86
統合的神経筋抑制（トリガーポイントの不活性化のための）――――――― 87
スプレー＆ストレッチ冷却法 ――――――――――――――――――― 88
統合的治療戦略 ――――――――――――――――――――――― 89
　　［コラム］　ボックス7.1 トリガーポイント理論の推移…76／ボックス7.2 頸部・頭部・顔面における関連痛と主なトリガーポイントの場所…79／ボックス7.3 キー・トリガーポイントとサテライト・トリガーポイント…80／キー・ポイント…89

第8章　治療的マッサージによる頭痛と頸部痛の治療　　91
マッサージ治療 ――――――――――――――――――――――― 91
　結果重視のマッサージ…92　　マッサージを表現する…93　　タッチの質…94〈圧力を加える深さ／牽引／方向／スピード／リズム／頻度／継続時間〉　マッサージの施し方…95　　マッサージ手法の構成要素…96〈さまざまな力／押圧荷重／屈曲荷重／剪断荷重／旋回またはねじれの荷重／複合荷重〉　関節運動法…99
頭痛と頸部痛の治療的マッサージに特異なプロトコル ――――――――― 100
　呼吸機能不全をターゲットとする…100　　治療…100　　特定のリリース…102〈斜角筋／後頭骨底部／胸鎖乳突筋／多裂筋・回旋筋・横突間筋・棘筋／菱形筋／大胸筋／前鋸筋／横隔膜／腰筋／腰方形筋〉　頭痛のための特定のマッサージ法…109〈血管性・液圧性頭痛／緊張性頭痛／エッセンシャルオイル／頭痛のセルフケア〉　急性頸部痛のマッサージ治療…112　全身マッサージ…113〈顔面と頭部／頸部／胴体前面／胴体後面／肩部・腕部・手部／腰部と殿部／大腿部、下腿部、足部〉　再評価…118　　マッサージと、頭痛・頸部痛の予防…118
　　［コラム］　ボックス8.1 特定の結果を実現するための、臨床理論に基づいたマッサージの順序…100／キー・ポイント…118

第9章　頭痛・頸部痛のための補助療法：ほかに知っておくべきことと役立ちそうなこと　121
適応についての再確認 ―――――――――――――――――――― 121
一般的な適応の進行 ――――――――――――――――――――― 122
何が役に立つのか ―――――――――――――――――――――― 123
適応プロセスの理解を基本とした総合目標 ――――――――――――― 123
相互作用する、さまざまな原因 ―――――――――――――――――― 124
背景 ――――――――――――――――――――――――――― 126
感作モデル ――――――――――――――――――――――――― 126
　適応の例：脚の長さと頭痛との関係？…126　　もう1つの例…127　　ヤンダの適応例と顔面痛…127
何をすべきか ―――――――――――――――――――――――― 128
　上位ケアモデル…129
さまざまな補助的アプローチ ――――――――――――――――――― 129
　アロマセラピー…130　　感情／ストレスの管理とリラクセーション法…130　　人間工学…133
　高速マニピュレーション…133　　水治療法…134　　栄養摂取や運動などのライフスタイルの改善…135
　姿勢…136　　呼吸に関する問題…139　　自己療法（バランス訓練など）…140
　軟部組織マニピュレーションの様式…142
　　［コラム］　ボックス9.1 臨床管理手順における軟部組織マニピュレーションの様式…129／ボックス9.2 別の形のストレスとしての治療…129

用語集…145　　索引…149

ダイアナ・トンプソンによる推薦文

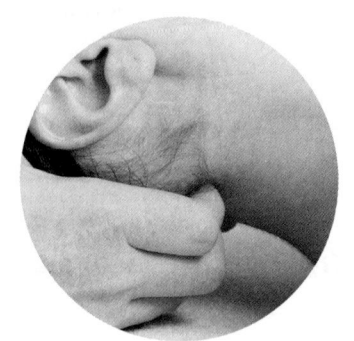

　わたしは、キング郡裁判所で1988年に初めて「むち打ち症」に関する講義を行いました。人身被害訴訟ではどんなことをしなければならないのか、自己の経験をお話ししたかったのです。たとえば、マッサージ・セラピストに証言台に立たせて、彼らの治療プランとSOAPノート（診療記録）の正当性を法廷弁護士に主張してもらわねばならない、といったことを。そのワークショップでは、記録の取り方や、保険の請求方法、法廷での証言のしかたといったことから、痛みの評価法や臨床意思決定の方法といったことまで、あらゆる事柄に触れました。むち打ち症における急性、亜急性、慢性の症状、たとえば顎関節症候群、頭痛、頸部痛、急性の腫れ、神経損傷といった症状に関係した一般的な機能不全の対処法として、さまざまなマッサージ・テクニックを教えました。

　そのときは、これですべてのマッサージ・セラピストが治療目標を定めてセッションを行うようになり、どの手法や理学療法が個々の人にとって最良の結果をもたらすかを考えて選ぶようになる時代も近いと信じていました。ところが、この考えを市場拡大しようと講義を続けるうちに、これを全国モデルにするのは難しいと気づいたのです。当時、人気の高かった治療コースはテクニック重視のものばかりでした。そこでわたしは、自分が臨床施術をする際に用いる道具箱に理学療法をいくつか加え、SOAPチャーティングと呼ばれる市場拡大可能なテクニックを創り出したのです。

　それから20年があっという間に過ぎました。現代での刺激的な考えの持ち主、サンディ・フリッツとレオン・チャイトーの2人が、わたしにこの本のまえがきを書くことを勧めてくれました。見本書に目を通したとき、わたしはいつの間にかティッシュの箱に手を伸ばしていました。問診票のページで胸がときめくことはありませんでしたが、著者がテクニック重視のマッサージから結果重視のマッサージへのパラダイム・シフトを推奨していることを発見したからです。目尻の涙をぬぐったあと、見つけることができた言葉は「ありがとう」だけでした。

　このパラダイム・シフトが主に何を意味しているかというと、マッサージをする側と受ける側の関係においてはクライアントがその中心にあるということです。たとえば、マッサージ・セラピストとケアを求めてくるクライアントとの会話を思い浮かべてください。マッサージ・セラピストは、自分が主権を

握って、第3世代のハワイ式ロミロミの先生から受けたトレーニングのことや、(理学療法も交えた)ロミロミ・テクニックの利点を説明したりせず、クライアントは、自分の体調や、目標とする健康状態、その症状がライフスタイルにどんな影響を及ぼしているか、どんなタイプの慰安を求めているかを話すように促されます。施術者はそれに応えて、クライアントの望む結果をまとめ、どんなケアをめざすつもりか説明し、結果に到達するために補助として取り入れるとよさそうな他のマッサージ・テクニックやセルフケアの方法についても提案し、セッションの際に改良点が発生した場合にはいつでも治療法の修正が可能であることを伝えます。施術者は、より詳しい情報を求められた場合、その体調の根底にある身体のメカニズムに関する研究データを引用して、推奨されているテクニックがどのようにその身体的・精神的な問題にはたらきかけるのかを説明します。初回のセッションでわかりにくい点があった場合、クライアントは、治療オプションとしてマッサージ・セラピーを受けるべきかどうか、医療提供者に相談してサポートしてもらうことも可能です。

　これは理想的ではありませんか？　わたしと同じように、みなさんの多くがこのようなやりかたで施術をしてきたことと思います。研究データをまとめるところまではいかなくとも、クライアントを中心にした視点で見ているはずです。この手引書を読めば、原点に立ち返ろうという気持ちになるでしょう。この概念がはたして自分の施術方針に合うものかどうか、いぶかる人もいるかもしれません。その人には、クライアントがマッサージにどんな結果を望んでいるか尋ねてみることをお勧めします。リラクセーションなのか、健康か、怪我の治療か、あるいは慢性の痛みの緩和なのか。そして、自分の好みのテクニックを用いれば、クライアントを目標の健康状態に近づけることができるのか考えてみましょう。たとえ答えがイエスであったとしても、この練習はしてみる価値のあるものです。

　さて、この本にはパラダイム・シフトの影響がどのような形で現れているのでしょうか？

　頭痛と頸部痛に関する情報は、定義のまとめ、評価、マニュアル・セラピーやマッサージやセルフケアのような治療オプションを用いた標準的な生物医学的治療法といった、できるだけ見晴らしのよい観点から書かれています。セッションの構想は、最新の研究データと、マッサージの施術の範囲で利用可能な痛みの評価法とを考慮に入れて立てられています。

　著者は、すべての情報をマッサージ・セラピストの視点から見ています。「自分はどう思うか」「それはどういう意味か」という問いかけが早い段階から行われ、それがこの本のトーンを決定しています。フリッツとチャイトーは、臨床ケアの複雑さについて深い理解を持っており、「状況をよくするにはどうしたらいいか」という質問で追い打ちをかけてきます。彼らが本当に言いたいのは「機能不全を普通の状態に戻すにはどうしたらいいか」ということですが、それがひしひしと伝わってきます。中でもわたしが気に入っている答えは、疼痛管理には局所マッサージよりも全身マッサージのほうが効果的なのはなぜかという質問に対する、彼らの科学的説明です。これが実にすばらしい。ぜひ自分で読んでみてください。わたしたちの職業の神秘に鋭く突っ込んでくる質問を楽しみ、自分の好奇心が満たされるのを発見してください——とりあえず今は。

ダイアナ・トンプソン

第1章

頭痛のタイプと、首の痛みと機能不全

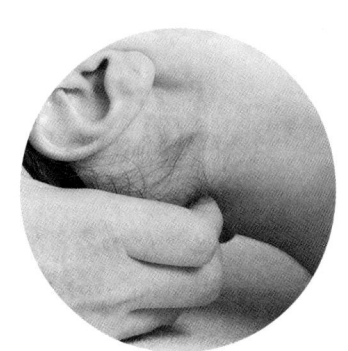

章目次

概要　1

頭痛　1

頭痛のカテゴリー　2

頸部痛　6

まとめ　8

概　要

　この最初の章では、さまざまなタイプの頭痛と頸部痛のあらましを述べる。ここでは頭痛と頸部痛について論ずるための言葉を確立し、以降の章の骨格を組み立てていく。頭痛と頸部痛は一緒に発生することが多いので、2つを一緒に理解し、評価し、治療すると、時間の倹約になる。頭痛と頸部痛の症状と原因にはたらきかけるために用いるマッサージ・セラピーは、正確な情報に基づいて安全かつ上手に施術すれば、大きな効果が期待できる。

頭　痛

　頭痛は、多数の原因を持つ、よく見られる症状である。頭痛を引き起こす原因としては、ストレス、筋緊張、化学的不均衡、無呼吸症候群、栄養不足、薬の副作用、血管の機能不全、副鼻腔炎、腫瘍、その他さまざまな内的・外的影響が考えられる。頭痛には基本的に2つのタイプがある（図1.1）。

- 血管性頭痛：血圧の上昇によって起こり、頭の内側からずきずきする痛みを伴う。通常、片頭痛と分類されるが、片頭痛は血管性頭痛の一種にすぎない。
- 緊張性頭痛：軟部組織の短縮によって起こり、筋収縮性頭痛とも呼ばれるが、あとで学ぶように、頭痛は単なる筋の問題ではなく、もっと複雑なものである。このタイプの頭痛は、頭の外側をぎゅっと締めつけられたような痛みを伴う。

　脳には感覚神経がないため、頭痛とは脳自体の痛みではなく、脳の近傍組織や、肩・首・頭皮の筋などの痛みと

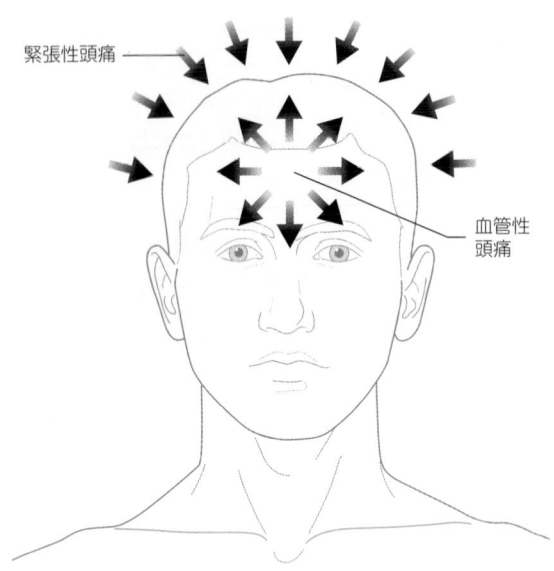

図1.1 緊張性と血管性の頭痛のメカニズム

考えられる。頭痛の痛みは、感覚神経、血管、髄膜、筋腱骨複合体などが圧迫されて生じる。この圧迫は、主に2つの要因から引き起こされる。
- 血管の拡張を含む、さまざまな原因による血圧の上昇
- 結合組織の変化や筋の短縮を含む、軟部組織の短縮

マッサージは、軟部組織短縮型の頭痛には最大の効果が得られ、血圧上昇型の頭痛にはそこまでの効果は期待できない。

頭痛の人口分布

頭痛はよく見られる症状で、すべての年代、すべての文化の人々が経験している痛みである（ボックス1.1）。子どもの頭痛は、血管の拡張（片頭痛型）や、ストレス反応（軟部組織短縮型）を増加させる精神的問題に関係したものが多い。また、頭痛に呼応して消化器官に不調をきたす場合も多い。言い換えれば、子どもの頭痛はおなかに出る。学校へ行きたくないときに腹痛を訴える子どもが多いのは、その最たる例と言える。

治療的マッサージは、頭痛の痛みに関係した緊張とストレスをほぐすのに適した、非侵襲性の安全な手法である。

頭痛を発現しやすくするもの

3つのメカニズムが頭痛の発現に関係していると見られている。

- 体が外的な環境ストレスと感知したものに対する保護メカニズム。体が気温や湿度などの環境因子の影響を受けたことにより、敏感な人では血管性頭痛が発現することがある。血管性頭痛発現の引き金として一般的なものは、ストレス、暑さ、食べ物、睡眠不足などである。頭痛持ちの人は、こうした外的ストレス因子に対する敷居が低くなっている可能性がある。
- 炎症性反応に関係したバクテリアやウイルスなどの病原体によって引き起こされる感染症に対する反応。インフルエンザにはたいてい筋の痛みと頭痛を伴うことを考えてみるとよい。
- 悪い姿勢を取ったり、同じ動作を反復・維持したりすることで形成される、トリガーポイントの関連痛。

頭痛のカテゴリー

臨床目的で、国際頭痛学会（IHS）は、頭痛を2つの広いカテゴリーに分類している。

- 一次性あるいは良性（潜在原因のない）頭痛：器質的疾患を伴わない、緊張性頭痛、血管性頭痛（片頭痛）、群発頭痛、薬物乱用頭痛（MOH）など。ほとんどの一次性頭痛は、数分間かけてゆっくりと発現するが、数時間はかからない。
- 二次性（潜在原因がある）頭痛：良性あるいは悪性の脳腫瘍、脳動脈瘤、血腫、髄膜炎、脳膿瘍、脳出血、脳炎などの感染症、または脳や目、耳、鼻などのさまざまな病気に関係した、潜在の器質的疾患が原因の頭痛。幸い、腫瘍によって引き起こされる頭痛は全体の5%以下で、腫瘍を持っている人全員に頭痛が起こるわけではない。ただちに医療処置を要する深刻な頭痛の症状としては、急な鋭く激しい痛み、急にバランスを崩して転倒、錯乱、おかしな言動、発作、発語困難などがある。

深刻な病気の徴候となる頭痛

あまり知られてはいないが、頭痛の中には、ただちに医療処置を要するような深刻な病気の兆候と思われるものもあることを知っておくのは大事である。以下の項目に当てはまる頭痛に襲われた人は、ただちに医療処置が必要かどうか、すぐに確認すること。
- 急な激しい頭痛
- 首の凝りに関連した急な激しい頭痛
- 発熱に関連した頭痛

> **ボックス1.1　日本、トルコ、タイにおける頭痛の人口分布**
>
> **日本**
>
> 　高校生2,462人にアンケート調査を行った結果によると、全体の頭痛罹患率は男子が41％、女子が55.3％。頭痛が始まった年齢は平均12.8歳だった。
>
> 　国際頭痛分類第2版（ICHD-II）の評価基準に従うと、前兆のない片頭痛の罹患率は男子で13.7％、女子で17.5％（ICHD-Iの評価基準に従うと、男子で5.5％、女子で6.1％）である。
>
> 　緊張性頭痛の罹漢率は、ICHD-Iの評価基準に従うと、男子で23.0％、女子で30.6％である。
>
> 　これらの調査結果は、過去に行われた世界的な調査結果と類似している。
>
> **トルコ**
>
> 　トルコでは、ブルサ県の12歳から17歳の学生2,387人にアンケート調査と面接を行い、頭痛罹漢率を調べた。
>
> 　反復する頭痛の罹患率は52.2％で、女子（59.8％）のほうが男子（45.1％）に比べて著しく多い。罹患率は年齢によって42.2％から60.7％まで増加している。
>
> 　トルコの青年のあいだで最も多いのは、頻発する反復性の緊張性頭痛（25.9％）で、次いで片頭痛（14.5％）となっている。
>
> **タイ**
>
> 　タイでは、バンコクの12歳から14歳の学生1,789人にアンケートによるスクリーニング調査のあとで面接と身体検査を行い、片頭痛の罹患率を調べた。片頭痛と評価された学生は13.5％（うち44.7％が男子、55.3％が女子）だった。6人が、片頭痛に加えて慢性の連日性頭痛を持っていた。
>
> 　27％の学生が片頭痛との縁を持っていた。片頭痛の引き金を持っている学生は33.8％で、学校活動でのストレスがそのうち52.3％を占めている。
>
> 　タイの学生は西洋諸国の学生と同様に片頭痛の罹患率が高いことが、この研究結果で確認できる。

上記の研究結果は、2005年10月9-12日に京都で開催された第12回国際頭痛学会の抄録に掲載されているものである。
出典　日本：Suzuki et al（2005）　トルコ：Karly et al（2005）　タイ：Visudtibhan et al（2005）
教育資料は、eMedicineのサイトのHeadache Centerを参照。同サイトに掲載の、以下の患者教育の記事も参考にされたい。
Causes and Treatments of Migraine and Related Headaches, Cluster Headache, Migraine Headache, Alternative and Complementary Approaches to Migraine and Cluster Headaches, Tension Headache, and Understanding Migraine and Cluster Headache Medications.
Prepared by: Office of Communications and Public Liaison, National Institute of Neurological Disorders and Stroke, National Institutes of Health, Bethesda, MD 20892.

- 痙攣に関連した頭痛
- 錯乱や意識喪失を伴う頭痛
- 頭を打ったあとの頭痛
- 目や耳の痛みに関連した頭痛
- 頭痛の前歴がない人に長く持続する頭痛
- 子どもに反復する頭痛
- 通常の生活に支障をきたすほどの頭痛

一次性あるいは良性頭痛

緊張性頭痛

　緊張性頭痛は頭痛の中で最も一般的なもので、頭痛持ちの人のほぼ75％はこれに悩まされている。たいていの場合、痛みは頭の外側全体に及び、首や肩の痛みや凝りをしばしば伴う。このタイプの頭痛は、女性のほうに発病率がわずかに高い。緊張性頭痛を引き起こす一因には、脊髄後角における神経の感受性の過敏化・長期化（中枢性感作）があると見られている（Bendtsen 2000）。

緊張性頭痛には2つの種類がある。

- 連日性頭痛：もし慢性であれば、鎮痛剤の依存症に発展しないように、ただちに治療を受けること。このタイプの頭痛は、うつなどの精神的問題や不眠を伴うことが多い。
- 反復性頭痛：たまに起こる頭痛で、ホルモンの変動や、身体の動き、睡眠習慣や食生活の変化などに関連している場合がある。

緊張性頭痛の原因

- 筋腱の緊張により、僧帽筋と後頭骨の深頸筋との接合部、あるいは僧帽筋と前頭骨の前頭筋との接合部にトリガーポイントが発現（後頭神経痛または前頭神経痛）。
- 首に受けた怪我やショックが何年ものちに頭痛を引き起こすことがある。首に緊張や小さな怪我を繰り返し受けていると、必然的に頭痛は発生しやすくなる。
- 顎関節の筋群の緊張。顎関節の機能不全（TMJD）とは、下顎を動かす筋と、下顎と頭蓋骨をつないでいる顎関

節の病気である。身体的・精神的なストレスが主な原因因子。TMJDの一般的な症状は、目の奥・副鼻腔・耳の中の痛み（感染症は除く）、慢性の首と肩の痛み、耳がつまった感じや、雑音、耳鳴り、顎が動かない、喉や舌や鼻の焼けつくような痛み、口の乾燥感などである。

- 頭を支える結合組織の構造が頭痛に関係している場合があり、もしそれらが縮んで、頭部や頭皮を神経の中に引き込んでいる場合、頭痛が起こる。逆に、もし結合組織の支持構造がゆるんで、首や頭を支えられなくなると、神経構造はやはり圧迫を受ける場合がある。
- トリガーポイントの関連痛。斜角筋、後頭下筋、胸鎖乳突筋、上部僧帽筋、咬筋、翼突筋、側頭筋、後頭筋、前頭筋など、一定の領域の筋に発現したトリガーポイントから伝わった痛み（Fernandez-de-las-Penas et al 2006）。

緊張性頭痛を発現しやすくする因子
- 痛みを感じ取る構造の部分を圧迫するようなヘッドギアや帽子をかぶる
- 明るい光や日光の下で目を細めて見る
- 脱水状態
- 血流の変化
- 過呼吸の傾向
- 血糖の変化
- 首の筋緊張を増加させるような外的ショック
- 上半身の筋と関節を緊張させるような身体の動きの変化
- 睡眠障害
- 歯ぎしり
- 精神的緊張

血管性頭痛

片頭痛：片頭痛が血管性頭痛と考えられているのは、その痛みが、脳の内側と外側の動脈の太さの変化に関連しているからである。研究者の中には、片頭痛は遺伝的疾患で、セロトニンの体内での代謝のしかたになんらかの影響を与えるものだと考えている者もいる。セロトニンは、片頭痛型の頭痛の神経化学的引き金として第一に挙げられるものである。女性ホルモンとの相互作用もあるため、片頭痛は女性に多い傾向がある。

片頭痛の痛みは、脳血管が脳内の生化学的変化を受けて拡張し、三叉神経を刺激することにより起こるとみられている。このことが引き金となって血管内と脳内にセロトニンが放出され、これが毛細血管を介さずに静脈に直接流れ込むことによって血流を変化させ、結果として血管が拡張する。このとき、血管の周囲の神経が化学物質を放出して炎症を引き起こし、痛みの信号を脳に送り込むのである。

痛みは、ナイフで刺したようにずきずきする痛みで、通常は頭の片側だけに起こる。閃光が見えるなどの視覚障害は、血管拡張に先行する血管収縮により引き起こされるものである。片頭痛は、吐き気や嘔吐、光や音や匂いに対する過敏、睡眠障害、うつにも関連している。手足が冷たくなり汗ばむこともある。片頭痛は数時間から数日間まで持続する。これらの症状のために何もできなくなる人もいる。片頭痛が起こったときは、暗く静かな部屋で1人で休むか眠っているほうがいいという人が多い。冷却パックを頭に当てるか、頭が痛む側の耳の前にある、ふくらんだ動脈を押すと、痛みが一時的に軽減される場合がある。

片頭痛の症状はどの年齢層にも発現するが、通常、10歳から40歳のあいだに始まり、50歳を過ぎると頻度と痛みの強さがおさまってくるのが普通である。ひと月に何回も片頭痛になる人もいれば、一生で数回しか経験しない人もいる。

片頭痛のタイプ：片頭痛は、その症状によって分類される。最も一般的な2つのタイプは、前兆のある片頭痛と前兆のない片頭痛である。

- **前兆のある片頭痛**：前兆とは、神経学的な症状の複合体で、頭が痛くなり始める10-30分前に発現することがある。ほとんどの前兆は視覚に関するもので、物の周囲や視野の端にきらきらする明るい光が見えたり、ジグザグ型の線や、ゆらゆらする映像、幻覚が見えたりすると言われている。一時的に視野が欠損することもある。

  視覚障害以外の前兆には、運動麻痺（脱力）、失語性言語障害、ふらつき、めまい、顔や舌や手足のちくちく感、麻痺（感覚鈍麻）などがある。

  片頭痛持ちの人の約5人に1人が前兆を経験している。前兆のある片頭痛と心臓血管疾患発現のあいだには相関関係がある。

- **前兆のない片頭痛**：前兆のない片頭痛は最も一般的なタイプで、頭の片側にも両側にも起こる。頭痛の前日に、疲労感や気分の変化などの予兆がある場合がある。吐き気や、嘔吐、光過敏（羞明）をしばしば伴う。

その他の片頭痛のタイプには、以下のようなものがある。
- 脳底型片頭痛は、脳幹内の脳底動脈の不全を伴う。症状には、激しい頭痛、めまい、複視、言語不明瞭、筋の協調運動障害などがある。このタイプの片頭痛は若年

者に多い。
- 頸動脈圧痛は、顔面下部頭痛、顔面片頭痛とも呼ばれ、深く鈍い痛みを生じ、顎や首に鋭く刺すような痛みを感じることがある。通常、首の頸動脈に、触れると痛い腫れができる。このタイプは老年者に多い。
- 眼筋麻痺性片頭痛は、目の中に頭痛を感じることから始まり、嘔吐を伴う。眼瞼下垂が起こり、眼球の運動をつかさどる神経が一時的に麻痺する。眼瞼下垂は数日間から数週間持続する。
- 片頭痛発作重積はまれなタイプで、通常、強い痛みが72時間以上持続する。効果的な治療のために入院を要する場合が多い。
- 片麻痺性片頭痛はまれだが、前兆のある激烈なタイプの片頭痛で、体の片側に一時的な運動麻痺または感覚障害(あるいはその両方)が起こることから始まり、感覚鈍麻やちくちく感を伴うことがある。頭痛が発現すると、当初の神経学的症状は消える場合がある。
- 網膜片頭痛は、一時的な片目の視野暗点や失明から始まる。続いて目の奥に鈍い痛みを感じ、それが頭全体に広がる場合がある。
- 腹部片頭痛の評価が難しいのは、痛みが腹部に出るからである。吐き気、嘔吐、下痢などが起こり、通常、痛みは腹部のまんなかに出る。このタイプは子どもに多い。
- 月経時片頭痛は、月経周期中に起こる女性ホルモンの変動(とくにエストロゲンの消退)によって主に引き起こされる。エストロゲンとプロゲステロンのレベルが変化すると、頭痛が起こりやすくなる。月経時片頭痛は、月経前や月経中、月経が始まった直後、排卵時に起こりやすい。経口避妊薬はエストロゲンのレベルに影響を与えるので、避妊薬を服用している女性のほうが月経時片頭痛を経験することが多い。
- 月経前症候群(PMS)の頭痛は、他のさまざまな症状に関連したもので、典型的な月経時片頭痛とは区別される。頭痛の痛みを含むそれらの症状には、疲労感、にきび、関節痛、尿量減少、便秘、筋の協調運動障害、食欲増加、チョコレートや塩や酒を口にしたくなる、などがある。情緒不安定になる場合もあり、パニックに襲われる、性欲減退、判断力や記憶力の低下、拒絶に過敏になる、妄想といった症状まである。これらは通常、月経が始まると消える。
- 妊娠に関係した頭痛。妊娠は女性を片頭痛から守ると見られている。妊娠中は、女性ホルモンのエストロゲンとプロゲステロンのレベルが高めで安定するからである。しかしながら、血管性頭痛になる人もいる。このタイプの片頭痛はたいていの場合、最初の3カ月間に発現する。この時期、胎児は薬による奇形を最も起こしやすいので、いっさいの薬物治療は避けるべきである。
- 産後頭痛。母親になりたての女性は頭痛に悩まされることがよくあり、通常は緊張性のタイプである。片頭痛持ちの人が産後片頭痛になる場合もあるが、片頭痛の本格的な症状よりは軽いと推測される。産後頭痛は、出産のあとにエストロゲンとプロゲステロンのレベルが急激に低下することと相関関係がある。
- 更年期との関係。女性は年齢を重ねると、片頭痛の頻度が低くなる傾向にある一方、更年期には自然と頻度が高くなったり症状が悪化したりすることがある。エストロゲンの低下が片頭痛の引き金になるのである。
- エストロゲン補充療法による頭痛。更年期障害の症状を治療するために女性ホルモン(エストロゲンとプロゲステロン、またはエストロゲン単独)を補充すると、頭痛が即座に悪化することがあり、また、長期にわたって補充を続けるうちに徐々に悪化する場合もある。男性では、がんを含む前立腺の疾患の治療のためにエストロゲン製剤を投与すると、ホルモンに関係した頭痛を経験することがある。

その他の血管性頭痛のタイプ：すべての血管性頭痛が片頭痛のタイプに入るわけではない。頭痛の痛みを引き起こす圧迫は、血管拡張によって引き起こされるが、その原因はセロトニンの影響ばかりではない。非片頭痛型の血管性頭痛には、以下のようなものがある。

- 良性労作性頭痛：良性労作性頭痛は、走る、物を持ち上げる、咳やくしゃみをする、体を曲げるなどの労作によってもたらされる。頭痛は身体の動きを開始したときに始まり、痛みが数分間以上持続することはまれである。
- 発熱によって引き起こされる中毒性頭痛：肺炎、インフルエンザ、はしか、おたふく風邪、扁桃炎などの疾患は、激しい中毒性の血管性頭痛を引き起こすことがある。中毒性頭痛は、体内に存在する異質な化学物質によっても起こる場合がある。
- 群発頭痛：群発頭痛は比較的まれで、人口の約1%にしか起こっていない。片頭痛や緊張性頭痛との明確な違いは、罹患者の90%が男性だということである。多量の喫煙や飲酒歴のある人に多く、アルコールが症状発現の引き金になることが多い。痛みは激烈だが、持

続時間は短く、2時間以上は持続しないのが普通である。痛みは片目の周囲に生じ、通常、目が充血したり涙目になったりする。痛みが出ている側の鼻がつまることもある。群発頭痛では、集中した頭痛が数週間から数か月のあいだ、毎日ほぼ同じ時間に訪れることが多い。治まるまでに長期間かかる人もいる。このタイプの頭痛の原因はまだはっきりしていないが、ほとんどの場合、適切な治療によって頭痛を抑えることができる。

注意：胸鎖乳突筋や、後頭下筋、頭と顔のさまざまな筋に発現したトリガーポイントの関連痛は、血管性頭痛の痛みのパターンと類似している場合がある。

ボックス1.2内のA列とB列は、2タイプの頭痛によく見られる症状を示している。これらの頭痛を両方とも持っている人もいる。その場合、血管性頭痛が緊張性頭痛を併発していると見るのが一般的である。

ボックス1.2　緊張性頭痛と血管性頭痛の症状

症状	A（緊張性）	B（血管性）
痛みの程度		
軽度から中程度	●	●
中程度から強度	●	●
重度／拍動性のずきずきする痛み、または弱まっていく痛み（あるいはその両方）		●
間断はあるが、弱まることはない痛み	●	
間断のない痛み	●	
痛む場所		
頭の片側		●
頭の両側	●	●
関連症状		
吐き気や嘔吐		●
光過敏または音過敏（あるいはその両方）		●
頭痛が始まる前に、視覚症状などの前兆		●

さらに詳しい情報については、National Headache Foundationへコンタクトを。
http://www.headaches.org

その他の頭痛のタイプ

緊張性と血管性の頭痛が最も一般的であるが、ほかにもリバウンド頭痛、離脱性頭痛、副鼻腔炎性頭痛、といった頭痛のタイプがある。

リバウンド頭痛：リバウンド頭痛は、緊張性頭痛の人にも片頭痛の人にも起こる可能性がある。原因は、処方または市販の鎮痛剤を毎日のように服用したことによる結果と見られている。鎮痛剤を乱用すると、最後に服用した薬が切れたときに頭痛が「リバウンド」し、薬の服用量をどんどん増やさなければいけなくなる。

離脱性頭痛：この頭痛は、体から化学物質が抜けたことで起こった化学的変化に、体がついていこうとして起こるものである。たいていの頭痛は、血管機能の変化、筋緊張、そして解毒が原因で起こる。離脱性頭痛を引き起こす可能性のある物質で一般的なものは、カフェイン、さまざまな神経伝達系の薬物、ドラッグ、アルコールなどである。離脱のプロセスが完了すると、離脱性頭痛はすみやかに治まる。

副鼻腔炎性頭痛：副鼻腔は、顔骨の中にある空洞部分で、空気が詰まっている。副鼻腔からの分泌液は、鼻へ自由に排出されなければならない。副鼻腔が炎症を起こすと、頭部ではなく顔面に、圧迫感を伴う局所的な痛みやずきずきする痛みが生じる。

頸部痛

首には生命維持に必要な解剖学的構造が集まっており、中でも最も重要なものは、気管、脊髄、脳に血液を供給する血管である。首は複雑に込み合った場所で、すべての構造は互いに最適の関係が保たれなければならない。

首の解剖学的構造

首の解剖学的構造には頸椎が含まれる。ここは多くの関節が集まっている場所で、それらが連係して、首を曲げたり、伸ばしたり、回転させたり、これらの動作をさまざまに組み合わせたりしている（図1.2）。これらの動作が、頭を、そして最終的には目や耳や鼻をさまざまな方向に向けることを可能にしている。この場所にある軟部組織は、大きな動作と小さく正確な動作の両方をするための可動性だけでなく、頭の位置を保持するための安定性を供給しなければならない。

この場所には数々の血管と神経が集まっており、その中

こる胸郭出口症候群は、手根管症候群と誤診されることがしばしばある。むち打ち症やバーナー症候群も、腕神経叢に衝撃を与えるもとになることがよくある。

首の筋構造

筋の位置とはたらきを知っておくと、筋の機能不全が頸部痛を引き起こすしくみがわかりやすい。

- 深層筋：細かい正確な動作と安定性を生み出す深層筋は、骨の近くの深い場所にある。頸部の領域内と頭蓋底に付着している筋である。頸椎を安定させ、動作を導いて、より正確に動かすはたらきがある。よくある、首が凝った感じがして「ぽきぽきさせたい」衝動を生み出しているのは、この深い層にある筋である。
- 表層筋：もっと浅いところにある表層筋は、組織の1番目と2番目にある層から成り、大きな動作や力を要する動作をつかさどり、必要に応じて安定性も供給する。表層筋は頭部、胴、上肢だけでなく、頸部にも付着している。

首には深層筋と表層筋の両方が存在するため、問題が生じることが多い。加えて、この場所の結合組織の構造が、機能不全の主因子になっている。

この場所は、解剖学的構造をどう解釈するかによって、3層または4層の組織から成っている。後頭底周辺は、頭から首への移行部である。こうした移行部は通常、可動性の高い接合部を伴っている。この周辺では第1頸椎である。深層筋は、この場所の安定性に関係しており、主に後頭下筋群から成っている。これらの筋は、体の他の部分と関連して頭の位置を保持する際、自己刺激に感応するフィードバック・ステーションとしてのはたらきもし、姿勢とバランスを保つための眼球反射、頸反射、骨盤反射と関係している。場合によっては、舌骨上筋も頭のバランスを保つはたらきをし、後頭下筋の小さな対抗勢力となることもある。

後頭底に対して影響力を持っている表層筋は、胸鎖乳突筋、広頸筋、半棘筋、頭板状筋、僧帽筋である。深層筋には、個々の椎骨についている多裂筋、回旋筋、棘間筋、横突間筋だけでなく、斜角筋、肩甲挙筋、頸最長筋、頸半棘筋、頸腸肋筋、棘筋、頸長筋、舌骨下筋もある（図1.4）。

肋間筋は、上部胸郭呼吸のパターンによってしばしば短縮する。その結果、慢性の過呼吸状態になり、呼吸パターン異常の症状が起こる。そして交感神経の優位が、この場所にある筋の緊張を高める。

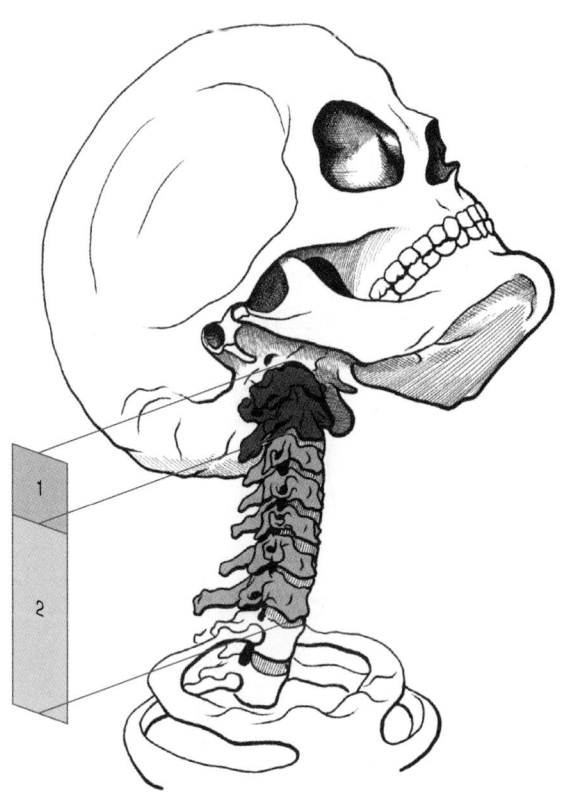

図1.2 上部の機能単位と下部の機能単位は、解剖学的にも機能的にも区別される。（Kapandji 1998より許可を得て複写）

に頸神経叢と腕神経叢がある（図1.3）。それらはいずれも衝撃を捕集して、頭や、首、胸、腕に関連痛を伝えるはたらきがある。たとえば頸神経叢が衝撃を受けると、頭痛や、頸部痛、呼吸困難が起こる可能性が高い。頸神経叢に最も圧迫を与えやすい筋は、後頭下筋と胸鎖乳突筋である。頭蓋底の短縮した結合組織も、これらの神経に圧迫を与える。頸神経叢に多数ある皮枝は、知覚衝撃を首や、耳の周辺、肩の皮膚へと伝達する。運動枝は、前頸部の筋に分布している。頸神経叢が衝撃を捕集すると、これらの場所に痛みが生じる。

腕神経叢は、一部は首に、一部は腋の下にあり、実質的には上肢に分布している神経全部から成っている。なんらかの不均衡が起こって、この神経群への圧迫が増すと、肩や、胸、腕、手首、手に痛みが出ることになる。腕神経叢に最も頻繁に衝撃を与えやすい筋は、斜角筋と小胸筋と鎖骨下筋である。腕の筋も、ときとして腕神経叢の枝に衝撃を与える。腕神経叢が衝撃を受けたことがもとで起

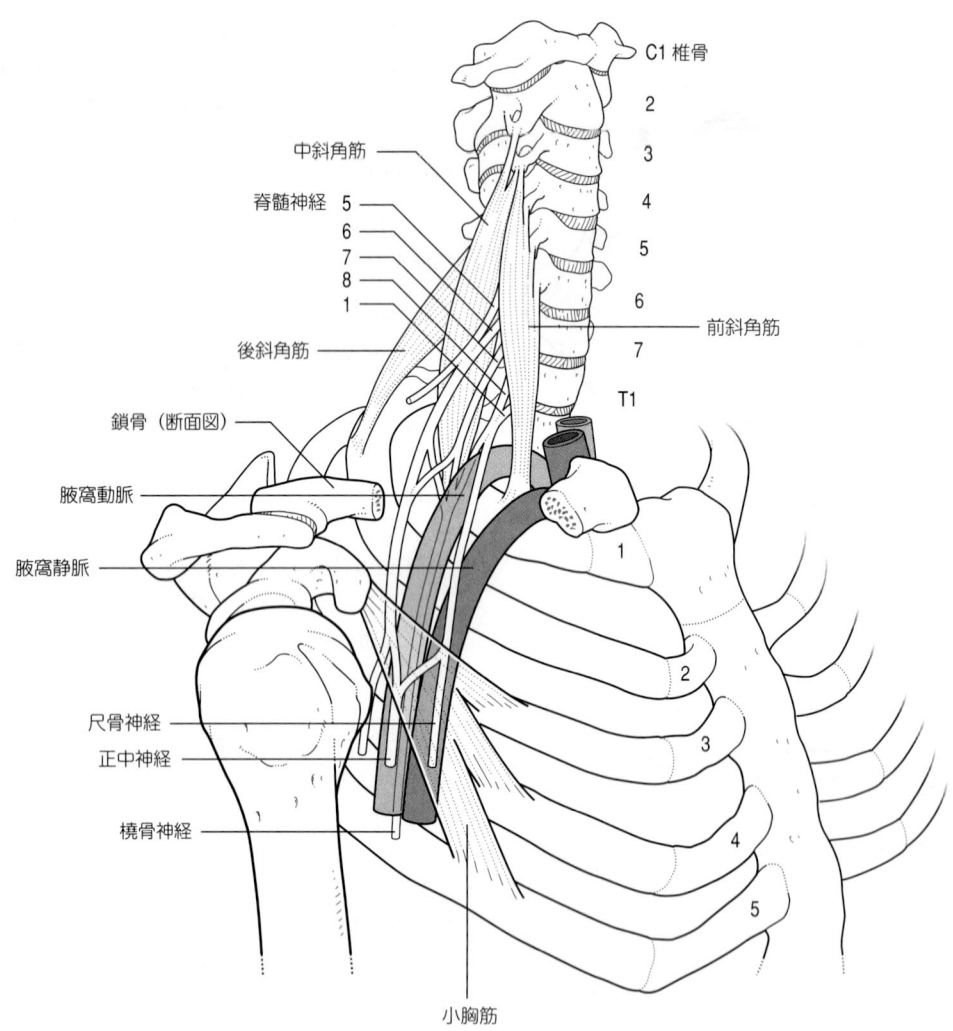

図1.3 胸郭出口／入口としての上胸部の解剖図（Chaitow 2002）

体は相互によく連結した構造になっているため、どこか特定の場所に影響を与える筋を1つ1つリストアップするのは難しい。しかしながら、これらの筋は、周辺の接合部の安定性と、自己フィードバックのための情報、この場所の全体的な動作に作用する、主要な筋である。これらの筋は、局所痛と機能不全のもとになり、関連痛のもとにもなるトリガーポイントをしばしば発現させる。トリガーポイントとは、適応メカニズムとして発現するもので、とくに首の場合は、安定性の保持が主要な問題である。トリガーポイントの発現は安定性保持への貢献につながるため、長短の筋や軟部組織の相互作用についてだけでなく、トリガーポイント発現の理由についても理解しておくことが大切である。

まとめ

米国立神経疾患脳卒中研究所（NINDS）が提供している健康関連の資料は、情報提供のみを目的としたもので、必ずしもNINDSほかの連邦機関がその内容を保証するものではなく、彼らの公式見解を示したものでもない。治療やケアに関する個々の患者へのアドバイスは、患者の主治医か、患者の病歴を知っている医師に相談して得ること。

NINDSが準備している情報はすべて一般公開されており、自由に複写することができる。引用の際は、NINDSまたは米国立衛生研究所（NIH）を典拠として挙げることが望ましい。

頭痛のタイプと、首の痛みと機能不全　9

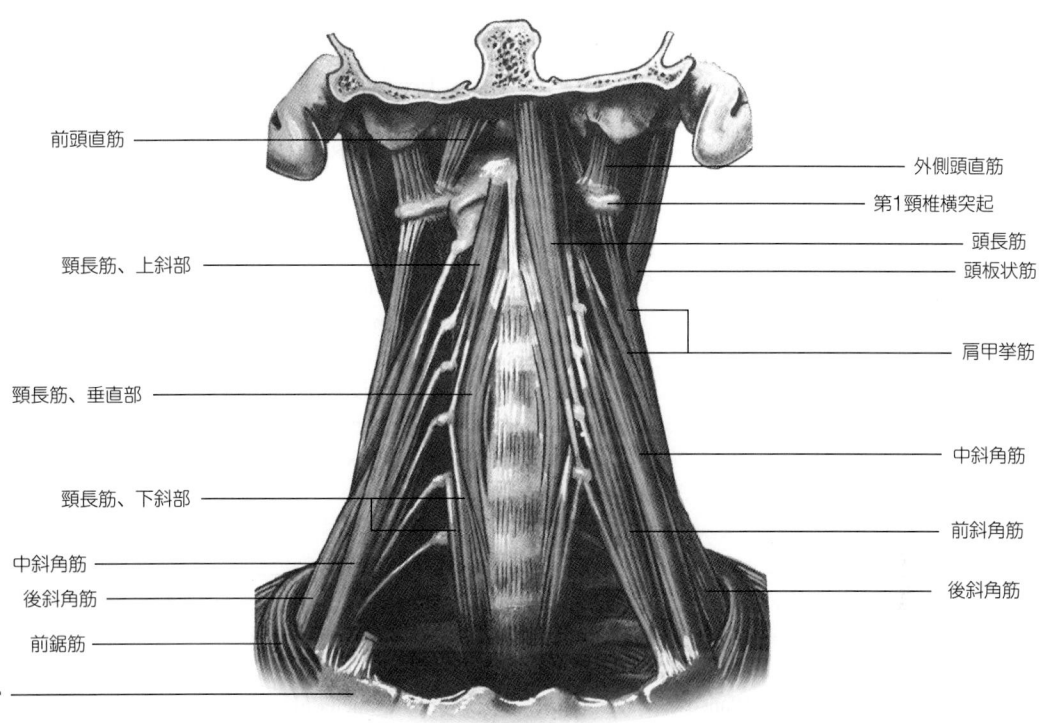

図1.4 この図で左側の前斜角筋を省略しているのは、奥まったところについている中斜角筋が見えるようにするためである。茎状突起も、手前に外側頭直筋があるため、省略した。(Gray's Anatomy 1999より許可を得て複写)

キー・ポイント
頭痛と頸部痛は、よく見られる症状である。
- 頭痛と頸部痛は一緒に起こることが多く、互いに関係している。
- ストレスは、頭痛と頸部痛に共通の要因である。
- 頭痛は単純に、血管性と軟部組織に関係した緊張性のタイプに分類される。
- 頭痛は、他の疾患や障害の第一、第二の原因になりうる。
- 一次性頭痛は、軟部組織もしくは血管の機能不全によって引き起こされる。
- さまざまな身体の動きや、環境因子、生理機能の変化によって、頭痛は起こりやすくなる。
- 頸部痛は、外傷や反復的な緊張によって起こる場合がある。
- 頸部痛は通常、悪い姿勢が原因である。
- 頸部痛は、軟部組織の機能不全や神経絞扼が原因で起こる場合もある。
- マッサージは、頭痛と頸部痛に関係した症状と機能不全にはたらきかけることができる。

追加情報

NINDSは、NIHのもとにある研究所で頭痛に関する研究を行っているほか、国内の主要な研究機関に助成金を交付して、追加調査のサポートを行っている。また、頭痛の評価方法の向上や予防法を見つけるための研究の実施や助成も進めている。

組　織
American Headache Society Committee for Headache Education
19 Mantua Road
Mount Royal, NJ 08061
Email: achehq@talley.com

http://www.achenet.org
Tel: (+1) 856-423-0258/800-255-ACHE (255-2243)
Fax: (+1) 856-423-0082
National Headache Foundation
820 N. Orleans, Suite 217
Chicago, IL 60610-3132
Email: info@headaches.org
http://www.headaches.org
Tel: (+1) 773-388-6399/888-NHF-5552 (643-5552)
Fax: (+1) 773-525-7357

NINDSの関連刊行物と情報

21st Century Prevention and Management of Migraine Headaches: Summary of a workshop on 21st Century Prevention and Management of Migraine Headaches, held June 8–9, 2000.

Chronic Pain: Hope Through Research: Chronic pain information page compiled by the National Institute of Neurological Disorders and Stroke (NINDS).

NINDS Chronic Pain Information Page: Chronic pain information page compiled by the National Institute of Neurological Disorders and Stroke (NINDS).

NINDS Migraine Information Page: Migraine information sheet compiled by the National Institute of Neurological Disorders and Stroke (NINDS).

参考文献

Bendtsen L 2000 Central sensitization in tension-type headache –possible pathophysiological mechanisms. Cephalalgia 20:486–508.

Fernández-de-las-Peñas C, Alonso-Blanco C, CuadradoML, GerwinRD, Pareja JA 2006 Trigger points in the suboccipital muscles and forward head posture in tension-type headache. Headache 46:454–460.

Gray's anatomy, 38 edn. 1999 Churchill Livingstone, Edinburgh.

Kapandji IA 1998 Fisiologia articular – tomo 1. Editorial Medica Panamericana, Madrid, Spain.

Karly N, Akyp N, Zarifoõlu M et al 2005 Headache prevalence in adolescents aged 12–17: a student-based epidemiological study in Bursa. XII Congress of the International Headache Society in Kyoto, Japan, October 9–12, 2005. Abstract C003.

Suzuki S, Hirata K, Tatsumoto M et al 2005 The prevalence and character of chronic headache in Japanese high-school students. XII Congress of the International Headache Society in Kyoto, Japan, October 9–12, 2005. Abstract C002.

Visudtibhan A, Siripornpanich V, Chiemchanya S et al 2005 Prevalence of migraine in Thai students. XII Congress of the International Headache Society in Kyoto, Japan, October 9–12, 2005. Abstract C017.

第2章

頭痛・頸部痛の発生のしくみと、深刻な状態の兆候と見られる痛み

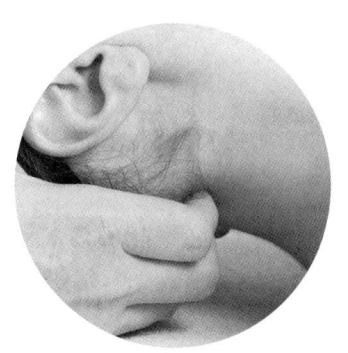

章目次

概要　11

頭痛の原因因子　11

筋／軟部組織の収縮――緊張性頭痛　14

頸部痛　14

深刻な状態の兆候と見られる痛み　16

概　要

　第1章では、頭痛と頸部痛のタイプについて述べた。この章では、頭痛と頸部痛の原因についての情報を提供する。第1章で述べたように：

- 血管性頭痛には、脳の血管や血管系の異常なはたらきが関係していると考えられている。
- 筋収縮性頭痛には、顔・首の筋と軟部組織構造の緊張・硬化が関係していると見られている。この頭痛型は、たまに（反復的に）起こり、慢性化する可能性がある。緊張性頭痛という病名は、痛みの引き金の役目をするストレスから採っただけでなく、ストレス事象がもたらした首・顔・頭皮の筋の収縮から採ったものでもある。

中には1種類以上の頭痛をかかえている人もいる（Leistad et al 2006）。

頭痛の原因因子

呼吸パターン異常

　呼吸パターン異常（BPD）とは、活動に必要な呼吸を超えた過剰な呼吸だと単純に定義することができる。BPDの極端な形が過換気症候群（HVS）で、代謝が要求する呼吸を超えた過剰な呼吸だと定義できる。BPDの影響は体全体に及び、神経学的・心理学的な影響から、消化・血液循環への影響まで、あらゆるシステムに甚大な影響を与える。BPDは普通、習慣的なもので、治療に協力的な患者では、たいてい3-6カ月の期間で著しい改善を見せる。BPDは、頭痛（緊張性と血管性の）と頸部痛の原因因子に

も永続的因子にもなりうる。呼吸の再教育を組み込んだ治療的マッサージの介入は、頭痛の痛みと肩の凝りと痛みのサイクルを打ち破るのに効果的である。アメリカでは総合内科を受診している全患者の約10%が慢性の過換気症候群を患っていると見られている(Lum 1987)。この種の問題に関する著者の臨床経験から言うと、過換気症候群の基準は有していないが、その呼吸パターンがその人の症状像の有力な特徴になっているBPD患者の人口は、かなりの数に及ぶと思われる。

HVS／BPDは女性優位で、患者数の男女比は2：1から7：1(ピーク年齢は15-55歳)となっている。女性のリスクが高いのは、プロゲステロンが呼吸の促進剤の役目をすることがあるからである。逆に言えば、女性にはホルモン補充療法が使えるということである。排卵後の期間は二酸化炭素のレベルが約25％減少するが、そこへストレスが加わると、「すでに二酸化炭素濃度が低くなっているところへ一気に換気が増加する」(Damas-Mora et al 1980)。慢性的に過呼吸の人の大多数は、疲労や、広範な痛み(結合組織炎など)、過敏性腸症候群、慢性的膀胱障害、不安、アレルギー、化学物質過敏、頭痛、月経前症候群、羞明、物音に過敏になるなどの症状をかかえている。数あるそうした症状の原因がBPDであることはまれだが(不安が主特徴の場合は除く)、BPDはほぼ常に他の症状への影響力を持ち、ときには他の症状の回復を妨げる大きな障害物になる。

過呼吸の際に二酸化炭素が減少しすぎると、血中pH濃度が上昇し、呼吸性アルカローシスが起こって、交感神経が覚醒し、神経機能(運動制御を含む)に変化が起こる。腎臓がpHバランスを取り戻そうとして重炭酸塩を排出するため、カルシウムとマグネシウムイオンが減少する。このことが神経感作を高め、痙攣を促して、疼痛耐性を減少させる。平滑筋細胞が収縮して、血管収縮を導き、場合によっては筋膜緊張度を変化させて、結合組織の短縮を引き起こす。平滑筋の収縮は結腸の痙攣と偽狭心症につながるおそれもある。BPDは自動的に不安レベルとうつを増大させる(Ford et al 1995, Ramachandrun et al 2006)。

アルカリ度が高くなったために、いわゆるボーア効果が細胞への酸素の放出を減少させる。これはヘモグロビンがアルカリ環境下では酸素をより効率的に保持するからである。この酸素供給の低下が組織や脳に影響を及ぼし、虚血状態、疲労、痛みを生じさせる。虚血状態は、筋筋膜トリガーポイントを発現させる。

過呼吸は生体力学的な酷使によるストレスを生み、とくに呼吸補助筋(斜角筋、胸鎖乳突筋、上部僧帽筋など)にストレスをかける。BPDの影響は、脊椎(とすべての関節)の重要な構成要素である運動制御の妨害をするという証拠も見つかっている。運動制御が損なわれると関節を制御できなくなるのは、通常、主動筋と拮抗筋の協調運動に障害が起こり、トリガーポイントが発現するからである(Wheeler 2004)。

血糖とBPD

ふらふらする感じや、冷や汗、脱力感、考えがまとまらないなどは、BPD、HVSと低血糖によく見られる症状である。両方の状況が同時に現れた場合、症状はずっと重いものになる。

- 過呼吸時、脳波と皮質機能はいずれも、グルコース値が100mgを下回ると低下する。
- 血糖が85-90mgの範囲内のときは過換気症候群が3分間発現しても影響は少ないが、血糖が70-75mg(まだ正常な範囲内)になると、脳波の大きな乱れが見られる。

血中グルコース値の変動は、たとえそれが正常な範囲内にとどまっていたとしても、HVS／BPD症状の引き金になる可能性があることも見つかっている。このような影響を受けている人には、朝食(タンパク質を含んだ)を取ること、3時間以上何も食べないのは避けること、頻繁に「少しずつ食べる」パターンを取ることが推奨される。このことは、パニックや発作のある人にはとくに大切である。

血管性頭痛の原因に関する理論

血管収縮薬(麦角など)は血管性頭痛の症状を改善することがあり、血管拡張薬(ニトログリセリンなど)は血管性頭痛の発作を引き起こすことがあるというように、血管性頭痛の原因に関する理論の大半は、脳への血流が関係しているとしている。

血管性頭痛をかかえている人は、さまざまな引き金に対して過剰反応する血管を持っていると見られる。多くの罹患者が片頭痛の家系を持っているにもかかわらず、片頭痛が遺伝に関係しているかどうか正確なところはまだわかっていない。片頭痛を持っている人は、血管の神経調節の異常を受け継いだものと考えられている。片頭痛患者の中には脳内のマグネシウムと乳酸アシドーシスのレベルが低いために、膜組織が不安定な人もいる。神経伝達物質のドーパミンとセロトニンが片頭痛を引き起こす役目を果たしていると提案している研究者も何人かいる(Datta & Kumar 2006, Di Piero et al 2001, Sahai et al 2005, Sicuteri 1977, Szilagyi et al 2006)。

血管性頭痛の正確な原因因子については不明なままでも、脳内の血流の変化が重要な要素であるという、一致した見解もある。以下は、血管性頭痛発現の流れをまとめたものである：

- 何かが引き金となって、頭皮の動脈と頸動脈を含む、脳に血液を供給する動脈に痙攣が起こる——つまり血管収縮が起こることで、神経系が反応する。
- 脳への血流が減少する。
- セロトニンのレベルが上昇する。セロトニンは強力な血管収縮薬のはたらきをするので、脳への血流がさらに減少し、したがって酸素供給も減少する。
- 酸素供給が減少した結果、物がゆがんで見える、言葉がうまく話せないなどの、頭痛の兆候症状が出てくる。
- 酸素供給の減少が脳内の動脈に刺激を与え、脳のエネルギーからの要求に応えるように動脈を拡張させる——つまり血管拡張が起こる。
- 動脈拡張が、プロスタグランジンと呼ばれる痛みを作り出す物質や、炎症と腫れを引き起こす化学物質、痛みに対する感度を上昇させる物質の放出を誘発する。
- 片頭痛のずきずきする痛みが生じる。

群発頭痛

研究によって群発頭痛の原因についてはいくつか見解が出されているが、答えはまだ出ていない。片頭痛と違って群発頭痛は、遺伝の結果ではないと見られている。群発頭痛の患者を調べると、目の充血がよく見られ、多量の喫煙や飲酒歴のある人が多い傾向にある。興味深いのは、ニコチン（動脈を収縮させる）とアルコール（動脈を拡張させる）の両方が群発頭痛の引き金になっているということである。これらの物質と群発頭痛の発作との正確な関係はまだ明らかになっていない。

群発頭痛が起こっているあいだは血中と尿中のヒスタミンのレベルが上昇するので、研究者の多くは、ヒスタミンが血管を拡張させて群発頭痛に影響を与えているのではないかと考えている。証明はされていないが、抗ヒスタミン薬の服用は効果的な治療法である。

群発頭痛は、睡眠障害を伴う。

血管性頭痛の引き金となるもの

引き金となるものには、ストレスなどのごく普通の感情のほかに、生物学的条件と環境的条件が挙げられる。疲労、ぎらぎらする光やちかちかする光、天気の変化、特定の食物などが片頭痛を誘発する（Zivadinov et al 2003）

ボックス2.1　血管性頭痛の引き金

- 環境因子（たとえば天気・標高・時間帯の変化）
  - 気圧の変化
  - 標高の変化
  - ぎらぎらする光や、ちかちかする光
  - 香水などの化学的な匂い
- ライフスタイル
  - ストレス
  - 疲労
  - 睡眠過多または睡眠不足
  - 絶食、または食事を抜く
- 生理学的なもの
  - 月経
  - ホルモンの変動

（ボックス2.1）。

科学者たちは、ある特定の食物に含まれる化学物質、たとえばチラミンが動脈を収縮させる——片頭痛プロセスの第一歩だと考えている。チラミンは、赤ワインやほとんどのアルコール飲料に含まれているほか、熟成チーズ、加工肉（ピザやホットドッグも含む）、ピーナッツ、鶏の肝臓、ピクルス、イースト含有のパン、チーズの入ったパンやクラッカー、そら豆、えんどう豆、レンズ豆などにも含まれている。アボカドやバナナ、柑橘類、いちじく、レーズン、すもも、ラズベリー、チョコレートなども食べるのを控えたほうがよい。

食物に敏感な人では、食物アレルギー反応が出たことで頭痛が引き起こされる場合がある。カフェインは、頭痛を引き起こす一方で、頭痛を治す効果もある。コーヒーをよく飲む人がカフェイン摂取の習慣をやめようとすると、頭痛が起こることがよくある。

添加物

硝酸塩と亜硝酸塩（加工肉にたいてい含まれている）、橙黄色（アナットー）食品着色料、グルタミン酸ナトリウム（MSG）は、引き金因子としてよく知られている。

- 亜硝酸塩含有物の曝露を繰り返し受けると、顔の紅潮を伴う、ずきずきした鈍い頭痛に見舞われることがある。血管を拡張させる亜硝酸塩は、心臓病薬やダイナマイトなどの製品に含まれているが、化学物質として肉の保存にも使用されている。
- MSGを使った食物を食べると、頭痛が起こる場合がある。缶詰などの加工食品、中華料理、食肉軟化剤、醤油などの調味料、さまざまなパッケージ食品などは、香

味料と謳われているこの化学物質を含んでいる。
- アスパルテームなどの人工甘味料は、片頭痛の引き金になりうる。

毒

　頭痛は、毒の曝露を受けたことによっても起こる。殺虫剤、四塩化炭素、鉛など、普通の家庭にあるさまざまなものにも毒は含まれている。鉛の塗料片を吸い込んだ子どもが頭痛を起こすケースもある。

　画家や工場勤務者は、化学溶媒を含む物質の曝露を受けたあと、頭痛を起こす場合がある。これらの溶媒(ベンゼンなど)は、テレビやスプレー式接着剤、ゴム糊、インクなどに含まれている。

薬

　アンフェタミンなどの薬は、副作用で頭痛を引き起こすことがある。薬に関連した他のタイプの頭痛では、片頭痛を抑えるエルゴタミン酒石酸塩の服用を含む長期治療から離脱する際に生じる頭痛がある。経口避妊薬は頭痛を長引かせることがある。

ストレス

　科学者たちの報告によると、片頭痛はストレスを受けている最中に起こるだけでなく、そのあとも血管系がまだ反応しているうちは起こるとされている。たとえば、夜中に片頭痛で目が覚めるのは、ストレスに対する遅延反応だと考えられている(Leistad et al 2006, Moschiano et al 2003, Nash & Thebarge 2006, Scher et al 2004, Spierings et al 2001, Toth 2003)。

筋／軟部組織の収縮── 緊張性頭痛

　たいていの人は、頭にきついバンドを巻かれたときの、ぎゅっと締めつけられる感じや、引っ張られたり押さえつけられたりする感じを経験している。首が締めつけられる感じがしたり、さらには頭と首にギブスでも巻かれている感じがして、ある一定の位置のときだけ楽になったりした経験もあるかもしれない。頭部と頸部間の筋は、何時間でも何日間でも縮まっていることができ、圧迫感と凝りを生じる。その痛みは絶え間がなく、うっとうしいものだが、ずきずきする痛みではなく、主に額や、こめかみ、頭または首(あるいはその両方)の後ろ、肩に生じる。

考えられる原因

- 顎を引いたままでコンピューターの作業をする、頭を後ろに傾けて天井を見上げながらペンキ塗りをする、頭を前に突き出した状態で自転車に乗る・車を長時間運転する、目を見はる、肩と耳の間に受話器をはさむ、ガムを噛むなど、そうした姿勢が頭と首の筋を緊張させる。また、きつい、あるいは重いヘッドギアも頭痛を招くおそれがある。
- 異様に大きな、またはしつこい(あるいはその両方)騒音、ちかちかする明るい光(たいていは蛍光灯)、空気の質と換気の悪さなどの、環境因子。
- 頸部の変形性関節症
- 顎関節の機能不全(TMJD)：第1章で説明したように、TMJDは側頭骨(耳の上の骨)と下顎骨をつなぐ筋と関節の異常である。この異常は、歯の咬み合わせが悪い、歯を食いしばるなどの結果、生じる。
- 上部胸郭と肩と首の筋を使って、息を吸うときに胸を広げる異常呼吸は、慢性の筋収縮性頭痛の主要な原因である。先に説明したように、呼吸機能不全は、うつと不安に関連している。
- トリガーポイントによる関連痛(Alvarez & Rockwell 2003)。

　うつや不安が慢性の筋収縮性頭痛の潜在原因である人は多い。慢性の緊張性頭痛は、一般に、うつや不安の結果(必ずしもそれらが原因ではない)として生じるものである。本人は、自分が不安を感じていたり、うつ状態であったりすることに気づいていない場合がある。うつは、適切な評価と治療を受ける必要のある、深刻な症状である。治療は、内科的・心理的・身体的・精神的介入治療を含む、集学的アプローチのもとで提供されることが望ましい。うつには、薬物などによる外因性のもの(反応性うつ)と、心因性のもの、内因性のものがある(ボックス2.2)。うつと不安は、医師の評価を受け、治療によって治していくことが可能である(Juang et al 2000, Puca et al 1999, Strine et al 2006, Zwart et al 2003)。

頸部痛

　肩と首の痛みは、筋と靱帯の損傷からくるものがほとんどである。脊髄、心臓、肺、そして腹部のいくつかの器官が、肩と首の部位に関連痛を引き起こす場合もある。頸部の不具合は、頭痛や、頭皮・顔面・耳の痛み、めまい、耳の後ろの圧迫感、失神、肩や腕の痛みや凝りなど、多数の症状をもたらす可能性がある。

　頸部の筋は緊張すると短縮し、その結果、頭部の可動

ボックス2.2　うつと不安に関連した因子

うつと不安に関係した身体的症状
- 睡眠パターンの変化：頭痛が不安に関連したものであれば、眠りに入ることが困難になり、不眠症に陥る可能性がある。頭痛がうつに関係したものであれば、夜中に何度も目が覚めたり、予定より朝早く目が覚めてしまったり、寝すぎてしまったり（過眠症）、ということが起こる。
- 短い呼吸
- 便秘
- 吐き気
- 体重の増減
- 疲労がなかなか取れない
- 性欲減退
- 動悸
- めまい
- わけもなく泣けてくる
- 月経の変化

うつに関係した精神的症状
- 罪悪感
- 絶望感
- 自分は無価値だと思う
- 精神的　身体的疾患や死に対する恐怖
- 注意力散漫、元気がない、生きることに興味がない、優柔不断、記憶力の低下

職場での軋轢

人間関係

性を抑制する。頸部は可動性のために安定性が犠牲になっている部位であり、姿勢からくる緊張や損傷にはとくに弱い部位である。頸部痛の大半は、姿勢の悪さと反復的な緊張に関連している。よく見られるのは、第6章で説明する上位・下位交差症候群のような姿勢のゆがみの連続パターンと、第7章で説明するトリガーポイントの発現である。

首の挫傷と捻挫は、頸部に急な損傷を受けたときに生じるもので、頸部の重要な構造の深刻な損傷は含まない。脊椎の骨折・脱臼などとも関係がない。

頭と首、背中は、構造的に密接な関係にあるので、そのうち1つの部位に問題をかかえている人は、いずれ他の部位にも問題が出てくる可能性が多分にある。

頸部痛の原因

頸部痛のさまざまな原因は、ボックス2.3で概説する。原因のうちの1項目（インピンジメントと損傷）だけ、以下に詳しく説明しておく。

インピンジメントと損傷

神経インピンジメントは、神経の居場所が少なくなったときに生じる。骨や軟部組織が神経を圧迫した結果、イン

ボックス2.3　頸部痛の原因

- 悪い姿勢。無理な動き。同じ姿勢を続けること
- 腰の弯曲。脊柱はゆるやかに「S」字のカーブを描いているのが普通だが、腹筋が弱いと、骨盤が前方に下がる。その結果、それを補うために腰が曲がり（脊柱前弯症）、背中が後方へ下がり（脊柱後弯症）、首が前方へ突き出す。
- 動きを制限する衣服
- うつぶせで寝ること
- 軟らかすぎるか大きすぎる枕
- 過呼吸と、必要のないときに呼吸補助筋を使うこと
- 歯を食いしばること、歯ぎしり
- 関節炎／変形性関節症：頸部の関節は年齢とともに劣化する傾向にある。むち打ち症になったことがある人は、通例、頸部に変形性関節症が発現する。
- 外傷の結果の、神経損傷
- 椎間板の機能不全と神経インピンジメント：椎間板の圧縮は、頸部痛を引き起こす可能性がある。椎間板は軟部組織で、椎骨間のクッションの役割を果たしている。背骨に過剰なストレスや圧力が加わると、1つ以上の椎間板が圧縮され、脊髄から他のさまざまな部位へと伸びている神経を圧迫する。これをインピンジメントと呼ぶ。この症状は圧迫神経痛と呼ばれることもある。痛みは、神経の通り道に沿って生じる。
- 軟部組織の短縮が神経を圧迫する場合もある。最もよく見られるのは斜角筋においてだが、頸部と肩上部の軟部組織はいずれも短縮して神経を圧迫する可能性がある。
- トリガーポイントによる関連痛パターン（Alvarez & Rockwell 2003）

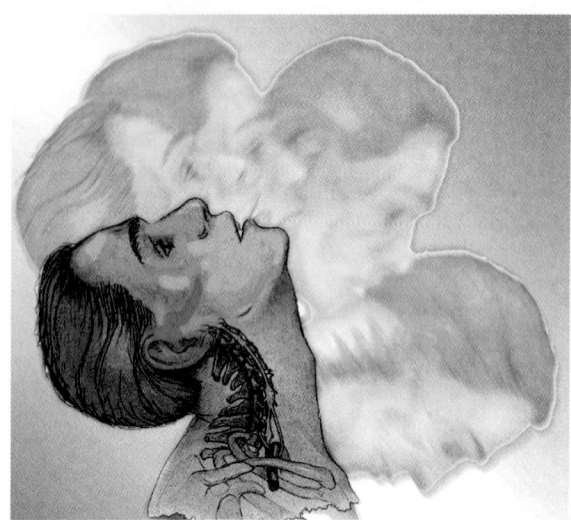

図2.1 むち打ち症で曲げ伸ばしがしづらくなった首(米国マッサージ・セラピー協会(AMTA)フロリダ支部と画家のゲイ・デルに謝意を表する)。

ピンジメントが生じることになる。腕神経叢と頸神経叢は、インピンジメント症候群の影響をしばしば受ける。インピンジメントは、外傷に対して二次的に生じたり、姿勢のゆがみからきたり、ときには体液保持のために起こる場合がある。

収縮し、動く組織(筋　腱と、それらと骨の付着部など)の損傷は挫傷と呼び、動かない構造(靱帯、関節包、神経、滑液嚢、血管、軟骨など)の損傷は捻挫と呼ぶ。

頸部の神経損傷は、引き伸ばしたり圧迫したりすることで引き起こされる。とくに、頭部が後方へ倒れたり(過伸展)、前方へ倒れたり(過屈曲)、横から横へ倒れたりして、むち打ち症になった場合に起こる(図2.1)。むち打ち症の多くは交通事故が原因である。首がひねられたり圧縮されたりして(頭のてっぺんに衝撃を受けた場合に)起こった損傷は、挫傷や捻挫も引き起こすことがある。

深刻な状態の兆候と見られる痛み

頭痛

頭痛に併発する以下の兆候と症状は、ただちに医師へ照会を行って、評価と治療を受ける必要があることを示している:

- 感染症:髄膜炎性と脳炎性の頭痛は、髄膜炎では髄膜(脳の外側を包んでいる膜)が感染したことにより、脳炎では脳自体が炎症を起こしたことにより生じる。副鼻腔、背骨、首、耳、歯の感染症は、頭痛を引き起こす可能性がある。
- 脳腫瘍:毎年約11,000人が脳腫瘍の評価を受けている。この腫瘍は大きくなると、脳を包んでいる神経組織の外層を押すことによって、あるいは痛みに敏感な血管壁を圧迫することによって、ときおり頭痛を引き起こす。脳腫瘍からくる頭痛は、周期的または連続的である。通例、頭部に強い圧迫を受けている感じがする。
- 卒中:頭痛は、卒中につながる疾患、たとえば高血圧、動脈硬化、心臓病などが関係している場合がある。また、頭痛は、完成脳卒中とも関係している。完成脳卒中は、酸素が充分に供給されずに脳の細胞が死んでしまったときに起こる。
- 一過性脳虚血発作(TIA):TIAが関係した軽度から中程度の頭痛は、脳への酸素供給が一時的に不足したために起こるもので、「軽い脳卒中」と呼ばれることもある。この頭痛は、血流を妨げている血栓などの病変のそばに発生する。片頭痛と症状が似ているため、TIAの評価は難しい場合がある。40歳以下で珍しくTIAを患っている人は、片頭痛と誤診されることが多いかもしれない。逆に、TIAになりやすい年配の人で片頭痛を患っている場合、卒中に関連した頭痛だと誤診されるかもしれない。
- 緑内障:眼圧が高くなるために、頭痛を誘発することがある。
- 脊髄穿刺:脊髄穿刺(または腰椎穿刺)を受ける人の4分の1に頭痛が発症している。この頭痛は、脳脊髄液が漏れて、脳のまわりの痛みを感じ取る膜組織のあいだを通り、脊髄まで流れていくために生じると、多くの科学者たちは考えている。彼らによると、脳脊髄液は脊髄穿刺用の針が作った小さな穴を通って流れ出し、膜組織をごつごつした頭蓋骨に擦れさせるため、痛みが生じるということである。この頭痛は、患者が立ち上がったときのみ起こるので、「治療法」は、頭痛が引くまでの数時間から数日間、患者を横にならせておくことである。
- 頭部の外傷:頭を打ったあとに頭痛が起こる場合がある。打ってすぐのこともあれば、数カ月もたってからのこともある。外傷の重さと頭痛の重さのあいだに関連性は見られない。ほとんどのケースで、頭痛の原因はわかっていない。たまに、血液が蓄積して血腫と呼ばれるものができた結果、血管が破裂したことが原因の場合がある。この血液のかたまりは脳の組織を押しのけて、頭痛を引き起こすだけでなく、脱力感、錯乱、記憶喪失、発作なども引き起こすおそれがある。血腫は、

排出して、症状を早急に緩和することが可能である。
- **側頭動脈炎**：動脈炎は、頭部の特定の動脈が炎症を起こすもので、主に50歳以上の人がなりやすい。症状には、ずきずきする頭痛、発熱、食欲減退などがある。中には、視界がぼやけたり欠損したりする患者もいる。
- **三叉神経痛**：三叉神経痛すなわち疼痛性チックは、三叉神経の異常から発症するものである。この神経は、顔面、歯、口腔、鼻腔の感覚をつかさどり、咀嚼できるように口の筋を動かすはたらきもしている。三叉神経痛の症状は頭痛と強い顔面痛で、かすかに触れたり動かしたりしただけで、突き刺すような短い痛みを発する。トリガーポイントは顔面か口腔内にある。

頸部痛

頸部痛に併発する以下の兆候と症状は、ただちに医師へ照会を行って、評価と治療を受ける必要があることを示している：

- **損傷からくる頸部の激痛**：むち打ち症や頭を打つなど、頭部や頸部に外傷を受けたあとに生じることがある。骨の周辺の激痛は、骨折か靭帯損傷を示している場合がある。
- **走るような痛み**：肩に向かって放散される痛みや、肩甲骨のあいだの痛み、腕を走る痛み、指のしびれやぴりぴり感は、腕神経叢の炎症を示している場合がある。神経の炎症からくる頸部痛は、3-6カ月間、あるいはそれ以上続くことがある。
- **脱力**：物を取り落とす、歩くときに脚がこわばる、足を引きずるというように、腕や脚に力が入らないときは、ただちに評価を受ける必要があることを示している。
- **膀胱や腸の習慣の変化**：何か重大な変化があったとき、とくに、急に失禁するようになったときなどは、神経学的な問題が生じていることを示している場合がある。
- **鎖骨または肩甲骨の骨折**：これらの骨折は、頸部の筋痙攣と痛みを引き起こすことがある。
- **肩の滑液嚢炎**：頸部に関連痛と、痛みを伴う補償パターンを引き起こすことがある。
- **心臓発作**：心臓発作は、関連痛として知られる痛みを肩部や頸部に引き起こす可能性がある。
- **回旋腱板の損傷**：回旋腱板は、肩にある一群の筋である。ここを損傷すると、頸部に関連痛や、補償パターン、防御反応が出ることがある。
- **肩すなわち肩鎖関節の脱臼**：関連痛や、補償パターン、防御反応が出ることがある。
- **むち打ち症**：頸部と肩部の靭帯と筋構造の損傷は、交通事故で急な加速や減速をした際に受けることがある。
- **腱炎**：腱は、筋と骨をつないでいる。緊張が加わると、腱は腫れて痛みを引き起こすことがある。
- **胆嚢の疾患**：右肩に関連痛が出る場合がある。

キー・ポイント

- 人は複数のタイプの頭痛をかかえることがある。呼吸パターン異常は、頭痛と頸部痛の主要な原因因子にも永続的因子にもなりうる。
- 血糖の変動は、呼吸機能に影響を及ぼすことがある。
- 血管性頭痛には、脳内の血流変化が関係している。
- 神経伝達物質は、片頭痛の原因因子になりうる。
- 環境因子　ライフスタイル　生理学的なものが、血管性頭痛の引き金を提供することがある。
- 緊張性頭痛には、姿勢のゆがみや反復的な緊張などの、より機械学的な原因が関係している。
- うつと不安は、緊張性頭痛の発現における主要な因子である。
- 頸部痛は、呼吸異常、姿勢からくる緊張、筋の短縮、トリガーポイント、関節の機能不全、神経インピンジメント、ストレス、損傷などによって引き起こされる。
- 頭痛と頸部痛は、医療処置を要する、もっと深刻な健康状態の兆候である可能性がある。

参考文献

Alvarez DJ, Rockwell PG 2003 Trigger points: diagnosis and management. Am Fam Physician 67:32.

Damas-Mora J, Davies L, Taylor W, Jenner FA 1980 Menstrual respiratory changes and symptoms. Br J Psychiatry 136:492–497.

Datta SS, Kumar S 2006 Clozapine-responsive cluster headache. Neurol India 54:200–201.

Di Piero V, Bruti G, Venturi P et al 2001 Aminergic tone correlates of migraine and tension-type headache: a study using the Tridimensional Personality Questionnaire. Headache 41:63–71.

Ford MJ, Camilleri MJ, Hanson RB 1995 Hyperventilation, central autonomic control, and colonic tone in humans. Gut 37:499–504.

Juang KD, Wang SJ, Fuh JL et al 2000 Comorbidity of depressive and anxiety disorders in chronic daily headache and its subtypes. Headache 40:818–823.

Leistad RB, Sand T, Westgaard RH, Nilsen KB, Stovner LJ 2006 Stress-induced pain and muscle activity in patients with migraine and tension-type headache. Cephalalgia 26:64–73.

Lum L 1987 Hyperventilation syndromes in medicine and psychiatry. J R Soc Med 80:229–231.

Moschiano F, D'Amico D, Schieroni F, Bussone G 2003 Neurobiology of chronic migraine. Neurol Sci 24(Suppl 2):S94–96.

Nash J, Thebarge R 2006 Understanding psychological stress, its biological processes, and impact on primary headache. Headache 46:1377–1386.

Puca F, Genco S, Prudenzano MP et al 1999 Psychiatric comorbidity and psychosocial stress in patients with tension-type headache from headache centers in Italy. The Italian Collaborative Group for the Study of Psychopathological Factors in Primary Headaches. Cephalalgia 19:159–164.

Ramachandrun S, Fillingim R, McGorray S et al 2006 Mental stress provokes ischemia in coronary artery disease subjects without exercise-or adenosine-induced ischemia. J Am Coll Cardiol 47:987–991.

Sahai S, Ko DY, Carcione J 2005 Pathophysiology and treatment of migraine and related headache. Online. Available: http://www.emedicine.com/neuro/topic517.htm.

Scher AI, Stewart WF, Lipton RB 2004 Caffeine as a risk factor for chronic daily headache: a population-based study. Neurology 63:2022–2027.

Sicuteri F 1977 Dopamine, the second putative protagonist in headache. Headache 17:129–131.

Spierings ELH, Ranke AH, Honkoop PC 2001 Precipitating and aggravating factors of migraine versus tension-type headache. Headache 41:554–558.

Strine TW, Chapman DP, Balluz LS 2006 Population-based U.S. study of severe headaches in adults: psychological distress and comorbidities. Headache 46:223–232.

Szilagyi A, Boor K, Orosz I et al 2006 Contribution of serotonin transporter gene polymorphisms to pediatric migraine. Headache 46:478–485.

Toth C 2003 Medications and substances as a cause of headache: a systematic review of the literature. Clin Neuropharmacol 26:122–136.

Wheeler AH 2004 Myofascial pain disorders: theory to therapy. Drugs 64:45–62.

Zivadinov R, Willheim K, Sepic-Grahovac D et al 2003 Migraine and tension-type headache in Croatia: a population-based survey of precipitating factors. Cephalalgia 23:336–343.

Zwart JA, Dyb G, Hagen K et al 2003 Depression and anxiety disorders associated with headache frequency. The Nord-Trondelag Health Study. Eur J Neurol 10:147.

推薦文献

Chervin RD, Zallek N, Lin X, Hall JM, Sharma N, Hedger KM 2000 Sleep disordered breathing in patients with cluster headache. Neurology 54:2302–2306.

Ekbom K, Svensson DA, Traff H, Waldenlind E 2002 Age at onset and sex ratio in cluster headache: observations over three decades Cephalalgia 22:94–100.

Lüdemann P, Frese A, Happe S, Evers S 2001 Sleep disordered breathing in patients with cluster headache. Neurology 56:984.

第3章

頭痛・頸部痛の治療法と、マッサージ適用の影響

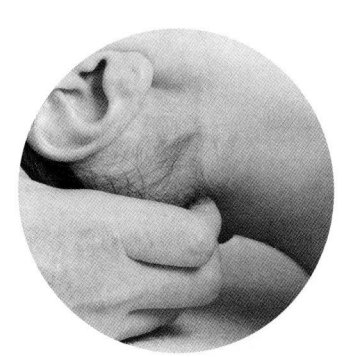

章目次

概要　19
評価プロセス　19
医学的治療　21
緊張性頭痛の治療　21
血管性頭痛の治療　22
頸部痛の治療　24

概　要

　頭痛や頸部痛に悩まされている人々は、たいていの場合、かかりつけの医師（西洋医学、オステオパシー、ナチュロパシー、カイロプラクティック）に助けを求めに行く。標準的な治療によって問題が緩和されなかったとき、患者は内科専門医や神経科医などの専門家に照会されることになる。照会はさらに精神分析医にも行われるかもしれない。
　マッサージ・セラピストは、さまざまな治療法の評価プロセスと達成目標を理解しておく必要がある。そうすれば、マッサージの適用は、特定の医学的治療をサポートするものになれる。治療的マッサージを普通の医学的治療、たとえば薬物治療や、サプリメントやハーブの摂取、手術、マニピュレーション、理学療法などと組み合わせて使う場合には、マッサージをどう適用すれば医療介入の助けになれるかの評価を行うだけでなく、治療と連係したマッサージに起こりうるリスクについても考慮しておく必要がある。

評価プロセス

　頭痛または頸部痛（あるいはその両方）に関連した症状の原因を特定するプロセスには、病歴の確認や診察、特定の評価（X線撮影、血液検査、力と安定性のテストなど）、集めた情報の解釈といった、標準的な評価手順が含まれる。

病歴の確認

　医師の詳しい問診によって、評価に必要な情報が患者から充分に得られることがしばしばある。頭痛と頸部痛は、明確な症状を持ち、簡単に認識できるパターンに陥るタイプのものが多い。また、ほとんどの医師は、患者から過去

の治療歴をすべて聞き出そうとする。頭部と頸部に外傷や手術を受けたことがあるか、眼の疲れ、副鼻腔や歯に問題はないか、顎の開閉が困難ではないか、仕事に関連した緊張はないか、ライフスタイルのありかた、睡眠習慣、精神的・身体的ストレスのレベル、処方薬と市販薬の使用について、などである。頭痛と頸部痛の評価に使われる病歴の問診には次のような項目が含まれる：

- 怪我をしていますか？　しているなら、それはどんな怪我ですか？
- 頭を打って、意識がなくなりましたか？
- 関連痛と、神経に問題があることを示すような、以下の症状はありますか？
  - 力が入らない
  - しびれがある
  - とくに上肢にぴりぴりする感じや、機能不全の箇所がある
  - 息がしづらい
  - めまい、吐き気、嘔吐
  - 耳鳴り、聴力の低下
- 頭痛か頸部痛のどちらかだけですか、それとも両方がありますか？
- 頭痛や頸部痛はどれくらいの頻度で起こりますか？
- どこが痛みますか？
- 頭痛や頸部痛はどれくらいの時間、続きますか？
- 頭痛や頸部痛が最初に起こったのはいつですか？
- 調子をよくしてくれる（痛みを緩和してくれる）、あるいは調子を悪くさせる（痛みを悪化させる）のは、どんなことですか？

診察

観察

これには、姿勢、歩き方、顔の表情、検査で動くのを億劫そうにしていないか、体は動きやすいか、といったことのチェックが含まれる。また、頭部と頸部の特定部位についても調べる：

- 座位、立位、場合によっては臥位での、顎と頭の位置。
- 姿勢の癖と、僧帽筋によって作られる頸部の輪郭線が左右対称かどうか。
- 肩の位置。リラックスして断ったとき、座ったとき、あるいは寝たとき、肩は水平になっているか（非対称は、筋痙攣を示していることが多い）。
- 首の静脈の圧力が増している兆候（頸動脈の拡張や膨張）があるか。

- 上肢に血液供給が不充分な兆候（虚血）が見られるか。
- 浮腫（むくみ）や肌の色の変化などを探して、炎症の兆候がないか見る。

身体テストと触診

- 神経筋のテストを行って、頸部の神経と関節に損傷がないか調べる。通例、これらの検査では体を他動的・自動的に動かして、力・可動域・感覚の喪失がないかなどを評価する。
- 頸部の血管の評価は、脈に触れて、活発に問題なく脈打っているか、何か異常な音の存在はないかを感じ取る。
- さわると痛む部位の軟部組織を触診して、炎症の兆候（発熱や浮腫）や、組織の質感の変化を調べる。他の部位との体温差や、体表が乾燥あるいは過度に湿り気を帯びていないか、筋に震顫（震え）やねじれはないか、筋の運動緊張度に変化はないか見る。

評価に用いる画像

単純放射線(X線)写真法

単純X線はいまだに、頸椎を含む骨の外傷を調べる主要な手段である。設備のコストが低く、入手もしやすいという長所があり、身体構造の分解能は良好である。X線では軟部組織構造（筋や靱帯）の良好な画像は得られない。

コンピューター断層撮影(CT)スキャン

この痛みを伴わない非侵襲性の技法は、組織の横断面図を作成する。CTスキャンは単純X線に比べて、はるかに良好な組織のコントラスト分解能を提供し、骨の構造の画像化にすぐれているが、軟部組織に関しては画像がやや劣る。

CTスキャンは、複雑骨折や脱臼、椎間板突出、脊椎関節症、脊柱管狭窄症（脊髄を有するすきまが狭くなる）などの評価に有用である。CTスキャンが作成する脳のX線画像は、さまざまなタイプの組織の構造や密度変化を映し出す。

磁気共鳴映像法(MRI)

MRIは、痛みを伴わない非侵襲性の映像技法で、骨と軟部組織の画像を入手するために用いられる。磁場を使い、体内の水を構成する水素原子に強い磁気をかけて共鳴させ、その結果を探知するという技法である。MRIスキャンでは、磁場と電波を使い、脳の構造と生化学的組成の情報を提供する画像を作成する。

MRIは、インプラントや、骨にしっかりとついていない金属製の異物を使用している人には使えないが、人工関節などの体内補装具には安全だという報告がされている。

椎間板の疾患の評価にはミエログラフィーのほうが好まれることが多いのは、この点では非侵襲的だからである。ミエログラフィーの主な短所は、設備のコストが高いことと、入手がしにくいことである。

ミエログラフィー（脊髄腔造影法）

水溶性の造影剤を腰椎穿刺で硬膜外の脊髄腔内に注入して、造影剤の拡散の様子を見る。使用する設備は単純X線か、CTスキャンがより一般的で、造影剤に縁取られた構造部を間接的に視覚化する。

この技法は、椎間板の疾患やヘルニア、神経絞扼、脊椎関節症、脊髄の腫瘍を探知するという、たいへん繊細なものである。この検査の副作用には、頭痛、めまい、吐き気、嘔吐、発作などがある。

椎間板造影法

この検査は、椎間板の中心（髄核）に放射線不透過性造影剤を注入して、放射線撮影をするもので、椎間板の破損が疑われる場合などに用いられる。

血液検査

血液検査は、甲状腺疾患、貧血、頭痛や頸部痛を引き起こす可能性のある感染症の有無を調べるために行う。

治療プランを立てる

詳しい病歴と、診察・1種類以上の画像検査・血液検査の結果を合わせれば、医師は頭部や頸部への深刻な損傷の有無を特定することができるようになり、評価にたどり着く。それから適切な治療プランを立てる。

マッサージ・セラピストは、評価の際に集められた情報を活用すると同時に、自分でも情報を集めて、マッサージの適切な介入方法を考え出し、実施する。

医学的治療

医学的治療行為、とくに薬物治療の一定の手順を知っておくと、マッサージ・セラピストは、治療の結果をマッサージでいつサポートすれば、薬物の服用量を減らしたり、場合によっては薬物をマッサージに置き換えたりすることができるかを、論理的に考えやすくなる。

市販薬も処方薬もすべて副作用がある。ラベルに書かれている用量や医師の処方量を超えての服用は、薬物依存とリバウンド頭痛を招くおそれがある。

薬物治療と手術はとくに、副作用を含んでいる可能性が高いので、できれば頭痛と頸部痛にはマッサージなどの非侵襲性の手法を使って、控えめなケアをすることをアドバイスしたい。

緊張性頭痛の治療

- 筋収縮性頭痛の治療法にはさまざまなものがある。第一に考慮したいのは、頭痛の原因だと思われる特定の疾患や異常を治療することである。たとえば、頸部の関節炎は抗炎症薬で治療できる。顎関節の機能不全（TMJD）には口と顎の矯正器具が有用である。
  マッサージに関して注意すること：症状の潜在原因がきちんと特定されて、適切な治療を受けていることが重要である。マッサージはとくに、痛みや凝りの症状を隠してしまうので、適切な評価と治療が遅れる可能性があるからだ。

- 疾患を伴わない急性の緊張性頭痛は、アスピリンやアセトアミノフェンなどの鎮痛剤で治療が可能である。プロポキシフェンやコデインなどの、より強い鎮痛剤が処方される場合もある。これらの薬物は、長期服用すると依存につながることがあるので、患者は定期的に医師のチェックを受け、指示にきちんと従うことが必要である。
  マッサージに関して注意すること：鎮痛剤は、正常なフィードバックのメカニズムを阻害するため、患者はマッサージが施されているあいだ、圧力の強さが不適切でも気づかない場合がある。鎮痛剤はまた、痛みの感覚を減少させるため、評価の妨げになることもある。

- 慢性の筋収縮性頭痛をかかえている人には、筋弛緩剤や抗うつ薬、モノアミン酸化酵素（MAO）阻害薬が有用な場合もある。筋収縮性頭痛と片頭痛の混合タイプの人は、バルビツール酸系鎮痛剤で治療する場合がある。これは、脳と脊髄における神経の機能をゆるやかにする薬である。
  マッサージに関して注意すること：筋弛緩剤は、神経化学物質による筋収縮の制御を阻害する。筋の運動緊張度の機能がこの薬物によって影響を受けるため、マッサージに対する正常な反応が変化してくる。保護メカニズムが抑制されているので、組織の過伸長を避けるように気をつけること。気分を統制するさまざまな神経化学物質に影響を与える薬物は、マッサージによって効き目がある程度促進されたり抑制されたりするので、薬物に対する反応が非定型になることがある。

慢性の筋収縮性頭痛のための非薬物療法

　慢性の筋収縮性頭痛のための、薬を用いない治療には、理学療法、マッサージ、軽いストレッチ、バイオフィードバック法（生体自己制御法）、リラクセーション訓練法、首の後ろや額に温熱・冷却パックを当てる、頸椎カラーなどの補装具、カウンセリングなどがある。

　認知行動療法と呼ばれる技法は、患者に態度やストレスへの反応のしかたを変えるように指導するものである。たとえば、患者は、自分がストレスの多い状況にうまく対処できるようになったところを想像するように促されたりする。

　漸新的筋弛緩法では、患者は個々の筋群を最初は緊張させて、次にリラックスさせることを教えられる。軽いストレッチとリラクセーション訓練法については、あとの章で説明する。

血管性頭痛の治療

　薬物治療、バイオフィードバック法、ストレスを減らす活動、特定の食物を食事から排除する方法などは、片頭痛やその他の血管性頭痛の予防とコントロールの最も一般的な手法である。定期的なエクササイズや、リラクセーション訓練、マッサージは、片頭痛の発生頻度と重さを軽減することもできる。

　医師は、適切な治療プログラムを案出するために、患者の片頭痛歴を分析する。治療の目標は、片頭痛の予防と症状の発生頻度の減少（予防療法）と、症状の緩和と発症期間の短縮（頓挫療法）である。

薬物治療

　薬物治療が血管性頭痛にアプローチする方法は2つある。発症を防ぐか、発症後に症状を緩和するかである。予防薬の処方が向いているのは、頻繁に（月に3回以上）発症し、頓挫治療には反応がない患者である。通常は1種類の薬の使用が試みられるが、複数を組み合わせる必要が出てくることもある。こうした薬の多くは反対の副作用を持っている。片頭痛がコントロールされてきたら、たいていの場合、服用量を減らし、可能であれば服用を中止する。

まれに起こる片頭痛

　まれにしか起こらない片頭痛では、発症を食い止めるか、少なくとも痛みを和らげるために、最初に頭痛の兆候が見られたときに薬を服用する。軽い片頭痛がたまに出る程度という人は、発症初期にアスピリンやアセトアミノフェン服用すれば、効果が得られる。アスピリンは痛みに対する耐性を高め、血小板の凝集も抑制する。片頭痛の発症初期段階では少量のカフェイン摂取も有用である。

　マッサージに関して注意すること：アスピリンとその類似薬には、鎮痛作用のほかに抗凝血作用と抗炎症作用があり、マッサージの適用には多くの注意を要する。組織が損傷しやすい傾向が生じ、痛みの感覚に対するフィードバックが変化するので、マッサージの圧力の強さにはよく気をつけることが必要である。軽い炎症（摩擦）を引き起こすことを当て込んだ特定のマッサージ法の適用は、抗炎症薬を服用している患者には効果がない。マッサージの適用は炎症反応を作り出すので、快適でない強いマッサージは避けるべきである。

中程度／強度の片頭痛と群発頭痛

　中程度から強度の痛みの片頭痛をかかえている人と、すべての群発頭痛患者には、痛みをコントロールするのに、より強い薬物が必要になるかもしれない。片頭痛の予防に使われるようになってきた薬には以下のようなものがある：

- セロトニン作用薬は、この主要な脳内化学物質に似た作用をする。

  マッサージに関して注意すること：マッサージはセロトニンの作用に影響を与えるので、マッサージに対する患者の反応を注意深く観察すること。マッサージはサポートであって、薬物治療を阻害するものではないことを心に留めておく。ほとんどの事例でマッサージはセロトニンのレベルを上昇させており、セロトニン作用薬と相乗効果があるものと見られている。

- 血管収縮薬は、痛みをもたらす血管拡張期へと頭痛が進むのを阻止するのに有用である。

  マッサージに関して注意すること：マッサージの第一の効果は血管を拡張させることなので、血管収縮薬の作用を阻害することになりかねない。

- 抗炎症薬は、血管の炎症を抑える。

  マッサージに関して注意すること：軽い炎症を引き起こすことを当て込んだ特定のマッサージ法の適用は、抗炎症薬を服用している患者には効果がない。炎症反応を作り出すマッサージの適用は強力で快適でないので、避けるべきである。

頻繁に起こる片頭痛

　月に3回以上起こる頭痛には、通常、予防療法が勧められ、血管収縮を抑える薬と血管拡張を阻止する薬による治療が行われる。抗うつ薬、とくにMAO阻害薬は、片頭痛の予防にも役立つ。この薬は、モノアミン酸化酵素と呼

ばれる酵素を遮断するもので、この酵素は通常、動脈を収縮させる脳内化学物質のセロトニンを神経細胞が吸収するのを助けるはたらきをする。

マッサージに関して注意すること：マッサージは通例、血中のセロトニンのレベルを上昇させて、血管拡張薬としての作用をするので、マッサージと薬物治療の相互作用が懸念の対象になりうる。マッサージは体内の副交感神経反応を効果的に刺激することができ、主に体表面周辺の血管を拡張させるので、この薬物との組み合わせは、血管性頭痛、とくに片頭痛の予防には有用である。マッサージには体の反応を調節するはたらきがあり、ニューロンの過活動が血管性頭痛の原因因子だと見られているからである。また、マッサージは、群発頭痛の引き金になりうるヒスタミンの放出にも刺激を与えることができる。

予防療法の副作用

片頭痛予防薬の多くは逆の副作用を持っているので、医師の監督下で慎重に使用しなければならない。長期にわたる副作用を避けるため、頭痛の専門家は患者に、できるだけ早く予防薬の服用量を減らし、服用を中止するようにアドバイスする必要がある。MAO阻害薬は、とくに動脈収縮作用を持つ物質であるチラミンを含む食物や飲料を摂取したときに服用すると、重篤な副作用が出る可能性がある。

血管性頭痛のための非薬物療法

- バイオフィードバック、催眠術、治療的マッサージ、瞑想・ヨガ・エクササイズなどのストレスを減らす活動といった、ストレス管理のさまざまな技法。
- カイロプラクティック／オステオパシーで、背骨の並びを正しく調整して維持することは、筋のストレスと痙攣が引き金の頭痛の予防にたいへん有用である。
- 指圧は有用である。
- 経皮的電気神経刺激（TENS）装置は、筋痙攣の痛みを軽減してくれる。
- 片頭痛の発症中は、温水・冷水の水治療法のさまざまな適用が有用である。
- 冷却パックを頭に当てるか、頭が痛む側の耳の前にある、ふくらんだ動脈を押すと、痛みが一時的に軽減される場合がある。
- 群発頭痛患者のためのもう1つの選択肢として、酸素マスクを5-15分間つけて純粋酸素を手早く取り込む方法がある。脳への血流減少が原因の群発頭痛では、酸素が痛みを和らげると見られている。

これらの手法の多くについては、本書でのちに説明する。通例、マッサージはこれらすべてのアプローチをサポートすることができる。ボックス3.1では、頭痛の原因と治療法の研究を進めている組織の情報を提供している。

> **ボックス3.1　情報の供給源**
>
> **米国頭痛学会・頭痛教育委員会（ACHE）**
> 19 Mantua Road
> Mount Royal, J 08061
> Email: achehq@talley.com
> http://www.achenet.org
> Tel: (+1) 856-423-0258/800-255-ACHE (255-2243)
> Fax: (+1) 856-423-0082
>
> ACHEは、頭痛の治療と管理を進歩させる目的と、頭痛は生物学的に根拠のあるれっきとした病気であるという認識を社会に広める目的で設立された、非営利の、患者と健康をつなぐプロフェッショナル・パートナーシップである。
>
> **全米頭痛財団（NHF）**
> 820 N. Orleans, Suite 217
> Chicago, IL 60610-3132
> Email: info@headaches.org
> http://www.headaches.org
> Tel: (+1) 773-388-6399/888-NHF-5552 (643-5552)
> Fax: (+1) 773-525-7357
>
> NHFは、重症の頭痛をかかえている人とその家族、彼らを治療する医療専門家のために設立された、非営利の組織である。頭痛の原因と治療についての研究と、社会への教育を進めている。
>
> **米国立神経疾患脳卒中研究所（NINDS）**
> Brain Resources and Information Network (BRAIN)
> P.O. Box 5801
> Bethesda, MD 20824
> http://www.ninds.nih.gov
> Tel: (+1) 800-352-9424
>
> NINDSは、米国立衛生研究所（NIH）のもとにある研究所で頭痛に関する研究を行っているほか、国内の主要な研究機関に助成金を交付して、追加調査の支援を行っている。また、頭痛の評価方法の向上や予防法を見つけるための研究の実施や助成も進めている。
>
> 今日の頭痛の研究は、希望を与えてくれている。世界中にいるNINDSの支援を受けた科学者たちは、この複雑な疾患に対する人々の理解を高め、よりよい治療ツールを提供することを約束している。詳細は、NINDSのサイトのNINDS Headache InformationとHeadache: Hope through Researchで閲覧できる。

頸部痛の治療

頸部の損傷や緊張は、炎症や筋痙攣、神経インピンジメントをしばしば引き起こす。治療は、これらの要因をターゲットにする。頸部の緊張の大半は、適切な補助的セルフケアによって自己治癒する。多くの人は、医療の介入はとくに必要がない。

マッサージ・セラピーは、損傷や緊張を受けた組織にもはたらきかけることができる。とくに痛みと痙攣に、そして炎症と神経インピンジメントには、もっと間接的にはたらきかける。これらの目標の達成のためにマッサージの適用を推薦する理由については、本書でのちに述べる。

薬物治療

頸部の痛みと機能不全の治療に使われる薬物には以下のようなものがある：

- 鎮痛剤。アヘン系、非アヘン系、いずれも
- 抗炎症薬。アスピリンのような非ステロイド系、コーチゾンのようなステロイド系、いずれも
- 筋弛緩剤

マッサージに関して注意すること：鎮痛剤は、正常なフィードバックのメカニズムを阻害するため、患者はマッサージが施されているあいだ、圧力の強さが不適切でも気づかない場合がある。鎮痛剤はまた、痛みの感覚を減少させるため、評価の妨げになることもある。鎮痛剤の多くには抗凝血作用と抗炎症作用もあるので、マッサージの適用には多くの注意を要する。組織が損傷しやすい傾向が生じ、痛みの感覚に対するフィードバックが変化するので、マッサージの圧力の強さにはよく気をつけることが必要である。軽い炎症を引き起こすことを当て込んだ特定のマッサージ法の適用は、抗炎症薬を服用している患者には効果がない。マッサージの適用は炎症反応を作り出すので、快適でない強いマッサージは避けるべきである。ステロイド注射は、主に局所の炎症を軽減するために用いられる。マッサージは、注射をした部位に施してはいけない。筋弛緩剤は、神経化学物質による筋収縮の制御を阻害する。筋の運動緊張度の機能がこの薬物によって影響を受けるため、マッサージに対する正常な反応が変化してくる。保護メカニズムが抑制されているので、組織の過伸長を避けるように気をつけること。

ボックス3.2　頭痛の原因と治療の選択肢

頭痛のタイプ	原因	治療の選択肢
鎮痛剤のリバウンド 前兆のある片頭痛 前兆のない片頭痛 ホルモン性 緊張性 群発	以下のうち1つ以上が原因の神経血管の炎症： ● 睡眠障害 　不眠症 　睡眠時無呼吸 ● ストレス 　うつ ● 高血圧 ● 食物／化学物質 　カフェイン 　チョコレート 　アルコール 　MSG ● 環境 　気圧 　光 　刺激臭 ● ホルモン 　月経 ● 頸部の異常 　関節炎	● 休養 ● 温熱・冷却パック ● 頓挫療法 　鎮痛剤 　抗炎症薬 　トリプタン ● 予防療法 　抗うつ薬 　抗痙攣薬 　抗高血圧薬 ● マニピュレーション／モビライゼーション ● マッサージ・セラピー ● TENS装置 ● 心理療法 ● リラクセーション・セラピー ● 鍼療法 ● 治療的タッチ ● ストレス管理 ● バイオフィードバック法 ● 栄養カウンセリング ● 誘導イメージ法

手術

頸部痛に手術が必要になることはまれである。必要なときは、神経根や脊髄の圧縮の緩和のために手術が用いられる場合がある。

マッサージに関して注意すること：手術が行われるという、まれな状況のときは、マッサージは手術後に、瘢痕組織の成長をはかり、回復をサポートするために用いるとよい。

非薬物療法

- 理学療法：温熱・冷却療法や類似の治療法と、適切なストレッチや筋力増強プログラムを組み合わせる。
- 牽引：医療専門家と理学療法士の監督下で行われるこの療法は、いくつかの頸部痛にかなり早い緩和をもたらすことがある。とくに、神経根炎症に関連した痛みには効果がある。
- マニピュレーション：オステオパシー、カイロプラクティック
- TENS：痛む部位の近くの皮膚に電極を置いて、小さな電気的刺激を送り、痛みを緩和する。
- 短期の固定と他動的支持：軟らかい頸椎カラーで頸部を支えて、筋に負担をかけないようにすると、痛みと痙攣が和らぐ。

軟部組織の正常化と疼痛管理をターゲットにしたマッサージは、上に挙げた非薬物療法すべてと手術介入のサポートになりえる。

ボックス3.2は、さまざまなタイプの頭痛と、その原因、治療の選択肢をまとめたものである。

キー・ポイント
頭痛と頸部痛は、よくみられる症状である。
- どの治療プロセスが効果的かを判断するには、適切な評価が欠かせない。
- 評価プロセスには、病歴の確認、身体評価、特定の検査が含まれる。
- 医師が行う、または医師の監督下で行う治療には、薬物治療、手術、マニピュレーション、リハビリテーション運動がある。
- マッサージ・セラピストは、介入治療の種類と、その効果、副作用を理解したうえで、治療をサポートするためにマッサージを行う必要がある。

推薦文献

Brandes JL 2003 Treatment approaches to maximizing therapeutic response in migraine. Neurology 61(8 suppl 4):S21–26.

Brandes JL, Saper JR, Diamond M 2004 Topiramate for migraine prevention: a randomized controlled trial. JAMA 291:965–973.

Diener HC, Limmroth V 1999 Acute management of migraine: triptans and beyond. Curr Opin Neurol 12:261–267.

Gunasekara NS, Noble S, Benfield P 1998 Paroxetine. An update of its pharmacology and therapeutic use in depression and a review of its use in other disorders. Drugs 55:85–120.

Lawler SP, Cameron LD 2006 A randomized, controlled trial of massage therapy as a treatment for migraine. Ann Behav Med 32:50–59.

Lemstra M, Stewart B, Olszynski WP 2002 Effectiveness of multidisciplinary intervention in the treatment of migraine: a randomized clinical trial. Headache 42:845–854.

第4章

痛み

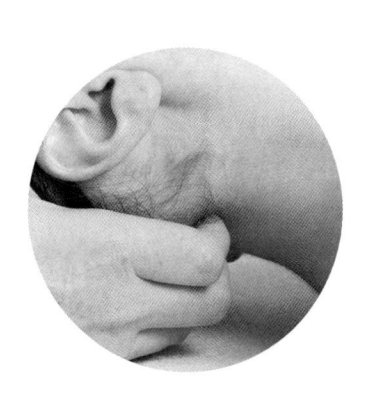

章目次

概要　27

痛みとは？　27

痛みの原因と分類　28

痛みの感覚　30

急性痛と慢性痛　30

痛みの心理社会的要因　31

痛みの評価　31

痛みの治療　32

マッサージと疼痛管理　34

概　要

　頭痛と頸部痛に共通の要素は痛みである。マッサージ・セラピストは、痛みを理解し、マッサージ法を効果的に用いて、疼痛を管理しなければならない。マッサージの専門家は、痛みのメカニズムをとくによく理解しておく必要がある。

　痛みに対する治療プロセスを理解するには、痛みのメカニズムと疼痛管理について、さらに深く研究することが必要である。痛みは万人が経験するものだが、痛みに対する反応の度合いは、それぞれの人の生物学的・心理的・文化的特性によって違ってくる。痛みを伴う病気や怪我を過去に経験していると、痛みに対する感度にその影響が出る場合もある。体の同じ部分に病気や怪我の再発傾向のある人では、以前と同程度か、それより軽い症状であっても、痛みの感覚が増すことがある。

　頭痛と頸部痛はきわめて一般的な症状であるため、痛みをいかに抑えられるかが治療の重要なポイントになる。マッサージは、第3章で説明した治療法と一緒に補助療法として用いるか、一次療法として用いれば、疼痛管理のきわめて効果的な選択肢になりうる。

痛みとは？

　侵害受容器が刺激を受けることで引き起こされるものである。この受容器は通常、サブスタンスPやブラジキニン、ヒスタミンといった、神経終末を興奮させる化学物質によって刺激を受ける。痛みは、機械的、化学的、温熱的の3種の刺激によって誘発される。軟部組織の痛みの原因となるのは、病気や怪我、あるいはストレスの蓄積や微小炎

症、極度の暑さ・寒さなどが引き起こす機械的刺激によって放出される化学物質である。自律神経障害と呼ばれる精神的ストレスは、筋の運動緊張度を高め、筋膜緊張度の変化を引き起こし、酸素・栄養素の運搬と老廃物の排出にかかわる体液の流れを変えることで、痛みの引き金になる場合がある。

体性痛と内蔵痛は、脳の辺縁系と視床下部にインパルスを送り、不安、恐怖、怒り、うつといった情緒反応を引き起こすことがある。それに加えて、脳は痛みに対する反応を抑制したり促進したりする。痛みが気にならないこともあれば、恐怖や不安のために過剰な痛みを感じることもあるのは、このためである。痛みに対する反応のしかたのことを疼痛耐性と言うが、痛みという感覚をその人がどう受け止めるかによって疼痛耐性は増減する。介入治療は、痛みに対するその人の意識を変えさせることで、疼痛耐性を高め、痛みという刺激に対してもっと上手に反応する方法を身につけてもらうように導くものである。頭痛と頸部の機能不全に関連した慢性痛への対処法を学ぶ際には、このことが非常に重要なポイントになってくる。

痛覚受容器は、ほとんどすべての体組織に見られ、どんなタイプの刺激にも反応する性質がある。そのため、痛覚受容器は、体に危険を及ぼしかねない変化を見つけて、体を保護する役目を果たす。痛み以外の感覚をもたらす刺激、たとえば接触、圧迫、暑さ、寒さなども、一定の強度に達すると、痛覚を刺激する。つまり、感覚器官に過剰な刺激がかかると、痛みを引き起こして危険を知らせるのである。痛覚受容器に対する刺激としてはほかに、組織の膨張、持続的な筋収縮、筋痙攣、組織への血流不足、特定の化学物質の存在などがある。痛覚受容器は過敏化する場合があり、そうなると、小さな刺激でも痛みが引き起こされる。

過敏化＝小さな刺激でも痛い＝痛みが頻繁に起こる

組織が損傷を受けると、プロスタグランジンが放出され、通常の疼痛反応に対して末梢侵害受容器が敏感になる場合がある（痛覚過敏）。アスピリンなどの非ステロイド性抗炎症薬（NSAIDとも呼ばれる）は、プロスタグランジンの作用を抑え、痛みを軽減する。

刺激が痛みとして認識される時点を疼痛閾値と呼び、その値には多少の個人差がある。疼痛閾値に影響する要因の1つに知覚の優位性があり、体の一部に感じる痛みが、他の部分の痛みを軽減したり取り除いたりする。最も激しい痛みが軽くなるまでは、他の痛みを認識することはない。このメカニズムは、「気持ちのよい痛さ」をもたらすマッサージの施術によって活性化されることが多い。

疼痛耐性とは、人が痛みを認識して緩和を求めるまで、どのくらいの時間、どの程度の強さの痛みに耐えられるかということである。疼痛閾値と違い、疼痛耐性には個人差が出やすい。疼痛耐性は、その人の人格特性、疼痛発症時の心理状態、過去の経験、社会文化的背景、その痛みの個人的な意味（たとえば本人のライフスタイルにどう影響するか）といった、さまざまな要因に左右されるのである。疼痛耐性を下げる要因には、繰り返す痛み、疲労、睡眠不足、ストレスなどがある。一方、温める、冷やす、気晴らし、アルコール摂取、催眠状態、強い信念や信仰などはすべて、疼痛耐性を高める。

痛みの原因と分類

痛みは、その原因部位によって体性痛と内臓痛の2種類に分けられる。体性痛には、皮膚の受容器への刺激によって生じるもの（体表面の痛み）と、骨格筋、関節、腱、筋膜の受容器への刺激によって生じるもの（体深部の痛み）がある。内臓痛は、内臓（内部器官）の受容器への刺激によって生じる。

痛みは通常、急性痛、慢性痛、難治性疼痛、幻肢痛、関連痛に分類される。痛みとは基本的に、末梢神経、脊髄、脳という3つの主要部位を巻き込んで一連のやりとりが行われた結果、生じるものである。

- 急性痛は、怪我や病気への適切な反応である。短期の薬物治療、氷、熱、反対刺激剤（すなわち医療用軟膏）によって簡単にコントロールできる。
- 慢性痛は、不適切かつ継続的な疼痛知覚である。慎重な薬物治療によってコントロールできるが、最善の対処法は、集学的アプローチを通じて、薬物依存と副作用の悪循環というライフスタイルを変えるようにサポートすることである。
- 難治性疼痛は、最大の痛みであり、コントロールすることが非常に難しい。
- 幻肢痛は、切断部位に感じられる痛みである。
- 関連痛は、臓器などの組織が痛みの感覚を体の他部位に投射するものである。トリガーポイントの痛みは関連痛の一種である（図4.1、図4.2）。

末梢神経

末梢神経は、体全体に網の目のように分岐した神経線維

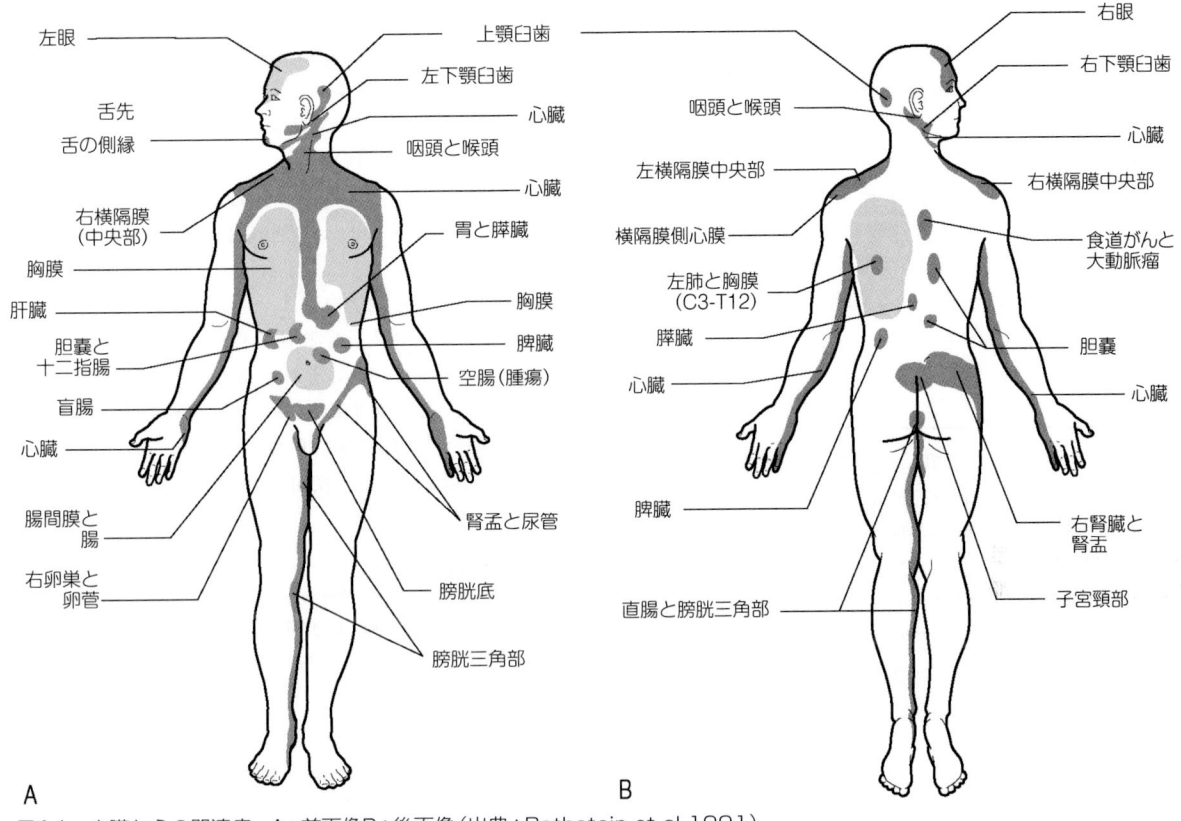

図4.1 内臓からの関連痛。A：前面像 B：後面像（出典：Rothstein et al 1991）

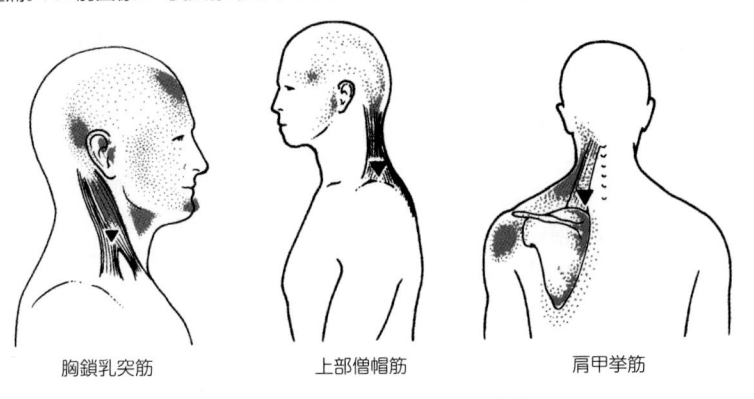

図4.2 よく見られるトリガーポイントと、そのターゲット部位（Chaitow 2003）

胸鎖乳突筋　　上部僧帽筋　　肩甲挙筋

を包含する。神経線維の中には特殊な神経終末（侵害受容器）が付着しているものがあり、この侵害受容器は、切り傷、火傷、痛みを伴う圧迫などの不快な刺激を感じることがある。

　皮膚、骨、関節、筋と、内臓を取り巻く保護膜の内部には何百万もの侵害受容器があり、指や爪先などの怪我をしやすい部分に集中している。わずか6.5cm²の皮膚の内部に、1300もの侵害受容器が存在することもある。マッサージの際、「気持ちのよい痛さ」反応を促す程度まで皮膚刺激を強くすると、侵害受容器の興奮を引き起こす。これは反対刺激のメカニズムの1つであり、疼痛管理のマッサージ効果の重要な構成要素にもなっている。

　皮膚の下で保護されている筋の神経終末は、皮膚の内部より少なく、皮膚と筋と骨によって保護されている内臓の神経終末はさらに少ない。侵害受容器には、鋭い一撃を感じるものもあれば、熱を感じるものもある。また、圧

迫と温度と化学変化を感じるタイプのものもある。侵害受容器は、怪我や病気、感染によって生じる炎症を見つける能力も持っている。こうした侵害受容器にはたらきかけるマッサージでは、充分な圧力を加えて反応を引き出さなければならない。

侵害受容器は有害な刺激を感知すると、その痛みのメッセージを電気インパルスの形で、末梢神経から脊髄と脳に伝える。激痛の感覚はほぼ即座に伝えられ、胃痛、耳痛、関節痛などのうずくような鈍痛は、より伝導速度の遅い線維によって伝えられる。

脊髄

痛みのメッセージが脊髄に到達すると、門番役の特殊な神経細胞に出会い、その神経細胞は痛みのメッセージを選別して脳の判断領域へと伝え、そこで痛みを感じて理解し、対処戦略を立てるのである。

体の損傷による激痛に対しては、その「門」が大きく開き、メッセージがすばやく脳に伝えられる。脊髄の神経細胞はまた、こうした緊急の警告に反応して、神経系の他の部分、とくに運動神経の活性化を促して、損傷を避けるように筋に信号を送る。このプロセスは反射弓と呼ばれている。一方、引っかき傷などによる軽い痛みのメッセージは、門によって選別されたり、完全に遮断されたりする。

痛みのメッセージが脊髄の中で変化することもある。他の感覚が上回って痛みの信号を弱める場合があり、これは反対刺激、あるいは過刺激鎮痛と呼ばれる。この場合もやはりマッサージは、反対刺激や過刺激鎮痛を生み出して痛みの感覚を抑制する、効果的な介入治療である。

脊髄内の神経細胞は、脳に到達して判断される痛みの信号を弱めるエンドルフィンや、信号を増幅するサブスタンスPといった化学物質も放出する。マッサージはこうした化学反応に影響を与えると見られているが、その正確なメカニズムを確認する研究はなされていない（第5章を参照）。

脳

脳に到達した痛みのメッセージはまず、分類と切り替えを行う場所である視床で処理される。視床はメッセージをすぐに痛みと判断し、いっせいに脳の3つの特定領域、すなわち身体感覚領域（体性感覚野）、情動的感情領域（辺縁系）、思考（認知）領域（前頭皮質）に転送する。したがって、痛みの認識とは感覚と感情と思考が合わさった複合的経験であり、これらの機能の相互作用から疼痛耐性が生じる。マッサージはこれらの領域すべてに影響を与える。神経刺激を通して体性感覚に、交感神経の優位と活性を鎮めることによって辺縁系に、教育や認知再構成法や症状の緩和によって認知領域に、というふうに。

脳は、治癒プロセスの引き金となるメッセージを送って、痛みに反応する。信号が自律神経系に送られると、自律神経系は痛みのメッセージの発信箇所へ血液と栄養を多く送り込む。

痛みを抑制する化学物質は、「痛みを止めよ」というメッセージを送る。体内化学物質に似せた鎮痛剤の使用は、治癒を遅らせてしまうおそれがあるとの論議を呼んでいる。しかし、急性の激痛のストレスは治癒を遅らせることがあり、難治性の慢性痛は免疫系を抑制するため、このような場合には、鎮痛剤の使用が望ましい。

痛みの感覚

痛みは、鋭い痛み、突き刺すような痛み、ずきずきする痛み、焼けるような痛み、ちくちくする痛み、ぴりぴりする痛み、しつこい痛み、うずくような鈍痛など、多様な身体感覚の形で現れる。また、痛さも軽いものから激しいものまである。軽い痛みよりも激痛のほうが早く本人の注意を引くので、身体的・精神的反応が強くなるのが普通である。激痛が体を無能力にし、機能を果たすことを困難にしたり不可能にしたりする場合もある。

痛みの生じた場所が、その痛みに対する反応に影響を与えることもある。たとえば、仕事への集中力を阻害する頭痛が、足首の関節痛よりも厄介だとする。その場合、頭痛のほうがより強い疼痛反応を受けることになる。

心理状態、過去に感じた痛みの記憶、育ち、痛みに対する考え方も、痛みのメッセージの受け止め方や疼痛耐性を左右することがある。

痛みが治癒の予想時期を超えて長引いた場合、非生産的な慢性疾患になることもある。その場合、その痛みはもはや何かの病気の一症状ではなく、それ自体が単独の疾患とみなされる。

急性痛と慢性痛

急性の痛みは、組織の損傷によって引き起こされる。これは一般に、病気や、手術を含めた損傷に伴って、特定の場所に生じる痛みである。急性痛には、虫刺されのような一瞬だけの軽い痛みもあれば、火傷、肉離れ、骨折など、数週間から数カ月続く激しい痛みもある。急性痛は、治癒

の時期がほぼ予測可能で、痛みの潜在原因に対処すれば、その時期までに徐々に消えていくのが普通である。急性痛に対しては、症状管理と回復支援とともにマッサージを行うが、治療は実に簡単である。

慢性の痛みは、それとは異なる。慢性痛は、病気や怪我が治癒したのちもなかなか治まらず、痛みが持続することもあれば、現れたり消えたりすることもある。原因となる病気や怪我が完治したように見えても、痛みはそのまま残り、強まることさえある。また慢性痛は、体のある部位への血流を変える血管の状態によって引き起こされる場合もある。血管性頭痛は最も一般的なタイプの頭痛の1つである。中枢神経系（脳、脳幹、脊髄）や末梢神経系の損傷によって起こる慢性痛は、神経原性疼痛と呼ばれる。中枢痛症候群、三叉神経痛、幻肢痛は、神経原性疼痛の一種である。

慢性痛は、病気や怪我の兆候なしに起こることもある。慢性痛の原因は充分に解明されていないので、痛みの直接原因はこれだと医師が判断できるような、病気や体組織の損傷との兆候がない場合がある。これは、医療チームと患者にとって実にもどかしいことである。病気や怪我などの身体的な原因に無関係の慢性痛は、心因性疼痛と呼ばれる。このタイプの痛みは心理的要因による疼痛障害とも言われるが、精神・情緒障害によって痛みが増したり長引いたりする可能性がある。頭痛、筋痛、背部痛、腹痛は、最もよく見られる心因性疼痛で、医師とメンタルヘルスの専門家が連携して、この障害のある患者の治療に当たる。

痛みの心理社会的要因

頭痛と頸部痛の原因となる、最も一般的な心理社会的危険因子についてはボックス 4.1（Hoogendoorn et al 2000, Linton 2000）で概説する。

マッサージと痛み

マッサージは、慢性痛を管理するための、より効果的な介入治療の1つである。触れる、振動させる、関節・筋を動かすことが機械的受容器を刺激し、門番役のメカニズムを刺激することにより、脳が受ける痛みの情報を減少させることができる。マッサージは、局所的な痛みの部位だけでなく、施術する部位全体を刺激する。数多くの機械的受容器が刺激を受け、施術を受ける深部体細胞組織の不快感を劇的に減少させるのである。したがって、疼痛管理には局所マッサージよりも全身マッサージのほうが適している。

痛みの評価

痛みには個人差があり、計測するのは難しい。人が感じる痛みの程度をうまく数値化するには、本人の症状の説明に頼らなければならない。一般論を述べるのは難しいが、次のような症状が解剖学的構造の損傷を予測することが多い：

- 痙攣性のずきずきする鈍痛は、筋の損傷を示している場合がある。
- きりきりと刺すような痛みは、神経根の損傷の可能性が

ボックス4.1　頭痛と頸部痛の原因となる心理社会的危険因子

- ストレス——生活面の負担、時間的制約などに押しつぶされるような感じがする。
- 苦悩——無力で不幸だと感じる。
- 不安——過度の心配と恐怖。「ささいな事柄を大災害のように扱って」将来を悲観する可能性もある。ほとんどの場合、疼痛閾値を下げる（通例は「上部胸郭」）呼吸のパターンの変化と、筋緊張の変化を伴う（Chaitow et al 2002, Nixon & Andrews 1996）。
- うつ状態——深刻な不幸感と、存在が無意味だという感覚。認知機能障害——事実誤認。
- 疼痛行動——痛みを悪化させるおそれのある日常行動を避ける。
- 仕事への不満——仕事に問題がある、あるいは単に仕事環境に幸せを感じられないので、仕事に対して不満を持つ。
- 職場や家庭での精神的ストレス——対人緊張や時間的（または他の）制約のために、職場または家庭環境（あるいはその両方）に満足感を得られない、あるいはひどく不快に感じる。

こうした多くの心理社会的危険因子のための治療法として、患者教育、ストレス管理、カウンセリング、認知行動療法（ボックス4.2を参照）などがある。

> **ボックス4.2 認知行動療法（CBT）**
>
> **CBTの狙い**
>
> 現代の疼痛管理プログラムでは、「病的行動」を変えるためにCBTを用いることが多い。
>
> ある行動に痛みが伴う場合、その行動をやめれば短期的に痛みは和らいだとしても、痛みを避けるためになるべく動かないという条件反射を引き起こし、痛いのは障害がひどくなっている兆候だという思い込みを招くおそれがある。これは体調不良をもたらし、たいていの場合、痛みを食い止める役には立たない。
>
> 痛みをかかえる人が何かをするのに苦労しているのを家族や友人が目にすると、おそらく本人の代わりにそれをしてやろうとする。そのことが本人に特定の行動を避けることを「教えてしまう」場合がある。誰かにその作業をしてもらうほうが得策だと思うようになるからである。
>
> 痛みによるこのような行動変化の例は、オペラント条件づけとして知られ、CBTは、こうした消極的行動パターンを改善することを目的としている（Wall & Melzack 1989）。
>
> 「痛みは必ずしも障害を意味するものではない」というメッセージは、痛みをかかえる人が学ぶべき重要な教訓の1つである。これを達成するために、CBT（Bradley 1996, Turk et al 1983）では以下の点に力を入れている：
>
> - 教育——痛みの症状について学ぶ。痛みの症状とはどんなもので、何がそうではないか。
> - スキルを身につける訓練——体を効率的に用いてストレスの少ない状態にするスキルを学ぶ。
> - スキルの練習とフィードバック——こうした新しいスキルに慣れて、応用できるようになる。
> - 日常生活や新しい状況で使えるように一般化したスキル——予想外の状況になったときも含めて、さまざまな状況で新しいスキルを使う方法を学ぶ。
>
> **CBTの目的**
>
> 学際的疼痛管理とCBTの目的は以下のようなものである：
>
> - 痛みの問題を管理・コントロールできないという患者の思い込みを改めさせる。
> - 患者に病状を知らせる。
> - 患者が病状管理において受け身ではなく積極的な役割を果たすように支援する。
> - 患者が積極的に問題の解決に取り組めるようにし、痛みや感情、環境に対する効果的な反応のしかたを考え出すことによって、痛みに対処できるようにする。
> - 患者が自分の思考や感情や行動を観察し、それらが内的・外的なできごとにどんな影響を受けるかを確認できるように手助けする。
> - 患者に、病状管理において積極的な対処方法を取れるという有能感を与える。
> - 患者が運動と個人健康管理に対する積極的姿勢を取るように手助けする。
> - 患者が身体機能低下の影響を減らすためにリズムの整った活動のプログラムを作るように手助けする。
> - 患者が疼痛管理チームや医療提供者の手を離れたあとも持続できる対処方法を立てられるように支援する。
>
> 本人だけに痛みの重症度がわかる。いついかなるときでも、痛みが同じであることはめったにない。時間とともに痛みの感じ方（知覚）は変わり、引き金となるさまざまな増悪因子によって痛みは異なる。耐えがたい痛みから軽い痛みまで多岐にわたり、クライアントが言葉で言い表しにくいこともある。1-10のスケール、あるいは軽度、中程度、強度（図6.1を参照）といった痛みスケールは、必要な疼痛知覚の測定に役立つ。

ある。

- 稲妻が走るような鋭い痛みは、神経の損傷を示している場合がある。
- ひりひりと刺すような圧迫感は、交感神経の損傷を示している場合がある。
- 深部に感じるしつこい鈍痛は、骨の損傷の可能性がある。
- 我慢できないほどきりきりと痛む激痛は、骨折を示している可能性がある。
- ずきずきする放散痛は、血管の損傷のおそれがある。顔をしかめる、たじろぐ、泣く、異常な歩き方や姿勢をする、全身の筋が緊張する、体を守ろうとする、といった言葉によらない行動は、一般的な痛みの指標である。言葉と感情による痛みのシグナルには、泣く、うなる、うめき声をあげる、かんしゃくを起こす、悲しむ、口調が変わる、などがあると思われる。

痛みの治療

痛みの治療は、痛みが起こる原因や個々の患者のニーズによって異なる。完全に痛みを取ることは必ずしも可能ではないが、患者と医師が連携して最適な治療計画を立てることが大切である。

- 広範囲にわたる激しい痛みの治療には、脳刺激が用いられることもある。この侵襲性治療法には、手術で電極を脳に埋め込み、それを患者が外部送信器によってコントロールする方法がある。
- 経皮的電気神経刺激法（TENS）では、痛みの伝達を遮断するために、短い電気パルスで神経終末を刺激する。この処置はさまざまなタイプの慢性痛に有効であることが証明されており、安全かつ非侵襲性の方法である。その感覚は、ぶんぶん音がする、ちくちくする、あるいは軽くたたかれているようだと表現され、弱い電気刺激が痛みの感覚を妨げていると見られている。電流の強さは調整できるので、心地よい感覚で痛みが緩和される。また、鎮痛効果は電流による刺激の中止後も持続する。
- 手術（関節置換術、腫瘍切除術、椎間板切除術など）によって取り除けるタイプの慢性痛もある。下半身の痛みの重症例に対して、他の治療の効果が上がらない場合には、脊髄切断術が実施されることもある。この手術では、脊髄の片側あるいは両側の神経線維を切断し、痛みと温度の感覚を除去する。
- 薬物治療：痛みの治療には市販鎮痛剤（アスピリン、イブプロフェン、アセトアミノフェンなど）が利用できる。こうした薬物は医師への相談なしに10日間以上連用してはならない。非ステロイド性抗炎症薬の副作用には、吐き気、腹痛、めまい、発疹などがある。市販鎮痛剤の効果がない場合は、より強い処方薬を利用してもよい。慢性痛の治療によく用いられる薬は、以下のようなものである：
    - 筋弛緩剤：眠気、口渇、便秘を引き起こすことがある。
    - 非ステロイド性抗炎症薬：出血傾向の増大、消化不良、下痢、腹痛をもたらすことがある。
    - オピオイド：耐性、依存性、中毒を招くことがある。デュラゲシク（商品名。フェンタニル経皮システム）は、皮膚に貼付したパッチからオピオイド鎮痛剤フェンタニルが放出される。中程度から強度の慢性痛で、他の薬の効果が出ない場合に用いられ、72時間にわたって鎮痛効果が持続するが、致命的な低換気（呼吸数と呼吸の深さの低下）を引き起こすことがあり、連続投与により耐性と身体的・心理的依存を招くおそれがある。オピオイドの他の副作用として、錯乱、便秘、口渇、過度の眠気（傾眠）、多汗、高血圧や低血圧、吐き気、嘔吐などがある。
- 補助薬物治療（効果の増進・維持に用いられる）は、他の鎮痛剤の効かない慢性痛の治療や、他の薬の副作用軽減のために利用するとよい。補助薬物には、抗うつ薬、抗痙攣薬、副腎皮質ステロイド薬がある。

薬物を使用しない、痛みの治療

心理社会的介入
疼痛管理のための心理社会的介入は、疼痛管理の多様なアプローチの一部として、早期に導入されるべきである。痛みとその治療に関してはさまざまな誤解があるので、すべての患者の治療計画の一環として、効果的に痛みをコントロールする能力について教え、痛みに関する俗説を正さなければならない。

プラセボ
35％もの患者が、プラセボ（砂糖の錠剤、塩水の注射など）での治療に良好な反応を示す場合もある。プラセボがどのように作用するのかは正確にはわかっていないが、痛みが緩和されるのは、暗示を受けたり、気がそらされたり、楽観的になったりするためかもしれないし、脳内の神経科学的反応の影響かもしれない。また、同様のメカニズムが、リラクセーションや行動変容療法、瞑想、催眠術、バイオフィードバック法によって活性化される。

バイオフィードバック法
特殊な機械装置によって、心拍数、血圧、筋緊張度などの身体機能のコントロール法を習得することができる。リラックス法習得の助けとしてバイオフィードバック法が用いられることもある。

イメージ法
イメージ法では、想像力を用いて心象や心的場面を作り出す。これがどのように痛みを緩和するのかということについては、完全にはわかっていない。イメージ法は視覚、触覚、聴覚、嗅覚、味覚、つまり全部の感覚を用いた意図的な空想だと考えることができる。自己催眠の一種だと考える人もいる。

気晴らし
気晴らしとは、痛み以外の何かに注意を向けることを意味する。人は、心配事や痛みから「気持ちをそらす」ためにテレビを観たりラジオを聴いたりするとき、そうとは知らずにこの方法を用いている。気晴らしだけを用いて軽い痛みに対処したり、薬物と併用して、手術関連痛のような短時間の激しい痛み発作に対処したりすることができる。没頭できる活動なら、どんなものでも気晴らしに用いることが可能で、数を数える、歌う、祈る、「何とかなる」など

と繰り返して言うといった内的な活動もあれば、裁縫などの手工芸、パズル、絵を描くといった外的な活動もある。読書、映画鑑賞、テレビ視聴、音楽鑑賞も、気晴らしのよい方法である。ゆっくりしたリズミカルな呼吸は、リラクセーションにも気晴らしにも役立つ。

催眠術

催眠状態とは、睡眠と覚醒の中間にある深い昏睡状態のことである。このようにリラックスした状態では、暗示を受け入れやすくなる。催眠術によって、痛みの認識を妨げ、痛いという感覚を他の感覚に置き換えて、痛みの伴わないものにすることができる。施術者は催眠術の訓練を積んだ者で、心理学者や精神科医であることが多い。催眠療法士の施術を受けると、簡単に催眠状態に入って肯定的な自己暗示をかけ、そして催眠状態から覚醒することができるようになる。

運動

適度な運動は全身の筋を強化して、骨強度を改善し、負傷のリスクを減らし、幸福感を高める。

理学療法

理学療法とマッサージ・セラピーにより、痛みを軽減し、機能を改善し、再発を防ぐことができる。

マニピュレーション

脊椎のマニピュレーション（調整）により、筋骨格疾患と神経圧迫による慢性痛を緩和することができる。

鍼療法

鍼療法は、皮膚の下の特定の経穴（ツボ）に細い鍼を挿入して操るもので、慢性痛の緩和に用いられることもある。それぞれのツボが、体のさまざまな部位の痛覚をコントロールしている。鍼が挿入されると数秒間、軽い痛みや鈍痛、ちくちくする感じ、電気が走ったような感じがするが、鍼が所定の位置におさまると、不快感はなくなるはずである。鍼は通常、治療される症状に応じて、15-30分間、定位置に留置される。鍼を抜く際の違和感はない。鍼療法は認可を受けた鍼師が施術すべきものである。また、疼痛管理のために鍼療法を選択した患者には、新たな痛みが生じた場合、担当医療チームに報告してから鍼療法による症状緩和を試みるように勧めるべきである。

温熱・冷却療法

温熱療法は筋痛を緩和し、心地よさをもたらすことが多い。冷却療法では、痛みのある部位を麻痺させ、炎症を抑えて、痛みの感覚を減少させる。長引く痛みをかかえる人の多くは、温めるだけで冷やしたことがないが、冷やすほうが痛みは早く和らぎ、鎮痛効果が長く続くと感じる人もいる。鎮痛効果をさらに高めるために、交互に温めたり冷やしたりすることもある。

安全上の注意

- 素肌に加温パッドを当てない。また、加温パッドのスイッチを入れたまま眠らない。
- 熱によって出血がひどくなることがあるので、新しい傷口を温めない。少なくとも24時間たってから温めること。
- 敏感肌を温めたり冷やしたりしない。
- 血行不良の部位や感覚の鈍い部位は温めたり冷やしたりしない。
- 温熱・冷却療法は10-15分間以内にとどめ、正常体温に戻してから繰り返す。

メントールまたは唐辛子（あるいはその両方）を含む製剤をすり込む方法

さまざまな製剤が鎮痛に利用されており、メントールや唐辛子入りのクリーム、ローション、塗布薬、ジェルなどがある。これらを皮膚にすり込むと、患部の血流が増加し、温かい（ときには冷たい）、痛みの和らぐような感覚が数時間持続し、反対刺激を起こす。頭痛にペパーミントのエッセンシャルオイルを用いることがよくあり、両側のこめかみと首の後ろにすり込む。

使用上の注意

製剤を目の付近、傷のある皮膚、発疹、粘膜（口内、生殖器や直腸の周辺など）にすり込まない。

マッサージと疼痛管理

マッサージの専門家は、医療チームの一員として、神経系・血液循環の直接的組織マニピュレーションと反射刺激を用い、さまざまな痛みの症状に有効なマニュアル・セラピーを提供することができる。介入治療としてのマッサージは鎮痛剤の必要性を減少させるため、薬の副作用の軽減につながる。

処方箋なしで購入できる市販薬を含むすべての薬には、なんらかの副作用がある。言うまでもなく、激しい痛みをかかえるクライアントに対するマッサージ・セラピーは、医師などの適切な医療専門家のチェックを受けなければならないが、たいていの人が日ごろの生活の中でときおり経験する痛みは、そこまでひどいものではない。日常のストレスから生じる中程度の痛みは、マッサージで一時的に

症状を緩和することによって、市販鎮痛剤の使用を中止、あるいは減薬できる場合がある。

急性の痛みと慢性の痛みでは疼痛管理法が多少異なるため、この2つを区別することが重要である。急性痛への介入治療は低侵襲性（非特異的／一般的）で、現在の治癒プロセスをサポートすることを重視する。慢性痛の管理は、症状を緩和するか、治療変更プロセスを取り入れた、より積極的な治療・リハビリテーションの取り組みを行うかのいずれかである。

マッサージの施術中に、痛みを左右するさまざまなメカニズムが影響を受ける。疼痛反応を持続・抑制する神経伝達物質が、施術によって影響されるのである。クライアントに最もよく知られている神経伝達物質はエンドルフィンである。エンドルフィンは、モルヒネ用作用を有し、体内の痛みを調節する役割を果たすペプチド群の一種である。「ランナーズ・ハイ」現象を引き起こす物質として認識されてきている。実際に、神経伝達物質とホルモンが連携して疼痛知覚を変えるように作用し、痛みを抑制または増強（あるいはその両方）させる。マッサージは化学的相互作用を変えると見られている（第5章を参照）。痛みを抑制する化学物質で、マッサージの影響を受けるものとしては、すべてのエンドルフィン類のほかに、セロトニン、γアミノ酪酸（GABA）、ドーパミンがある。また、痛みを助長する化学物質で、マッサージの影響を受けるものは、アドレナリン、ノルアドレナリン、コルチゾル、サブスタンスPである。これらの化学物質の作用機序に関する研究はまだ不充分であるが、痛みの調節のためのマッサージの戦略的開発と正当性の証明のためには、現在の知識だけで充分である。

- マッサージは、中枢神経系と末梢神経系（体性神経系および自律神経系）の両方に影響を与える。反対刺激・過刺激鎮痛をもたらすマッサージの施術は、疼痛信号伝達のゲートコントロールを活性化させることにより機能する。
- 組織の柔軟性を高めることにより、末梢体性神経への機械的圧力を低下させて、痛覚を調節する。マッサージによって、組織内の侵害受容器刺激を減らすことができる。
- マッサージは自己受容器を阻害することがある。この場合、関節機能と筋の緊張／長さの関係が正常化し、痛みが減少する。
- マッサージは副交感神経の優位をもたらし、疼痛耐性を高める。
- リンパ・ドレナージ法によって、間質液を移動させて疼痛受容器への圧力を低下させ、浮腫の静水圧を減じることができる。
- 結合組織マッサージ法によって、基質の柔軟性を高めたり、結合組織線維の不規則な分布による接着を減らしたりして、組織密度を下げることができる。
- マッサージは、血液移動に非常に大きな影響を与える。動脈・静脈循環の両方が関係しており、マッサージによって正常化をめざすことができる。
- 循環が適切でない場合にも、痛みが生じることがある。虚血組織が痛みに敏感になるためである。
- マッサージにはまた、人をいたわり慰めるという特徴があり、これによって痛みに対する耐性を高めることができる。

疼痛管理のためのマッサージ法

疼痛管理のためのマッサージの施術は、以下のような原則に基づいて行う：

1. リズミカルでゆっくりした一般的全身マッサージを、45-60分間継続して、なるべく頻繁に行う。
   目標：副交感神経の優位とコルチゾールの減少。
2. 中程度から強度の圧力を加えて、広範囲に施術する。突く、こする、痛みをもたらす手法を用いる、などは避けること。
   目標：セロトニンとGABAの補助、サブスタンスPとアドレナリンの減少。
3. 結合組織に対するマッサージでない場合は、薬物は少量にとどめる。薬物はリンパ排出と皮膚刺激のために用いる。
   目標：腫れの軽減、皮膚刺激により反対刺激をもたらすこと。
4. 神経血管が多く含まれた体の節点に対しては、充分に圧力を加えてマッサージを行い、防御や離脱ではなく、「気持ちのよい痛さ」の感覚を引き出す。これらの節点には、皮神経、トリガーポイント、ツボ、リフレクソロジーポイントなどがある。足、手、頭、および脊椎に沿った部分が最高の施術部位である。
   目標：ゲートコントロール効果、およびエンドルフィンなどの痛みを抑制する化学物質の放出。
5. マッサージの方向はさまざまであるが、意図的に体液の移動を促す。
   目標：循環の補助。
6. 切断する、曲げる、ねじるといった機械力の導入には、基質を「興奮」させる興奮作用があり、炎症を生じさせ

ない。
目標：組織の柔軟性の増強、組織の密度の減少。
7. 切断する、曲げる、ねじるといった機械力の導入は、癒着や線維症に対処するために用いられるが、対象を特定し、期間を限定する必要がある。
目標：局所的な神経刺激あるいは循環の低下を軽減する。
8. マッスルエナジー・テクニックと伸長を、短縮した筋に対して優しくリズミカルに行う。
目標：神経・固有受容器の刺激と、循環の抑制を軽減する。
9. 短縮した結合組織に対して、引張力をもたらすストレッチを、痛みのないようにゆっくりと行う。
目標：神経・固有受容器の刺激を軽減する。

10. マッサージ・セラピストは、目的意識を持ち、注意深く、同情的でありながら、適切な限度をわきまえる。
目標：同調化、バイオエネルギー正常化、緩和ケアを支援する。

さらに、マッサージに取り入れることのできる、痛みの感覚と認識を調節する方法として、温水・冷水の水治療法、鎮痛作用のあるエッセンシャルオイル、心が落ち着く音楽や気を散らすような音楽など、簡便な方法の利用、そして（おそらく）磁石のN極側の貼付などがある。

> **キー・ポイント**
> - 痛みは、頭痛と頸部の機能不全の主症状である。
> - 痛みは主観的体験である。
> - 痛みは、侵害受容器の刺激によって引き起こされる。これらの侵害受容器は通常、神経終末を興奮させる、サブスタンスP、ブラジキニン、ヒスタミンなどの化学物質の刺激を受ける。
> - 痛みは、機械的刺激、化学的刺激、熱刺激の3種の刺激によって誘発される。
> - 痛みは慢性のこともあれば急性のこともある。
> - 疼痛管理は、薬物治療、身体・認知的介入治療と連携して達成できる。
> - マッサージは、単独で、あるいは他の方法と組み合わせて行える、効果的な疼痛管理法である。

参考文献

Bradley LA 1996 Cognitive therapy for chronic pain. In: Gatchel RJ, Turk DC (eds) Psychological approaches to pain management. Guildford Press, New York, ch 6, pp 131–147.

Chaitow L 2003 Modern neuromuscular techniques. Churchill Livingstone, Edinburgh.

Chaitow L, Bradley D, Gilbert C 2002 Multidisciplinary approaches to breathing pattern disorders. Churchill Livingstone, Edinburgh.

Hoogendoorn WE, van Poppel MN, Bongers PM, Koes BW, Bouter LM 2000 Systematic review of psychosocial factors at work and private life as risk factors for back pain. Spine 25:2114–2125.

Linton S 2000 Review of psychological risk factors in back and neck pain. Spine 25:1148–1156.

Nixon P, Andrews J 1996 A study of anaerobic threshold in chronic fatigue syndrome (CFS). Biol Psychol 43:264.

Rothstein et al 1991 Rehabilitation specialists handbook. FA Davis, Philadelphia.

Turk DC, Michenbaum DH, Genest M 1983 Pain and behavioural medicine: a cognitive behavioural perspective. Guildford Press, New York.

Wall P, Melzack R 1989 Textbook of pain. Churchill Livingstone, London.

推薦文献

Mirzai H 2004 Functional neurosurgery in the treatment of chronic pain: a review. Pain Clinic 16:369–377.

Moore J, Von Korff M, Cherkin D 2000 A randomized trial of a cognitive-behavioral program for enhancing back pain self-care in a primary care setting. Pain 88:145–153.

Nabih M, Ramadan MD 2007 Current trends in migraine prophylaxis. Headache 47(Suppl 1):S52–S57.

第5章

マッサージを治療と認める

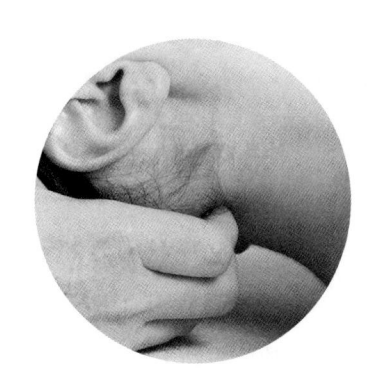

章目次

概要　37

研究内容　37

研究が示唆すること　38

論理的帰結　45

概　要

第1章では、頭痛と頸部痛について説明した。第2章では、これらの症状の原因を述べた。第3章では、従来の医療において、頭痛と頸部痛がどのように評価・治療されているかを追究し、第4章では、痛みを重大な治療対象として論じた。そしてこの章では、現在の研究に注目し、さまざまなタイプの頭痛や頸部痛をかかえる人々の治療にマッサージを利用することが、科学的研究によって裏づけられているかどうかを究明する。

研究内容

研究において最もよく用いられた補完的な理学療法は、以下のようなものである：

- カイロプラクティック
- マッサージ・セラピー
- 鍼療法
- 心身リラクセーション・テクニック

適応プロセス（ボックス5.1）が頭痛と頸部痛の主因である場合、提供される治療はすべて、以下の3要素のうち少なくとも1つを達成すべきである：

- 局所の組織（あるいは全身）が適応しているストレス負荷の除去あるいは軽減。
- 局所の組織（あるいは全身）の対処・適応方法の改善。
- 適応負荷を増やすことなく、回復期をより快適にするための対症療法。

> **ボックス5.1　適応**
>
> 適応は、「負荷」と負荷を処理する組織との戦いを示している。
> 組織は、課された負荷に適応する。単純な例として、運動競技やウェイトトレーニングのことを考えてみるとよい。マラソンや高跳び、そのほか何か特別な仕事や活動（ガーデニング、生産ラインでの作業、天井のペンキ塗りなど）をすると、特定の筋や関節に、繰り返し負荷がかかる。
> 最初の急性期、すなわち局所適応症候群（LAS）、あるいは汎適応症候群（GAS）の警告反応期には、凝りと痛みを感じることがあり、その後、組織が適応し始めると、もはや凝りと痛みは感じなくなる。これがLAS（肩や膝などの局所に見られる）あるいはGAS（全身に見られる）の抵抗期で、負荷（ストレス負荷）や組織自体が、伸びきったゴム紐のようにもはや適応できなくなるまで続く。こうなると、LASやGASの「症憊期」が始まり、痛みや機能不全の兆候が発現するのである。

治癒は自然発生的な機能であるため（切り傷の治癒、骨折の回復など）、どの治療選択においても大切な点は、安全であること、負荷を増やさないこと、できれば早期回復を促し、早期回復が無理な場合でも、より快適な回復に役立つことである。

マッサージには、こうした特徴がかなりあるが、ほとんどの場合、教育やリハビリテーション訓練と併用される。

研究が示唆すること

頭痛と頸部痛のためのマッサージの効能については、種々雑多な研究が行われている。頭痛と頸部痛のためのマッサージは通常、それだけでは完全な治療とはみなされず、他の多くの治療処置の補助療法として、他の治療の効果を高めたり、副作用をコントロールしたりするものだった。マッサージは一般に安全だということが判明している。腰痛などの他の症状に関連したマッサージの効果は、理論的に見て、頸部痛にも当てはまる。腰痛とマッサージについてはさらに多くの研究がなされているため（Chaitow & Fritz 2006）、頭痛と頸部痛のためのマッサージの正当性も証明できるのである。ほかには、一般的な痛みのためのマッサージに注目する研究者もいれば、マッサージの一般的な効果を探究する研究者もいる。

「マッサージ」、「マッサージ・セラピー」、「治療的マッサージ」、「頭痛」、「頸部痛」、「疼痛」といった用語を用いて、インターネットで検索した結果に基づき、公開されている研究の概要を以下に述べる。

検索は、主にMassage Therapy Foundationのデータベース、Google Scholar、MedlinePlus、PubMed（ボックス5.2）を用いて行った。代表的な研究論文、とくにメタ分析の研究論文を分析し、これらの報告書の1つ、*Manipulative and Body-Based Practices: An Overview*（「手技・理学療法：概観」）の内容をボックス5.3で説明している。この報告書は、National Center for Complementary and Alternative Medicineが着手した、補完代替医療の主要分野に関する5件の背景報告書の1つである。

一般的なマッサージの効果と安全性

すべての治療に目を向けると、安全性、つまり無害であることが何よりも優先される。害がありそうな場合は、益が害を上回らねばならず、それも大きく上回るべきであることが多い。マッサージの安全性に関する研究によると、マッサージは一般に安全と結論づけられているが、まったくリスクがないわけではない。ただ幸いに、深刻な有害事象の発生はめったにない。マッサージが悪影響を与えるケースの大半は、奇抜かつ侵襲性のマニュアル・マッサージ、あるいは充分なトレーニングを受けていない施術者によるマッサージと関連している。深刻な悪影響は、さする、揉む、押圧するといった動作を主体とするマッサージ類の施術によるものではなく、マッサージのテクニックに関連したものがほとんどである（Ernst 2003）。

> **ボックス5.2　インターネット・リソース**
>
> - Massage Therapy Foundationは、科学研究、教育、地域社会サービスを支援することによって、マッサージ・セラピーの知識普及と実践を促している。
> - Google Scholar: http://scholar.google.co.uk
> - MedlinePlus for Complementary and Alternative Medicine (CAM): http://www.nlm.nih.gov/medlineplus/complementaryandalternativemedicine.html
> - PubMed: http://www.ncbi.nlm.nih.gov/pubmed

ボックス5.3　手技・理学的療法：概観

《概　要》

　手技・理学的療法の中には、さまざまな補完代替医療（CAM）の介入治療とセラピーがある。これには、カイロプラクティックとオステオパシック・マニピュレーション、マッサージ・セラピー、推拿療法、リフレクソロジー、ロルフィング、ボウエン・テクニック、トレガーワーク、アレクサンダー・テクニック、フェルデンクライス・メソッドなど、多くの方法がある。アメリカの人口調査によると、ある年に、成人の3-16％はカイロプラクティック・マニピュレーションを受け、2-14％はなんらかのマッサージ・セラピーを受けている。1997年、アメリカの成人がカイロプラクターを訪れたのは1億9200万回、マッサージ・セラピストを訪れたのは1億1400万回と推定される。カイロプラクターとマッサージ・セラピストへの受診の両方を合わせると、CAM専門家への受診総数の50％を占めていた。他の手技・理学的療法に関するデータは少ないが、合計すると、成人人口の7％未満が利用していると推定される。

　手技・理学的療法は主に、骨と関節、軟部組織、循環・リンパ系といった、身体の構造および系に焦点を当てる。中国、インド、エジプトから伝わったものなど、伝統的な医学体系に基づく施術もあれば、この150年のあいだに開発された施術もある。多くの施術者は、人体の解剖学的構造と生理について正式なトレーニングを受けているが、どの療法の場合も、そして同じ療法であっても、施術者によってトレーニングと個々のアプローチはかなり異なる。手技・理学的療法は多様であるものの、共通した特徴がある。それは、人体には自己調節・自己治癒能力があり、人体の各部位は相互依存的であるといった原理である。これらすべてのセラピーの施術者はまた、各患者の特定のニーズに合わせて治療を行う傾向がある。

《研究の範囲》

研究論文の範囲

　手技・理学的療法に関する研究の大半は、実際は臨床的なものであり、症例報告、機構研究、生体力学研究、臨床試験などがある。この10年間に公表された研究をPubMedでおおまかに検索した結果、537件の臨床試験を確認し、そのうちの422件を無作為に選んで照査した。同様に、Cochraneの臨床試験データベースでは、526件の臨床試験を確認した。PubMedにはまた、314件の症例報告や症例シリーズ、122件の生体力学研究論文、26件の医療サービス研究論文、そしてこの10年間に公表された、他のすべてのタイプの臨床研究248件が掲載されている。一方、試験管分析を必要とする、あるいは動物モデルを用いる研究の論文は、この10年間に33例しか公表されていない。

主要な課題

　行動のメカニズムを調査する調査員は、効能と安全性を調査する調査員とは異なる課題に直面する。マニュアル・セラピーの基礎をなす生物学の研究を妨げる、主要な課題は次のようなものである：

- 適切な動物モデルがいない。
- 学際的な協力を得られない。
- マニュアル・セラピーを教える学校で、研究の伝統と基本的施設が欠如している。
- 最先端科学技術の利用が不充分である。

　CAMのマニュアル・セラピーの臨床試験も、手術、心理療法、より伝統的な身体マニピュレーション・テクニック（たとえば理学療法）などの、手順に基づいた介入治療の臨床試験と同じ、以下のような一般的な課題に直面する。

- 量と回数を含めて、適切で再現可能な介入治療を明らかにすること。施術パターンと施術者の受けたトレーニングが多様であることを考えると、これは標準的な医薬品試験の場合より難しいかもしれない。
- 適切な対照群を明らかにすること。この点で、有効な偽のマニピュレーション・テクニックの開発が困難であることが立証されている。
- 公平な方法で、治療グループから被験者を無作為に選ぶこと。一般の人々はすでにマニュアル・セラピーを利用できる状況にあり、おそらく参加者は特定のセラピーに対する好みを持っているので、医薬品試験の場合より無作為抽出の難しいことがある。
- 調査員と被験者に臨床試験計画案のコンプライアンスを維持させること。グループ汚染（臨床研究に参加している患者が、たいていは調査員に知らせずに、研究外の追加的治療を受ける場合に起こり、研究結果の精度に影響する）は、標準的な医薬品試験の場合より問題を含んでいる可能性がある。被験者は、簡単にマニュアル・セラピーの施術を受けられるからである。
- 被験者と調査員にグループの研究課題がわからないようにして、偏りを減らすこと。ある種のマニュアル・セラピーでは、被験者と調査員に知られないようにすることは困難、あるいは不可能なことがある。しかし、結果のデータを集める人の目から常に隠すべきである。
- 適切かつ法的に有効で、標準化された結果基準を明らかにすること。
- 包括解析パラダイムを含む、適切な分析を行うこと。

ボックス5.3　手技・理学的療法：概観——つづき

《証明の主要な論旨のまとめ》
前臨床研究

　カイロプラクティック・マニピュレーションの基礎をなすメカニズムと考えられるものに関して、最も豊富なデータは、動物の研究、とくにマニピュレーションが神経系に及ぼす影響についての研究から得られる。たとえば、標準的な神経生理学のテクニックによって、脊椎マニピュレーションは、脊椎周辺組織の固有受容性一次求心ニューロンの活動に変化を引き起こすことが示唆されている。これらの組織からの感覚入力には、自律神経系への神経の流出を反射的に変える能力がある。脊椎周辺組織からの入力が脊髄の疼痛処理も調節するのかどうか、それを究明するための研究が進められている。

　動物モデルはまた、マッサージ様刺激のメカニズムの研究に用いられている。マッサージの心臓血管系への抗侵害受容作用は、中脳のレベルで、内因性オピオイドとオキシトシンによって仲介される可能性のあることが判明した。しかし、マッサージ様の刺激がマッサージ・セラピーに匹敵するかどうかは不明である。

　カイロプラクティック・マニピュレーションとマッサージの動物モデルは確立されているものの、他の理学療法の動物モデルは存在しない。研究者が、こうした療法に伴う解剖学的・生理学的な基本的変化を評価するなら、これらの動物モデルが欠くことのできないものになるかもしれない。

臨床研究：メカニズム

　生体力学研究によって、死体と健常志願者の双方に対してカイロプラクティック・マニピュレーションの施術者が加える力の特徴が、脊柱に伝達される力の特徴とともに明らかになってきた。しかし、ほとんどの場合、施術者は1人であり、一般論を導き出せる可能性は限られている。施術者間の変動性、患者の特徴、それらと臨床結果との関係を調べるためには、さらなる追加作業が必要である。

　磁気共鳴映像法（MRI）を用いた研究では、脊椎マニピュレーションは脊椎関節の構造に対して直接の影響を及ぼすことが示唆されている。この構造的変化が臨床的有効性と関係があるかどうか、現時点では不明である。

　特定の生理学的パラメーターの臨床研究によると、マッサージ・セラピーは、さまざまな神経化学物質・ホルモン・免疫のマーカーを変えることがあるという。たとえば、慢性痛をかかえる患者のサブスタンスP、乳がんの女性患者のセロトニン濃度、慢性関節リューマチ患者のコルチゾール濃度、HIV陽性者のナチュラルキラー（NK）細胞数とCD4陽性T細胞数などである。しかし、こうした研究の大半は単一の研究グループによるものであるため、別の拠点で実験の反復を行う必要がある。また、これらの変化が引き起こされるメカニズムを確定することも大切である。

　こうした興味深い実験観察があるものの、手技・理学療法の基礎をなすメカニズムは、よくわかっていない。定量的な観点では重大な欠陥があり、関連のある科学文献の再検討によって以下のようなものが明らかにされた。

- 施術者と参加者の双方の観点から見た生体力学的な特徴づけがないこと。
- 最先端画像処理技術をほとんど使わないこと。
- 治療に伴って起こる生理学的・解剖学的・生化学的変化に関するデータが少ないこと。
- これらのセラピーの生化学的細胞レベルの効果に関するデータが不充分なこと。
- 臨床転帰（結果）に含まれる生理学的メディエーター（仲介物質）に関しては、予備データしかないこと。

臨床研究：試験

　腰痛のための脊椎マニピュレーションについては、43件の臨床試験が実施されており、急性・慢性の腰痛のための脊椎マニピュレーションの有効性に関して、多くの系統的レビューおよびメタ分析がなされている。こうした臨床試験には、さまざまなマニピュレーション・テクニックが用いられた。全体的に見て、多様な質のマニピュレーション研究により、背部痛の短期的緩和の軽度から中程度の証拠が示されている。費用対効果、投薬、長期的効果についての情報はわずかである。臨床試験では、脊椎マニピュレーションが喘息、高血圧、月経困難症などに有効な治療であると立証はされていないが、脊椎マニピュレーションは片頭痛と緊張性頭痛の両方に対して、一部の薬物治療と同じくらい有効で、頸部痛のある人に短期的な効果をもたらす可能性がある。さまざまなマニピュレーション・テクニックの相対的有効性の比較研究は行われていない。

　各種のマッサージの多様な疾患に対する有効性を評価する臨床試験の報告書（大半は良好な結果）は、多数発表されているが、これらの臨床試験のほとんどは、小規模で、デザインが拙く、対照が不充分で、充分な統計分析が行われていなかった。

　よくデザインされた対照臨床試験で、すべての症状へのマッサージの有効性を評価するものはほとんどなく、3件の無作為化対照臨床試験だけが、マッサージ治療が最もよく行われる背部痛のためのマッサージをとくに評価している。この3件の臨床試験によりマッサージの有効性が示されたが、このうちの2件は非常に小規模な試験であったため、さらなるエビデンスが必要である。

ボックス5.3　手技・理学的療法：概観──つづき

リスク

脊椎マニピュレーションに関連したリスクは多少あるものの、大半の報告によると、副作用は軽度で、その持続期間は短い。まれではあるが、頸椎へのマニピュレーションのあと、脳卒中と脊椎動脈解離を発症した事例が報告されている。ある種のマッサージではかなりの力が加えられるのは事実だが、マッサージには通常、ほとんど副作用はないと考えられている。マッサージを禁忌とする症状には、深部静脈血栓症、火傷、皮膚感染症、湿疹、傷口の開いた傷、骨折、重度の骨粗鬆症などがある。

利用／統合

アメリカでは、マニピュレーション・セラピーは、主にドクター・オブ・カイロプラクティック、一部の整骨医、理学療法士、リハビリテーション医によって実施されている。ドクター・オブ・カイロプラクティックが、アメリカにおける脊椎マニピュレーションの90％以上を行っており、脊椎マニピュレーションの費用と利用について考察した研究の大半は、カイロプラクティックに焦点を当てている。

患者の治療に脊椎マニピュレーションを用いるという決定は、多くの場合、比較臨床試験の結果に基づくものではなく、個々の施術者の経験、従来のやりかた、あるいは支払い者への恣意的な均一割当決定によってなされている。連邦議会は、国防省（DOD）と復員軍人省がカイロプラクティック・サービスをその受益者に提供することを義務づけており、DODには、整骨医と理学療法士によるマニピュレーションのサービスを提供する診療所がある。ワシントン州では、一般に保険適用内の疾患について、CAMサービスの対象とするよう義務づけている。長期的効果、適切な投薬、そして費用対効果についての証拠が不足しているにもかかわらず、マニピュレーション・サービスの医療への統合はこのレベルに達しているのである。

費用

多くの観察研究で、カイロプラクティック脊椎マニピュレーションに関連した費用を従来の医療費と比較検討しているが、それらの結果は相反するものである。スミスとスタノは、カイロプラクティック治療を受けた患者の総医療費が、個別支払い医療を受けた患者よりも低いことを明らかにした。ケリーと同僚たちは、カイロプラクティック脊椎マニピュレーションが一次医療よりは高価であるが、特殊医療に比べると安価であることを見いだした。また、カイロプラクティック治療と理学療法の費用を比べる2件の無作為化試験が行われたが、カイロプラクティック治療による費用節減の証拠を確認することはできなかった。

患者満足度

マニピュレーション全般についての患者満足度の研究調査は存在しないものの、数多くの研究者が、カイロプラクティック治療への患者の満足感を調査している。患者の報告によると、カイロプラクティック治療への満足度は非常に高い。また、マッサージ治療への満足度もきわめて高いことが判明している。

《定　義》

アレクサンダー・テクニック：姿勢と動作を改善し、筋を効果的に用いるための患者教育／指導。

ボウエン・テクニック：筋と腱の経穴（ツボ）と反射点に対する軽いマッサージ。

カイロプラクティック・マニピュレーション：脊椎の関節、その他の関節、筋の調整。

クラニオセイクラル・セラピー（頭蓋仙骨療法）：患者の頭蓋骨骨板を軽く押圧するマッサージの方法。

フェルデンクライス・メソッド：快適かつ効果的で知的な動きを通して、全人格的な調整を改善することを目的とする、グループ学習や実地学習。

マッサージ・セラピー：圧力を加えることと動かすことによって体の軟部組織にマニピュレーションを行う、各種のテクニック。

オステオパシック・マニピュレーション（徒手整復術）：理学療法や適切な姿勢の指導と組み合わせた、関節のマニピュレーション。

リフレクソロジー：両足（または両手）にマッピングされた反射区に圧力を加える、足（または手）のマッサージ法

ロルフィング：ディープティシュー・マッサージ（構造的身体統合法とも呼ばれる）。

トレガーワーク：患者の胴体と手足をリズミカルに軽く揺すって振動させる方法。

推拿療法：親指と他の指で圧力を加え、体の特定ポイント（ツボ）にマニピュレーションを施す手法。

参考文献

1. Astin JA 1998 Why patients use alternative medicine: results of a national study. JAMA 279:1548-1553.
2. Eisenberg DM, Davis RB, Ettner SL et al 1998 Trends in alternative medicine use in the United States, 1990-1997: results of a follow-up national survey. JAMA 280:1569-1575.
3. Druss BG, Rosenheck RA 1999 Association between use of unconventional therapies and

ボックス5.3　手技・理学的療法：概観――つづき

conventional medical services. JAMA 282:651-656.
4. Ni H, Simile C, Hardy AM 2002 Utilization of complementary and alternative medicine by United States adults: results from the 1999 National Health Interview Survey. Med Care 40:353-358.
5. Barnes P, Powell-Griner E, McFann K, Nahin R 2004 Complementary and alternative medicine use among adults: United States, 2002. CDC Advance Data Report #343.
6. Pickar JG 2002 Neurophysiological effects of spinal manipulation. Spine J 2:357-371.
7. Lund I, Yu LC, Uvnas-Moberg K et al 2002 Repeated massage-like stimulation induces long-term effects on nociception:contribution of oxytocinergic mechanisms. Eur J Neurosci 16:330-338.
8. Swenson R, Haldeman S 2003 Spinal manipulative therapy for low back pain. J Am Acad Orthop Surg 11:228-237.
9. Field T 2002 Massage therapy. Med Clin North Am 86:163-171.
10. Meeker WC, Haldeman S 2002 Chiropractic: a profession at the crossroads of mainstream and alternative medicine. Ann Intern Med 136:216-227.
11. Koes BW, Assendelft WJ, van der Heijden GJ et al 1996 Spinal manipulation for low back pain. An updated systematic review of randomized clinical trials. Spine 21:2860-2871.
12. Bronfort G 1999 Spinal manipulation: current state of research and its indications. Neurol Clin 17:91-111.
13. Ernst E, Harkness E 2001 Spinal manipulation: a systematic review of sham-controlled, double-blind, randomized clinical trials. J Pain Symptom Manage 22(4):879-889.
14. Assendelft WJ, Morton SC, Yu EI et al 2003 Spinal manipulative therapy for low back pain. A meta-analysis of effectiveness relative to other therapies. Ann Intern Med 138:871-881.
15. Hondras MA, Linde K, Jones AP 2004 Manual therapy for asthma. Cochrane Database Syst Rev (2):CD001002.
16. Goertz CH, Grimm RH, Svendsen K et al 2002 Treatment of Hypertension with Alternative Therapies (THAT) Study:a randomized clinical trial. J Hypertens 20:2063-2068.
17. Proctor ML, Hing W, Johnson TC et al 2004 Spinal manipulation for primary and secondary dysmenorrhoea. Cochrane Database Syst Rev (2):CD002119.
18. Astin JA, Ernst E 2002 The effectiveness of spinal manipulation for the treatment of headache disorders: a systematic review of randomized clinical trials. Cephalalgia 22:617-623.
19. Hurwitz EL, Aker PD, Adams AH et al 1996 Manipulation and mobilization of the cervical spine. A systematic review of the literature. Spine 21:1746-1759.
20. Field TM 1998 Massage therapy effects. Am Psychol 53:1270-1281.
21. Cherkin DC, Sherman KJ, Deyo RA et al 2003 A review of the evidence for the effectiveness, safety, and cost of acupuncture, massage therapy, and spinal manipulation for back pain. Ann Intern Med 138:898-906.
22. Ernst E 2002 Manipulation of the cervical spine: a systematic review of case reports of serious adverse events, 1995-2001. Med J Austr 176:376-380.
23. Ernst E (ed) 2001 The desktop guide to complementary and alternative medicine: an evidence-based approach. Mosby, Edinburgh.
24. Jensen GA, Roychoudhury C, Cherkin DC 1998 Employersponsored health insurance for chiropractic services. Med Care 36:544-553.
25. Cherkin DC, Deyo RA, Sherman KJ et al 2002 Characteristics of visits to licensed acupuncturists, chiropractors, massage therapists, and naturopathic physicians. J Am Board Fam Pract 15:463-472.
26. Smith M, Stano M 1997 Costs and recurrences of chiropractic and medical episodes of low-back care. J Manipulative Physiol Ther 20:5-12.
27. Carey TS, Garrett J, Jackman A et al 1995 The

ボックス5.3　手技・理学的療法：概観――つづき

outcomes and costs of care for acute low back pain among patients seen by primarycare practitioners, chiropractors, and orthopedic surgeons. The North Carolina Back Pain Project. N Engl J Med 333:913-917.

28. Cherkin DC, Deyo RA, Battie M et al 1998 A comparison of physical therapy, chiropractic manipulation, and provision of an educational booklet for the treatment of patients with low back pain. N Engl J Med 339:1021-1029.

29. Skargren EI, Carlsson PG, Oberg BE 1998 One-year followup comparison of the cost and effectiveness of chiropractic and physiotherapy as primary management for back pain. Subgroup analysis, recurrence, and additional health care utilization. Spine 23:1875-1883.

30. Cherkin DC, Eisenberg D, Sherman KJ et al 2001 Randomized trial comparing traditional Chinese medical acupuncture, therapeutic massage, and self-care education for chronic low back pain. Arch Intern Med 161:1081-1088.

31. Cherkin DC, MacCornack FA 1989 Patient evaluations of low back pain care from family physicians and chiropractors. West J Med 150:351-355.

《さらに詳しい情報について》
National Center for Complimentary and Alternative Medicine (NCCAM) Clearing house

NCCAM Clearinghouseは、出版物および科学・医療文献の連邦データベースに関する調査を含めて、CAMとNCCAMにかかわる情報を提供している。
Webサイト：http://nccam.nih.gov
E-mail：info@nccam.nih.gov

本シリーズについて

Manipulative and Body-Based Practices: An Overview（「手技・理学療法：概観」）は、CAMの主要分野に関する5つの背景報告書の1つである：

- Biologically Based Practices: An Overview（「生物学に基づく医療：概観」）
- Energy Medicine: An Overview（「エネルギー医療：概観」）
- Mind-Body Medicine: An Overview（「心身医療：概観」）
- Whole Medical Systems: An Overview（「全体医療システム：概観」）

本シリーズは、NCCAMの戦略的企画活動の一環として、2005年から2009年にかけて作成された。これらの手短な報告書は、包括的あるいは最終的な概観とみなされるべきではない。むしろ、広範囲にわたる研究課題や個別のCAM手法の機会について、一定の理解を提供することを意図したものである。本報告書にあるセラピーについて詳しい情報を知りたい方は、NCCAM Clearinghouseへコンタクトを。

治療の効果

もう1つの重要な課題は、治療効果に影響するメカニズムに関するものである。モイヤーと同僚たち（2004）は、ある症例にはマッサージの治療効果があると示唆しているが、その理由については調べていない。マッサージが有効である理由は依然としてわかりにくいが、マッサージ効果をもたらす生理学的メカニズムの可能性を示す知見は、繰り返し示されている。マイアミ大学タッチ・リサーチセンターのティファニー・フィールドと同僚たちは、血管性頭痛に関係するセロトニンへのマッサージの効果をテーマにしており、とくに本書の主題に関係が深い。2004年と2005年にディエゴと同僚たちが行った研究によると、マッサージでは、抗覚醒反応を促すために充分な圧力を加える必要があり、また軽いと思われるマッサージでも覚醒させる可能性があるという。この知見は、頭痛と頸部痛の管理にマッサージを役立てるにはどんなマッサージをすべきか、それを検討するヒントとなる。

ストレス、不安、うつ

前の章で述べたように、ストレスや不安やうつと、頭痛や頸部痛とのあいだには相関関係が見られることが多い。マッサージには、広範な緊張状態、いらいら、うつ、首／肩の凝りへのプラス効果があるだけでなく、気分高揚の効果があると見られている。ただし、症例によっては、それ以外のリラクセーション介入治療と同程度に有効ではあるものの、それ以上の効果はないことが研究により示唆され

ている。しかし、重要な結論は、人々がマッサージを好むことが治療へのコンプライアンスを支えているということである(Ahles et al 1999、Fellows et al 2004、Hanley et al 2003、Muller-Oerlinghausen et al 2004)。

疼痛管理のためのマッサージの効果

　頭痛と頸部痛のためのマッサージの主な効果は、痛みの管理である。多くの研究で、マッサージには疼痛管理効果があるとみなされている。しかし、その効果のメカニズムは充分に解明されていない。マッサージによって機械的受容器が刺激され、それにより「痛覚抑制」神経線維が活性化されて、痛みが意識に伝わることが妨げられるという説明はなされている。また研究により、マッサージの疼痛管理効果は一時的なものであるが、鎮痛剤の効果も同様であり、マッサージのほうが副作用の可能性は少ないことが確認された。鎮痛剤には重大な副作用の可能性があるため、化学薬品を用いずに痛みに効果がある方法は貴重である。おもしろいことに、痛みが和らぐ感覚は薬物療法よりマッサージのほうが長く続き、不安とうつに効果を及ぼす心理領域にまで広がる傾向がある。幸いにも多くの研究で、さまざまな状態に対するマッサージと疼痛管理の効果が明らかにされており、これは本書の主題に関係があると考えられる。マッサージは、疼痛状態に対するきわめて有効かつ安全な介入治療である(Ernst 2004、Hassonet al 2004、Katz et al 1999、Mok & Woo 2004、Norrbrink Budh & Lundeberg 2004、Plew-Ogan et al 2005、Walach et al 2003、Wang & Keck 2004、Wright & Sluka 2001)。

頭痛と頸部痛に関係している腰痛の研究

　腰痛のためのマッサージ治療を調査した研究は、頭痛や頸部痛に関するものより数多い。しかし、腰痛と頸部痛では、原因となる要素や経験する痛みが似ているため、これらの研究には関連性がある。チェルキンと同僚たち(2003)は、1995年以降の本テーマにかかわるすぐれた研究のすべてを要約し、その中で、背部痛または頸部痛(あるいはその両方)の治療についての相異なる方法を比較している。彼らは、20件の標準的な調査研究を見いだし、概説に収録しているが、その中でマッサージの効果を評価したものは3件にすぎない。これらの調査研究では、「マッサージ・セラピーは亜急性・慢性の背部痛に対して有効かつ安全である」と結論づけている。

　また彼らの所見では、脊椎マニピュレーションの臨床的効果は小さく、他の一般に用いられるセラピーと同程度とすべき証拠があるものの、これらの問題に対する鍼治療の有効性はいまだ明らかではないとしている。

　重要なことは、鍼治療や脊椎マニピュレーションではなくマッサージを行ったほうが、背部痛治療における初期セラピー後の治療費軽減の可能性があるという証拠を発見したことである。

　彼らはまた、背部痛治療におけるマッサージと鍼治療を直接比較して、マッサージを受けることで薬物使用が最小になることや、次の事実を見いだしている。

　　治療的マッサージは持続性の腰痛に効き目があり、その効果は明らかに長続きした。伝統的漢方医学の鍼治療は、それに比べると効果が低かった。マッサージは、持続性腰痛のための伝統的治療法に代わる、効果的代替策となる可能性がある。

　グスリンとウォラック(2000)は、「非炎症性リウマチ痛」(単なる背部痛ではない)の患者に、伝統的マッサージを10セッション、または5週間の薬物治療のいずれかを受けさせる研究を行った。この期間を終えるころには、両グループの回復具合は同程度であったが、3カ月後の追跡調査では、痛みの緩和はマッサージ群のほうに多く見られた。

　もう1つの研究レビュー(Furlan et al 2000)は、マッサージをプラセボのデチューン・レーザー療法と対比し、また鍼治療や脊椎マニピュレーションなど、他のさまざまな理学療法と比較している。その結果、マッサージはプラセボやリラクセーション治療、鍼治療、セルフケア教育よりすぐれているものの、マニピュレーション、指圧、経皮電気神経刺激より劣っており、コルセット治療や背部痛ケア・エクササイズとは変わりがないことが明らかにされた。著者は、マッサージが亜急性で慢性の非特異性腰痛に有効である「可能性がある」と結論づけている。

　マイアミ大学医学部タッチ・リサーチセンター(Touch Research Center)の研究者は、腰痛治療におけるマッサージの効果を評価し(Hermandez-Reif et al 2001)、その結果を以下のように要約している。

　　少なくとも6カ月にわたって腰痛をかかえている成人に、週に30分間ずつ2回のマッサージ、またはリラクセーション・セラピーのどちらかを、5週間にわたって受けさせた。その結果、マッサージへの参加者は、痛み、うつ、不安が軽減したと報告し、睡眠の改善も見られた。彼らの体幹前屈も改善を示した。

さまざまな研究者は同様に、マッサージは有効でありうると結論づけているが、多くの研究結果では、その効果の持続期間は短いことが多く、メカニズムは不明であると示唆されている。

マッサージと頭痛・頸部痛の具体的研究

本書のテーマである頭痛と頸部痛に特定して論じた研究調査でも、腰痛の場合とよく似た結論を示している。慢性緊張型頭痛は、頭に痛みをもたらすトリガーポイントの治療に好反応を示した。頭痛が不安と対処方法に影響し、内科治療では充分に効果が得られない厄介な頭痛に悩む人に対して、また、頭痛治療のために薬物を乱用している人に対して、マッサージ治療は最も効果があった。

頸部痛のためのマッサージについては、具体的な提言を行うことは難しいと指摘する研究者が多い。マッサージ治療を特徴づける（頻度、期間、回数、マッサージ・テクニック）ためには、さらなる研究が必要である。

ウルスコたち（2003）は、カイロプラクティック、マッサージ、リラクセーション・テクニックは背部痛または頸部痛の補完治療として最もよく用いられ、治療を受けた人々から「非常によく効く」という評価を受けたことを指摘している。こうした補完手法はすべて、背部痛や頸部痛を持つ患者のケアに重要な役割を果たしているのである。

論理的帰結

これらのレビューと研究から得られた証拠により、以下のことがわかる。マッサージを、鍼治療、マニピュレーション、リラクセーション、超音波といった、他の治療法と比較した場合：

- マッサージは、典型的筋痛の治療に、少なくとも他の療法と同じくらい有用である。
- マッサージは、筋骨格痛治療についての薬物の使用とその費用を減少させる。
- 背部痛と頸部痛治療としてのマッサージは、熟練した施術者が行えば安全である。
- マッサージは、筋組織とともに心をリラックスさせる。そして、慢性頭痛や頸部痛の多くの症例で、感情とストレスが鍵を握っている可能性がある。

加えて：

- マッサージは、おそらくエンドルフィンの放出によって疼痛閾値を上昇させる。
- マッサージはまた、局所の血流を高め、それによって局所痛を強める生化学物質の排出を加速する。

熟練者によるマッサージの施術は、頭痛と頸部痛に対する正しい介入治療と考えられる。ただ、不適切な治療を行う危険を避けることと、最大の効果をもたらすために、マッサージをマニピュレーション、薬物治療、栄養摂取、認知行動療法、コア・スタビリティやバランス・トレーニングなどの身体リハビリテーションといった総合医療の一環とすることが必要である。さらに重要なことは、マッサージを真に効果的にするために、トリガーポイントの不活性化、マッスルエナジー・テクニック、ポジショナル・リリース・テクニック、筋膜リリース・テクニック（あとの章に記載）など、さまざまな軟部組織マニピュレーション法を導入することである。頭痛や頸部痛は複合的な症状であり、集学的治療プロセスによって最良の治療効果が得られる。

キー・ポイント
- マッサージ治療と、頭痛・頸部痛治療との明確で直接的な関係を調べた研究は少ない。
- ストレス・疼痛・腰部に関する研究に基づき、頭痛や頸部痛に対するマッサージの有効性を間接的に示す研究が数多く存在している。
- 頭痛と頸部痛の総合治療プランの一環として、マッサージの有効性を支持する論理展開を行うことができる。
- 治療的マッサージの施術は、集学的ケアを理解し、一般的マッサージに取り入れられる軟部組織法の追加トレーニングを受けた、ベテランのマッサージ専門家が行なわなければならない。

参考文献

Ahles TA, Tope DM, Pinkson B et al 1999 Massage therapy for patients undergoing autologous bone marrow transplantation. J Pain Symptom Manage 18:157–163.

Chaitow L, Fritz S 2006 A massage therapist's guide to lower back and pelvic pain. Churchill Livingstone, Edinburgh.

Cherkin D, Sherman K, Deyo R 2003 A review of the evidence for the effectiveness, safety, and cost of acupuncture, massage therapy, and spinal manipulation for back pain. Ann Intern Med 138:898–906.

Diego M, Field T, Sanders C, Hernandez-Reif M 2004 Massage therapy of moderate and light pressure and vibrator effects on EEG and heart rate. Int J Neurosci 114:31–44.

Diego M, Schanberg S, Kuhn C 2005 Cortisol decreases and serotonin and dopamine increase following massage therapy. Int J Neurosci 115:1397–1413.

Ernst E 2003 The safety of massage therapy. Rheumatology 42:1101–1106.

Ernst E 2004 Manual therapies for pain control: chiropractic and massage. Clin J Pain 20:8–12.

Fellows D, Barnes K, Wilkinson S 2004 Aromatherapy and massage for symptom relief in patients with cancer. Cochrane Database Syst Rev (2):CD002287.

Furlan AD, Brosseau L, Welch V, Wong J 2000 Massage for low back pain. Cochrane Database Syst Rev (4):CD001929.

Güthlin C, Walach H 2000 Die Wirksamkeit der klassichen Massage bei Schmerzpatienten-eine vergleichende Studie. Physikalische Therapie 21:717–722.

Hanley J, Stirling P, Brown C 2003 Randomised controlled trial of therapeutic massage in the management of stress. Br J Gen Pract 53:20–25.

Hasson D, Arnetz B, Jelveus L, Edelstam B 2004 A randomized clinical trial of the treatment effects of massage compared to relaxation tape recordings on diffuse long-term pain. Psychother Psychosom 73:17–24.

Hernandez-Reif M, Field T, Krasnegor J 2001 Lower back pain is reduced and ROM increased after massage therapy. Int J Neurosci 106:131–145.

Katz J, Wowk A, Culp D, Wakeling H 1999 Pain and tension are reduced among hospital nurses after on-site massage treatments:a pilot study. J Perianesth Nurs 14:128–133.

Mok E, Woo CP 2004 The effects of slow-stroke back massage on anxiety and shoulder pain in elderly stroke patients. Complement Ther Nurs Midwifery 10:209–216.

Moyer C, Rounds J, Hannum J 2004 A meta-analysis of massage therapy research. Psychol Bull 130:3–18.

Muller-Oerlinghausen B, Berg C, Scherer P et al 2004 Effects of slowstroke massage as complementary treatment of depressed hospitalized patients. Dtsch Med Wochenschr 129:1363–1368.

Norrbrink Budh C, Lundeberg T 2004 Non-pharmacological painrelieving therapies in individuals with spinal cord injury: a patient perspective. Complement Ther Med 12:189–197.

Plews-Ogan M, Owens JE, Goodman M, Wolfe P, Schorling J 2005 Brief report: a pilot study evaluating mindfulness-based stress reduction and massage for the management of chronic pain. J Gen Intern Med 20:1136–1138.

Walach H, Guthlin C, Konig M 2003 Efficacy of massage therapy in chronic pain: a pragmatic randomized trial. J Altern Complement Med 9:837–846.

Wang HL, Keck JF 2004 Foot and hand massage as an intervention for postoperative pain. Pain Manag Nurs 5:59–65.

Wolsko PM, Eisenberg DM, Davis RB, Kessler R, Phillips RS 2003 Patterns and perceptions of care for treatment of back and neck pain:results of a national survey. Spine 28:292–297; discussion 298.

Wright A, Sluka KA 2001 Nonpharmacological treatments for musculoskeletal pain. Clin J Pain 17:33–46.

推薦文献

Engel AG, Banker BQ 1986 Skeletal muscle types. In: Engel AG, Banker BQ (eds) Myology. McGraw Hill, New York.

Ernst E, Fialka V 1994 The clinical effectiveness of massage therapy – a critical review. Forsch Komplementärmed 1:226–232.

Selye H 1956 The stress of life. McGraw-Hill, New York.

第6章

痛みの評価法と選択的介入治療

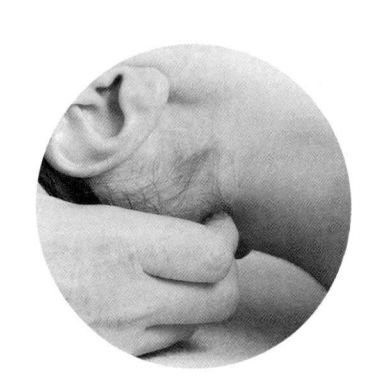

章目次

兆候と症状　47

評価プロセス　48

筋力低下と発火機序のテスト　63

呼吸機能の評価　67

　評価とは、適切な質問を投げかけ、返ってきた答えに応じて活動や検査を行うプロセスのことである。頭痛あるいは頸部痛との正式な評価を得て、マッサージを勧められた患者に対して、マッサージ・セラピストは評価を行う必要があり、どの機能不全の部位がマッサージに最良の反応を示すかを突き止めるとともに、他の治療をサポートするにはどんなマッサージを施すのがよいかを判断しなければならない。頭痛や頸部痛を訴える患者にマッサージが有用な結果をもたらすことは、臨床経験と科学的研究の両方を通して証明されているので、あとは、マッサージによるはたらきかけが可能なのはどの要因か、患者に必要な医学的治療を受けさせるのはどんなときかを正確に見きわめる能力が大事になってくる。

兆候と症状

　これについては、これまでの章で述べたところである。マッサージ・セラピストに関係のある兆候と症状を、以下にもう一度挙げておく。

- 筋の緊張／収縮による頭痛：この頭痛型には、トリガーポイントの活性化による関連痛、神経障害、筋緊張、結合組織の変化、筋性防御が含まれる。頭の外側から押さえつけられたような痛みを感じ、頭のまわりにきつくバンドを巻かれたように感じられることもある。この頭痛型は、マッサージによって効果的に管理できる。
- 血管性の頭痛：一般的に見て、血管性あるいは液圧性頭痛型には、副鼻腔炎性頭痛、ホルモン性頭痛、片頭痛、カフェイン禁断症状、中毒性頭痛が含まれる。痛みは、頭の内側から外へ向かって押すような痛み／圧迫

感を覚え、頭が破裂しそうに感じることもある。この頭痛型はマッサージによる管理が難しいが、一般的な疼痛管理法（第4章を参照）が役に立ち、また、一緒に起こる筋緊張性の頭痛にはマッサージによるはたらきかけが可能である。

評価プロセス

評価の際には、これという「原因」を1つ突きつめることよりも、機能不全の「ささいな」兆候や特徴をできるだけ多く探り出すことが重要である。このプロセスを踏む理由としては、頭痛や頸部痛はたいてい複数の原因を持っていること、さらに、マッサージとは要因によって効果に差があるものだということが挙げられる。病状にからんだ複数の要因を探り出すことで、マッサージの介入治療は、マッサージの適用が最もふさわしい部位に焦点を合わせて行うことができる。患者に答えてもらう質問は以下のようなものである：

- 短縮しているところはあるか？
- 硬化しているところはあるか？
- 収縮しているところはあるか？
- 動きが制限されているところはあるか？
- 弱化しているところはあるか？
- バランスの崩れたところはあるか？
- 発火機序（筋連動）の異常なところはあるか？
- 何かきっかけになるようなこと、または、こうした変化を悪化させるようなこと（あるいはその両方）をしていないか？
- 兆候が緩和するのはどんなときか？
- どんな手助けをした場合に、こうした変化は正常化するか？

マッサージ介入治療の狙いは、頭部と頸部の構造に負担をかけている負荷を減らし、同時に、その部位の機能的統合性を高めて、関係する構造や組織が日常的に被っている酷使や誤用にもっと上手に対処できるようにすることである。

痛みの評価

口頭式評価スケール（VRS）

最も簡単な評価法である口頭式評価スケール（図6.1A）は、用紙あるいはコンピューター上に、「痛みなし」、「少し痛い」、「かなり痛い」、「ひどく痛い」といった患者の報告を記録するものである。

数値的評価スケール（NRS）

数値での評価法（図6.1B）は、連続した数字（0から100まで、あるいは0から10まで）を用いる。痛みがなければ0、想像できる最も強い痛みをスケールの最高値とする。患者は痛みを数字で評価するように求められ、これを日付に沿って記録する。

NRSは、痛みの強さを測るのによく用いられる、かなり正確な方法ではあるが、患者が痛みをどうとらえているかという「意味」については考慮に入れられていない。

視覚的アナログスケール（VAS）

広く使われているこの方法（図6.1C）は、用紙に10cmの線が引かれており、端から1cm刻みで目盛りが入っている。0は痛みがまったくないことを、10は想像できる最も強い痛みを意味している。患者は自分の痛みがどの程度かを線上に

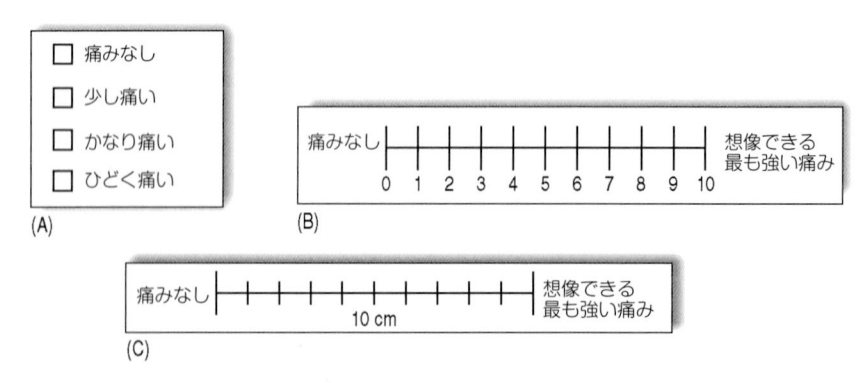

図6.1 A：口頭式評価スケール。患者は、自分の痛みを最もよく言い表している項目にチェックを入れるように指示される。B：数値的評価スケール。患者は、数値を振った縦線の中で妥当だと思うものにしるしをつけるように指示される。C：痛みの強さを測る水平式・視覚的アナログスケール（Kolt & Andersen 2004より許可を得て複写）。

マクギル疼痛質問表

患者名 ＿＿＿＿＿＿＿＿＿＿＿＿＿＿＿＿　日付 ＿＿＿＿＿＿＿＿＿　時間 ＿＿＿＿＿＿　午前／午後

感覚指標群 （PRI-S）	感情指標群 （PRI-A）	評価指標群 （PRI-E）	混合指標群 （PRI-M）	PRI総合点 （PRI-T）	現在の痛み 指標（PPI）
（1-10群）	（11-15群）	（16群）	（17-20群）	（1-20群）	（PPI）

1群 ぴくぴくする / 震えるような / 脈打つような / ずきずきする / 繰り返したたかれるような / がんがんする

2群 跳びはねるような / 炸裂するような / 走るような

3群 針で刺されるような / 穴を開けてえぐられるような / ドリルでもみ込まれるような / 刃物で突き刺されたような / 槍で突き抜かれるような

4群 鋭い / 切り裂かれるような / 引き裂かれるような

5群 つねられるような / 圧迫されるような / かじられるような / 引きつるような / 押しつぶされるような

6群 ぐいと引っ張られるような / 引っ張られるような / ねじ切られるような

7群 熱い / 焼けるような / 熱湯につけられたような / 焦げるような

8群 ひりひりする / むずがゆい / ずきっとする / 蜂に刺されたような

9群 鈍い痛み / 腫れているような / 擦りむいたような / うずくような / 重く強い痛み

10群 さわられると痛い / 突っ張った / こすれるような / 割れるような

11群 うんざりした / げんなりした

12群 吐き気がするほど / 息ができないほど

13群 怖いような / すさまじい / ぞっとするような

14群 罰を受けているよう / 痛めつけられているような / 苛酷な / 悪意を感じるほど / 殺されそうなほど

15群 ひどくみじめな / わけのわからない

16群 気になる / 厄介な / 情けない / 厳しい / 耐えられないような

17群 広がっていく / 四方八方に散るような / 貫くような / 突き通すような

18群 こわばった / しびれるような / 絞られるような / 締めつけられるような / 引きちぎられるような

19群 ひんやりした / 冷たい / 凍るような

20群 しつこい / 吐き気のするほど / 苦しみもだえるような / ひどく恐ろしい / 拷問にかけられているような

現在の痛み指標（PPI）
0　痛みなし
1　軽い痛み
2　不快な痛み
3　ひどい痛み
4　恐ろしいほどの痛み
5　がまんできないほどの痛み

短時間の 一瞬の 一過性の	律動的な 周期的な 断続的な	連続的な 規則的な 持続的な

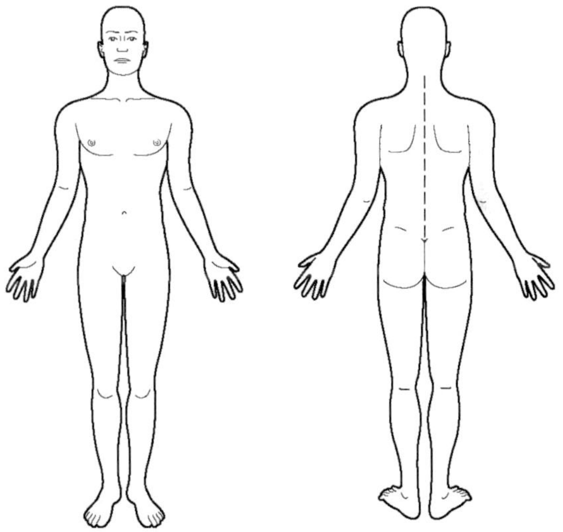

E＝体の表面
I＝体の内部

所見

図6.2 マクギルの疼痛質問表。記述語（痛みの性質を表す語）は大きく4群に分かれる。1-10は感覚指標群、11-15は感情指標群、16は評価指標群、17-20は混合指標群。それぞれの記述語に対する評価は、その語群の中の順位に基づく。評価の合計が疼痛評価指数（PRI）となる。現在の痛み指標（PPI）は0-5の目盛に基づく（Melzack 1975より許可を得て複写）。

簡易型マクギル疼痛質問表
ロナルド・メルツァック

患者名 _____　　　　日付 _____

	痛みなし	少し	かなり	ひどい
ずきずきする	0) _____	1) _____	2) _____	3) _____
走るような	0) _____	1) _____	2) _____	3) _____
刃物で突き刺されたような	0) _____	1) _____	2) _____	3) _____
鋭い	0) _____	1) _____	2) _____	3) _____
引きつるような	0) _____	1) _____	2) _____	3) _____
かじられるような	0) _____	1) _____	2) _____	3) _____
熱い・焼けるような	0) _____	1) _____	2) _____	3) _____
うずくような	0) _____	1) _____	2) _____	3) _____
重く強い痛み	0) _____	1) _____	2) _____	3) _____
さわられると痛い	0) _____	1) _____	2) _____	3) _____
割れるような	0) _____	1) _____	2) _____	3) _____
うんざり・げんなりした	0) _____	1) _____	2) _____	3) _____
吐き気がするほど	0) _____	1) _____	2) _____	3) _____
怖いような	0) _____	1) _____	2) _____	3) _____
罰を受けているような・苛酷な	0) _____	1) _____	2) _____	3) _____

痛みなし ├─────────────────────────┤ 想像できる最も強い痛み

現在の痛み指標（PPI）
0　痛みなし　　　　　　　_____
1　軽い痛み　　　　　　　_____
2　不快な痛み　　　　　　_____
3　ひどい痛み　　　　　　_____
4　恐ろしいほどの痛み　　_____
5　がまんできないほどの痛み _____

図6.3　簡易型マクギル疼痛質問表。1-11の記述語は疼痛経験の感覚面を、12-15は感情面を表している。各記述語について、痛みの程度を0＝痛みなし、1＝少し、2＝かなり、3＝ひどい、のどれかに位置づける。痛みの強さの総合値を割り出すものには、標準型マクギル疼痛質問表の現在の痛み指標（PPI）と、視覚型アナログスケールもある（Melzack 1987より許可を得て複写）。

記入する。
　VASは、時間経過に伴う痛みの数値を比較することで、進行を測るのに使うことができる。患者が5歳以上であれば、VASは正確な方法として使用可能なことがわかっている。

質問表

　マクギル疼痛質問表（図6.2）や、簡易型マクギル疼痛質問表（図6.3）など、さまざまな質問表が存在する。簡易型質問表には疼痛を描写する言葉が並んでいる（たとえば、ずきずきする、走るような、刃物で突き刺されたような、重く強い痛み、吐き気がするほど、怖いような、など）。
　こうした質問表を用いるには、訓練によって患者の答えを正確に解釈できるようにしておかなければいけない。したがって、マクギルの（および、その他の）質問表については、非常に役に立ちうることは承知しているが、本書では議論しないこととする。
　マクギル質問表についてさらなる情報を得るには多くの方法があるが、「マクギル質問表」をキーワードにしてウェブ検索するのが最も簡単である。

疼痛描写

　赤鉛筆を使って、簡単な人体輪郭図内の痛みのある部位に色を塗らせるのは有益である（図6.4A）。患者は、それぞれの箇所に痛みを描写する言葉を1つ（たとえば、ずきずきする、うずくような、など）書き込むか、簡単な記号を使ってもよい。たとえば、xx＝焼けるような痛み、!!＝刃物で突き刺されたような痛み、oo＝うずくような痛みなど。このように患者の痛みの部位と性質の両方を記録しておけば、今後の治療時に記録を比較することができる。
　色を塗った部位を、本書で先に掲載した解剖図と照らし合わせると、トリガーポイントを探る際の役に立つ。
　図6.4Bに示したように、視覚的アナログスケール、簡易型マクギル質問表、一連の簡単な質問を、1枚の紙にまとめることも簡単にできる。

疼痛閾値

　安全に圧力を加えるには、繊細な感覚が要求される。触診の際に、組織の緊張や抵抗に「出会った」ときや緊張がほぐれたときを、感じ取れることが必要である。
　圧力を加えるときは、「これは痛いですか？」とか「これは効きますか？」などと患者に聞くのもよい。患者の答えを理解するには、自分がどのくらいの力で押しているのか承知していることが大事である。「疼痛閾値」という言葉は、トリガーポイントを押したときに、痛み、または関連症状（あるいはその両方）があるという報告を引き出すには最低どのくらいの圧力が必要かを表現するのに使われる。
　痛み、または関連症状（あるいはその両方）を引き起こすにはどのくらいの圧力が必要か、そして治療のあとにその圧力は変化したか、あるいは次の治療時には疼痛閾値が違っているか、といったことを把握しておくことが重要である。「ええ、まだ痛みます」という答えが返ってきても、ただ強く押しすぎているせいだったら、なんにもならない。
　トリガーポイントが活性かどうかを調べるときは、正常な組織が圧力（痛みではなく）を感じる程度の適度な力で押さえることと、その際に常に同じ力で押さえることができなくてはならない。また、トリガーポイント関連痛を引き起こすだけの圧力を加えられるように、そして治療後、同じ圧力を加えても関連痛がもう起こらないことを確認できるようになっておかなくてはならない。
　では、圧力の加減のしかたはどうやって身につければいいのだろうか？　たとえば理学療法科の学生は、簡単なテクノロジー（体重計など）を使って、要求された特定の圧力を正確に加える訓練を受けている。腰部筋に圧力を加えるテストを受けるのである。たいていの学生は、体重計を使った訓練を受けたあと、要求に応じて正確な圧力を加えられるようになっている（Keating et al 1993）。

痛覚計

　基本的な痛覚計は、手で持てる大きさで、ばねが装着された、先端がゴム製の圧力測定装置（図6.5A）で、決まった圧力を加えられるようになっている。
　痛覚計を使うと、痛みを引き起こすのに充分な圧力を、あらかじめ選んでおいたポイントの皮膚に対してきっちり90°の角度で加えることができる。痛みが報告された時点で数値を読み取る。このタイプの痛覚計の電子版（図6.5B）では、加えた圧力を記録することもできるが、こうした痛覚計は実際の治療とは無関係で、患者からのフィードバックを得るために使われる（たとえば、痛みの忍耐の限界に達したときの圧力を記録したりする）。
　痛覚計にはさまざまなデザインがあり、コンピューターとリードでつながった電子センサーを親指や他の指に装着するという、精巧なものもできている（図6.5C）。この装置では、治療の際にどれくらいの圧力を加えたかを、親指や他の指から正確に読み取ることができる。
　ボールドリー（1993）は、症状を引き起こすのに必要な圧力値を痛覚計で測る時期について、「治療がうまくいった場合、トリガーポイント上の圧力閾値が増すので、トリガー

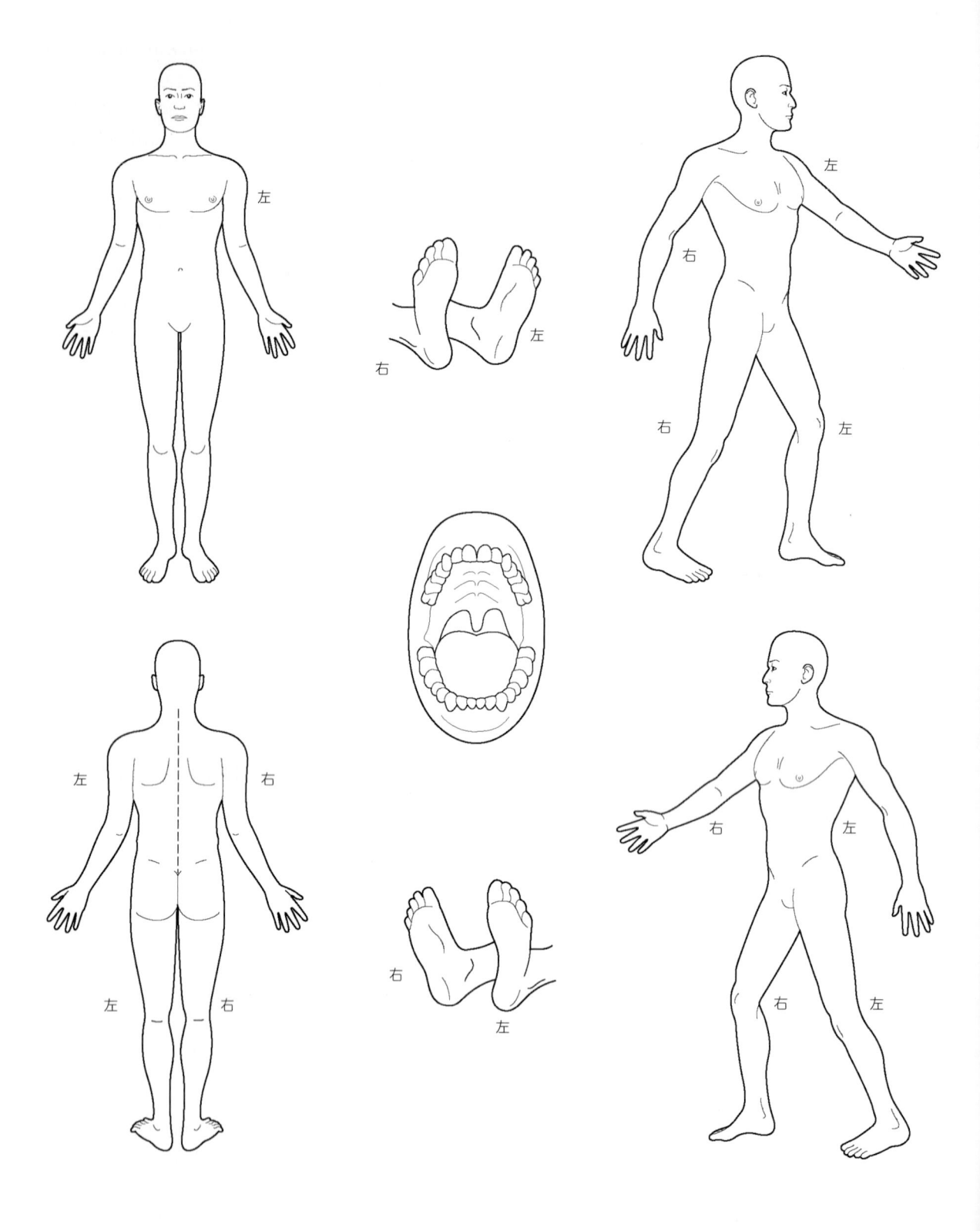

図6.4A　痛みのパターンを患者に描かせる人体輪郭図

氏名 ＿＿＿＿＿＿＿＿＿＿＿＿＿＿＿＿＿＿＿＿＿＿＿＿＿＿＿＿＿＿＿ 日付 ＿＿＿＿＿＿＿＿＿＿

あなたの痛みを描写している言葉があれば、
その強さを表す欄にチェックを入れてください。

痛みを感じる部位にマークを入れてください。

	痛みなし	少し	かなり	ひどい
ずきずきする				
走るような				
刃物で突き刺されたような				
引きつるような				
かじられるような				
熱い・焼けるような				
うずくような				
重く強い痛み				
さわられると痛い				
割れるような				
うんざり・げんなりした				
吐き気がするほど				
怖いような				
罰を受けているような・苛酷な				

xxx 焼けるような痛み	== しびれている
!! 刺すような痛み	** 締めつけるような痛み
∞ うずくような痛み	? それ以外の痛み

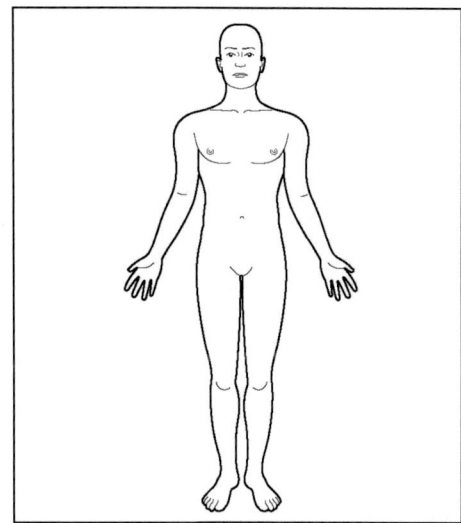

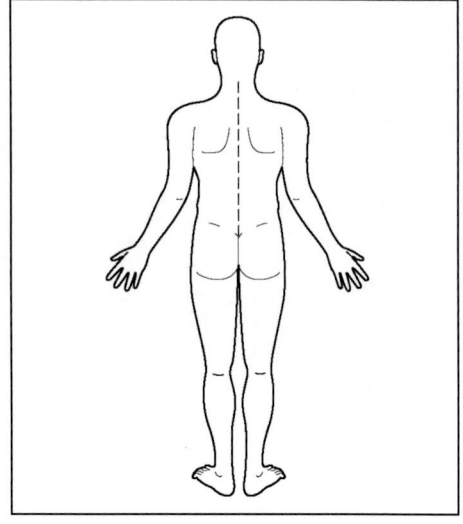

あなたの痛みは：

たいていの日は…　痛みなし　　　軽い痛み
　　　　　　　　　不快な痛み　　ひどい痛み
　　　　　　　　　恐ろしいほどの　がまんできないほど
　　　　　　　　　痛み　　　　　の痛み

ひどいときは…　　痛みなし　　　軽い痛み
　　　　　　　　　不快な痛み　　ひどい痛み
　　　　　　　　　恐ろしいほどの　がまんできないほど
　　　　　　　　　痛み　　　　　の痛み

調子のいいときは…　痛みなし　　　軽い痛み
　　　　　　　　　不快な痛み　　ひどい痛み
　　　　　　　　　恐ろしいほどの　がまんできないほど
　　　　　　　　　痛み　　　　　の痛み

今日は…　　　　　痛みなし　　　軽い痛み
　　　　　　　　　不快な痛み　　ひどい痛み
　　　　　　　　　恐ろしいほどの　がまんできないほど
　　　　　　　　　痛み　　　　　の痛み

1日に何時間くらい痛みますか？　　　　　………………………………
1週間に何日くらい痛みますか？　　　　　………………………………
1年に何週間くらい痛みますか？　　　　　………………………………
今日はどんな薬を使用しましたか？　　………………………………
………………………………………………………

今日の痛みを下の線上に記入してください

痛みなし [＿＿＿＿＿＿＿＿＿＿＿＿＿＿＿＿＿＿＿＿＿＿＿＿＿＿＿＿] 想像できる最も強い痛み

図6.4B　患者から痛みを描写する言葉を引き出し、痛みのパターンを描かせる疼痛カルテ

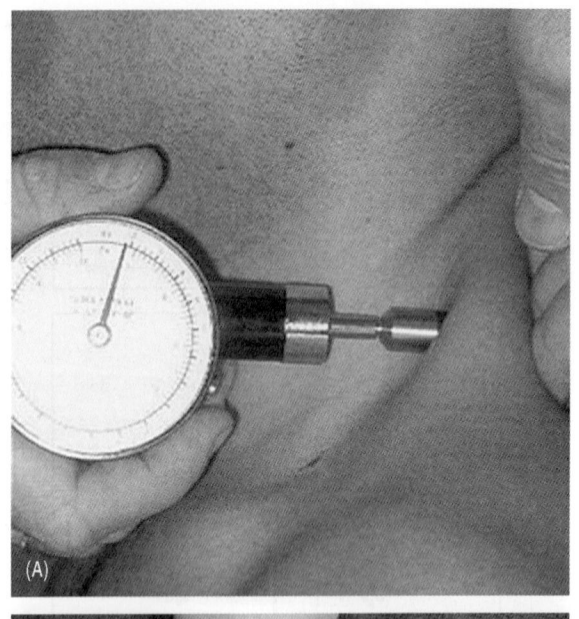

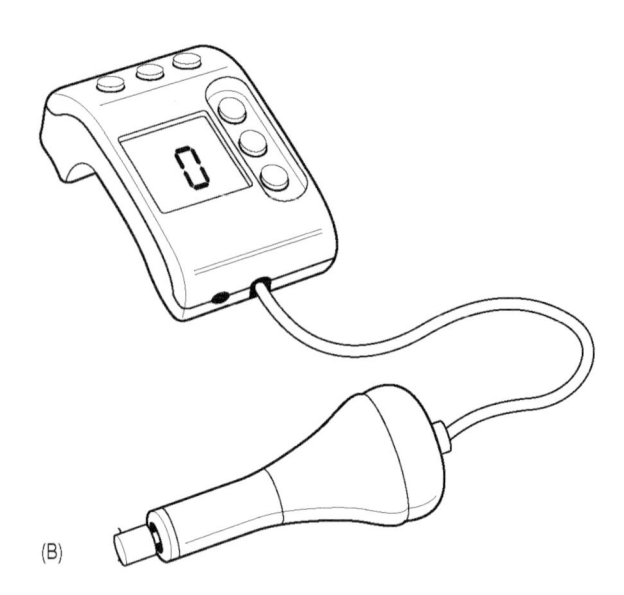

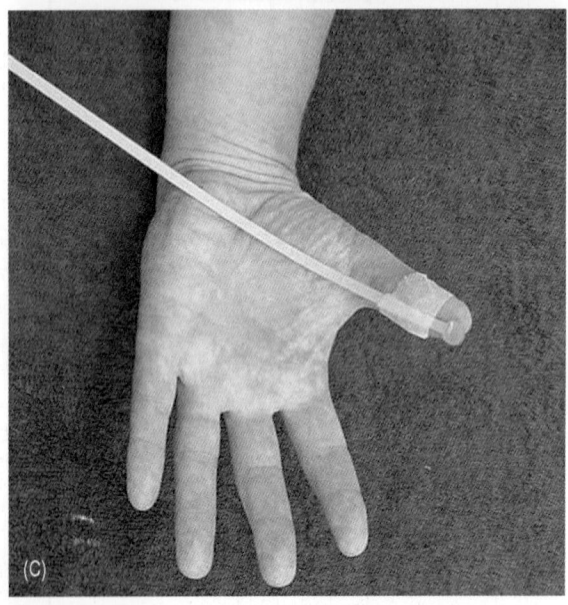

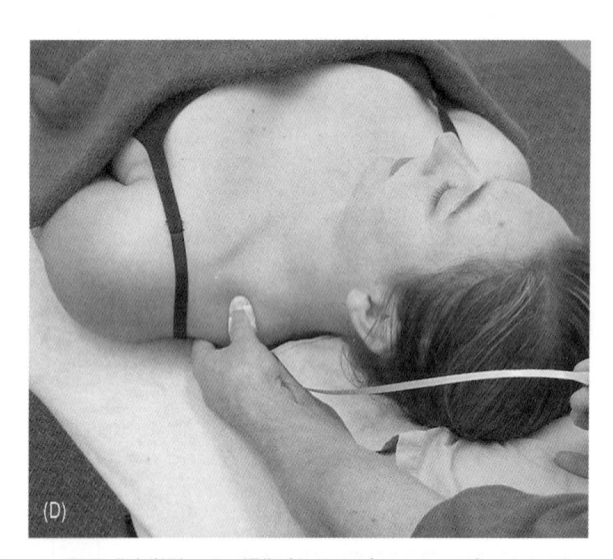

図6.5 A：患部にかけている圧力を痛覚計で計測しているところ　B：電子式痛覚計　C：親指（とコンピューターに）つないだ電子式痛覚計のパッド　D：上部僧帽筋のトリガーポイントへかけている圧力を電子式痛覚計で計測しているところ

ポイントの不活性化の前後に測るとよい」と提案している。

痛覚計を持っていないが、適切な圧力を加えられるようになりたい場合は、簡単な触診練習が役に立つだろう。

交差症候群（ボックス6.1）

頭部・頸部の筋の酷使、誤用、不使用で生じる補償作用として、ある筋は過度の緊張、短縮が起こって動きが制限されるようになり、別の筋は動きが抑制されて弱化し、そのうちに体全体の姿勢変化が起こる。こうした症状を「交差症候群」という（Lewit 1999a）。次のページに挙げた交差型は、特定の姿勢筋を酷使したために拮抗筋が抑制され、その結果として生じる平行失調を示している。

側頭下顎骨の関節と頸椎の筋への影響が、筋収縮性頭

ボックス6.1　交差症候群の2つの型

全身に及ぶストレスの影響の中でもよく見られるのは、上位・下位交差症候群のような姿勢型のものである(Janda 1996)。

上位交差症候群型

上位交差症候群では、猫背、顎の突き出し、胸郭をふさいで正常な呼吸を困難にするような前屈姿勢が見られる（図6.6）。

その結果、胸、首、肩、胸椎に痛みや動作の制限が現れることになる。

関連する筋、とくに上部僧帽筋、肩甲挙筋、大胸筋、小胸筋、胸鎖乳突筋、そして頸部筋と背中上部の棘筋のほぼすべてが短縮、あるいは（中でも深層頸部屈筋群では）弱化し、伸長する。これは、その筋が姿勢筋（姿勢を維持する筋）か相性筋（動きを生み出す筋）かによる。

下位交差症候群型

下位交差症候群は、典型的な「反り返り」姿勢を伴う。この姿勢は、腹筋と殿筋がたるみ、脊柱起立筋、腰方形筋、大腿筋膜張筋、梨状筋、腰筋が硬化する（図6.7）。

トリガーポイントは姿勢筋にも相性筋にも多数見られるが、姿勢筋のほうがより多い。

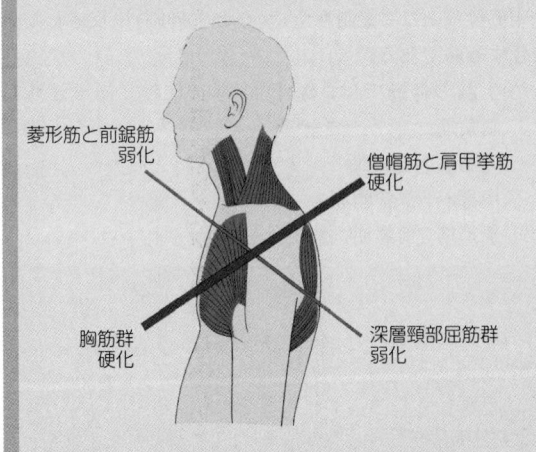

図6.6 ヤンダによる上位交差症候群の説明図（Chaitow 2001）

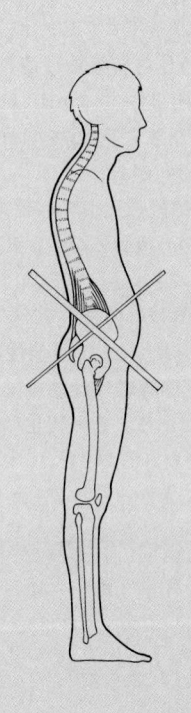

図6.7 ヤンダによる下位交差症候群の説明図（Chaitow 2001）

痛の原因の1つである。そのような痛みや機能不全に対するリハビリテーションの主な役割は、こうした平行失調を正常化し、過度に短縮して硬化した筋をゆるめて伸ばし、抑制されて弱化した筋に正常な緊張を促すことである(Liebenson 1996)。

上位交差症候群型では、深層頸部屈筋群と肩の下部固定筋（前鋸筋、下部・中部僧帽筋）の弱化が（おそらく伸長も）見られる。一方、その筋の拮抗筋である上部僧帽筋、肩甲挙筋、胸筋には短縮・硬化が見られる。図6.6には示していないが、頸部伸筋、後頭下筋、肩の回旋腱板筋も短縮し、硬化する。

下位交差型はしばしば上位交差型と一緒に発症するもので、腹筋と殿筋に弱化が見られると同時に、腰筋と脊柱起立筋にも短縮・硬化が見られる。図6.7には示していないが、大腿筋膜張筋と、梨状筋、腰方形筋、ハムストリングス、広背筋も短縮し、硬化する。

筋の機能

姿勢筋と相動性筋

体の中の筋には大きく分けて2つの型がある——安定を主な仕事にしている筋と、動きを主な仕事にしている筋である(Engel & Banker 1986、Woo & Buckwater 1987)。分類システムは多数あるが、よく知られている分け方は以下のとおりである(Janda 1982)：

- 姿勢筋（I型、あるいは「遅筋赤筋線維」とも呼ばれる）

- 相動性筋（II型、あるいは「速筋白筋線維」とも呼ばれる）

この2つの筋型の違いを生理学的に細かく説明することは本書の目的外であるが、以下のことは知っておくとよい：
- すべての筋は両方の型（I型とII型）の線維を含むが、どちらの型が優位であるかが、その特定の筋の性質を決定する。
- 姿勢筋はエネルギーを供給するグリコーゲンの蓄積が非常に少ないが、ミオグロブリンとミトコンドリアを大量に保持する。こうした筋線維は疲れにくく、姿勢を保持・安定させる仕事に主にかかわっており、ストレス（使いすぎ、使わなさすぎ、傷を負うなど）がかかると、やがて短縮する傾向がある。
- 相性筋は姿勢筋線維に比べて収縮スピードは速いが、一様ではないものの疲労に対する抵抗は弱く、ストレス（使いすぎ、使わなさすぎ、傷を負うなど）がかかると、やがて弱化し、ときには伸長してしまう傾向がある。
- 筋線維が順応力を持つという可能性には証拠が存在する。たとえば、遅筋線維は速筋線維に変化することができ、逆も可能である。その変化は、それらがどのようなパターンで使われるかということと、どんなストレスに耐えているかにかかっている(Lin et al 1994)。これには斜角筋の例があり、ルウィト(1999b)は、斜角筋が姿勢筋にも相動性筋にも分類できることを確認している。ストレス（喘息など）がかかると、斜角筋は相動性筋から姿勢筋に変わる。
- トリガーポイントは、どちらの型の筋でも、ストレスのかかる部位に反応して形成されうる。
- 姿勢筋とは、機能不全に反応して短縮する、次のような筋である：
  — 体幹上半部では、（上部）僧帽筋、胸鎖乳突筋、肩甲挙筋、大胸筋の上側、および腕の屈筋群
  — 体幹下半部では、腰方形筋、脊柱起立筋、腹斜筋、腸腰筋
  — 骨盤と下肢部では、大腿筋膜張筋、大腿直筋、大腿二頭筋、内転筋（長内転筋、短内転筋、大内転筋）、梨状筋、ハムストリングス、半腱様筋
- 相動性筋とは、機能不全（すなわち抑制）に反応して弱化する筋である：
  — 上肢の伸筋では、傍脊椎筋（脊柱起立筋は違う）、斜角筋
  — 大胸筋の腹部側
  — 中部・下部僧帽筋
  — 菱形筋、前鋸筋、腹直筋

ボックス6.2　姿勢筋の評価順序

氏名：
記号について：
E＝左右等しい（両方とも短縮している場合はLとRの両方を◯で囲む）。
LとR＝左が短縮している場合はLを、右が短縮している場合はRを◯で囲む。
　背骨の項目内の省略記号は、屈曲時に平らな部位。平らな部位は、屈曲する力が衰えており、脊柱起立筋の短縮を示している。
　　LL＝下部腰椎
　　LDJ＝腰背筋の結合部
　　LT＝下部胸郭
　　MT＝中部胸郭
　　UT＝上部胸郭

01.腓腹筋　　　　　　　　E　L　R
02.ヒラメ筋　　　　　　　E　L　R
03.内側ハムストリングス　E　L　R
04.短内転筋　　　　　　　E　L　R
05.大腿直筋　　　　　　　E　L　R
06.腰筋　　　　　　　　　E　L　R
07.ハムストリングス　　　E　L　R
　(a) 上部　　　　　　　　E　L　R
　(b) 下部　　　　　　　　E　L　R
08.大腿筋膜張筋　　　　　E　L　R
09.梨状筋　　　　　　　　E　L　R
10.大腿方形筋　　　　　　E　L　R
11.大胸筋　　　　　　　　E　L　R
12.広背筋　　　　　　　　E　L　R
13.上部僧帽筋　　　　　　E　L　R
14.斜角筋　　　　　　　　E　L　R
15.胸鎖乳突筋　　　　　　E　L　R
16.前立腺挙筋　　　　　　E　L　R
17.棘下筋　　　　　　　　E　L　R
18.肩甲下筋　　　　　　　E　L　R
19.棘上筋　　　　　　　　E　L　R
20.腕の屈筋　　　　　　　E　L　R
21.背骨の平坦部
　(a)座位で脚を伸ばしたとき　LL　LDJ　LT　MT　UT
　(b)座位で脚を曲げたとき　　LL　LDJ　LT　MT　UT
　(c)頸部伸筋に短縮は見られるか？　はい　いいえ

― 内・外腹斜筋、殿筋、腓骨筋、腕の伸筋群

ボックス6.2は、主要な姿勢筋における変化（短縮）を表にまとめたものである。

触診技術

身体的特徴や機能の変化を常に的確に見つけて確認できる能力が、触診技術の要である。

グリーンマン（1996）は触診の目的を5つにまとめている。セラピストは次のことができなければならない：

- 異常な組織質感を見つける。
- 体の構造物の位置が左右対称かどうかを物理的、視覚的の両面から評価する。
- 体の動きを調べる際は、可動最終域での質（エンドフィール）だけでなく、可動域での範囲と質の変化も見つけて評価する。
- 自分自身と触診の対象者との空間位置を感じ取る。
- 変化を見つけ、それが時間の経過とともに改善するものか悪化するものか、評価する。

全体像

ストーン（1999）は、触診を「五次元」と表現している：

触診によって、わたしたちは組織の機能を読み取ることができる……たとえば筋は、靱帯や骨や臓器とはまったく違った感触である。それぞれの組織にはそれぞれに違った、健康な組織の「正常な」感触というものがある。これは、「正常な状態」を何度も診査して、「正常な状態」とは何かをセラピストが自分の言葉で言えるようにしていく中で、学んでいくものである。触診を有効に使えるように訓練しておけば、組織間のごくわずかな違いも感じ取れるようになる……何かが「正常な」状態から「正常とは言えない」状態に変わったとき、その違いを見つけることができるに違いない。

メイトランド（2001）は述べている：

脊柱において、最も重要で最も習得の難しい技術は触診である。この技術をものにするためには、触診によって脊髄分節における違い――正常から異常までのどこの状態か、古いか新しいか、可動性低下か可動性過剰か――を感じ取り、そのあと、反応の様子、位置、深さ、患者の症状（構造、原因部位と原因）との関連性について説明する能力を身につけることが不可欠である。これには正直で自己批判的な態度が要求されるが、それは機能的動作の検査や、動作の総合生理学的検査をする際にも当てはまることである。

カップラー（1997）は説明している：

触診という技術は、訓練、時間、忍耐、習熟を必要とする。最大の効果を生むために、触診所見は機能解剖学、生理学、そして病理生理学の知識と関連づけなくてはならない……手と指を使う触診は脳に、体の温度、質感、体表の湿り気、弾力、トルゴール（皮膚の緊張感）、組織の緊張、厚さ、形、刺激感応性、動き、といった感覚情報を提供する。この仕事を成し遂げるには、指に感じ取らせ、見させ、考えさせ、理解させることが必要である。触診している指を通して、患者のことを感じ取り、解剖学の知識に基づく視覚イメージを通して、触診している指の下にある構造物を見る。何が正常で何が異常なのか考え、経験により身につけた確信でもって、感じ取ったことは正しいと理解するのである。

ARTT

整骨療法では、機能不全を起こしている筋骨格の部位はいくつか共通する特徴を持つことが知られており、それらをまとめてARTTという頭字語で呼ばれている（TARTと並べ替えられる場合もある）。このプロセスはマッサージ・セラピストにもうまく当てはまるものである。これらの特徴は、体性機能障害を評価するときの整骨療法の触診の基本を示している（Gibbons & Tehan 2001）：

- Aは非対称性（Asymmetry）を示す。体の片側を別の側と比較することで、機能上あるいは構造上の違いを評価する。
- Rは動きの範囲（Range）を示す。動きの範囲の変化は、1つの関節で評価する場合もあれば、複数の関節や1つの筋の場合もある。異常とされるのは、可動性が制限されたときか増加したときで、動きの範囲だけでなく、その質や「エンドフィール」も評価する。
- Tは組織の質感（Texture）の変化を示す。組織の質感の変化を確認することは、体性機能障害の評価には重要である。触診可能な変化は、表層・中間層・深層の組織に認められる。変化の性質や原因が不明でも「正常な状態」と「異常な状態」を見分けることができるのは、セラピストとして大事なことである。
- Tは組織の敏感性（Tenderness）を示す。組織の敏感性のレベルが普通でない場合、すぐにわかる。痛みを誘発し、心当たりのある症状を再現させるやりかたは、トリガーポイントのような体性機能不全の位置を特定す

組織の「レベル」──触診の実習

ピック(1999)は、押圧することで感じ取れる組織のレベルに関して、有益な提言をしている。評価と治療の際に使われる、めざすべき組織のさまざまなレベルを次のように描写している：

- 表面レベル：これは最初のコンタクトなので、構造の輪郭にそって手を滑らせ、圧力は加えない。触れるだけで、押圧はなしで、皮膚を通しての治療を始めるのに使われる。
- 作業レベル：ほとんどの触診処置が始まるレベルを差す。このレベルで、施術者は加えた力に見合う抵抗が返ってくるのを感じることができる。このコンタクトは非侵襲的な感触で、たいていは受け手の気持ちのいい範囲内におさまる。
- 拒絶レベル：組織が抵抗しきれなくなって、不快感／痛みが報告されたとき、このレベルに達する。どの程度の圧力で拒絶が起こるかは、部位や環境によって違ってくる。

では、どの程度の圧力を加えるべきなのだろうか？
- 皮膚に働きかけるとき──表面レベル
- トリガーポイントを探して触診するとき──作業レベル
- 痛み反応をテストするとき、およびトリガーポイントを治療するとき──拒絶レベル

拒絶レベルに達すると、組織が手を押しのけようとしてくる感触があり、続けて圧力を加えるには抵抗に打ち勝たなくてはならない。

皮膚の評価と触診

組織の炎症や、緊張亢進、痙攣、トリガーポイントの変化などの機能不全を有している部位は、その上の皮膚（「痛覚過敏皮膚ゾーン」）の変化が触診で簡単にわかる。

- 皮膚は内在する筋膜のほうに、より効率よくつくため、（内在する筋膜の上を）滑らせる、持ち上げる、転がすといった動きをさせると、より抵抗する。
- 皮膚は交感神経作用の活性化を見せるようになり、発汗が増す。(たとえば)指一本で軽く撫でているうちに、この発汗運動作用が注目すべき抵抗を生じさせる。この抵抗は、略語で「スキン・ドラッグ」と呼ばれている。
- 皮膚は「堅く締まって」見えるようになり、効果的に分かれさせようとする力や、伸ばしたり持ち上げたりする手だてに抵抗する。
- 皮膚は熱特性が変わり、問題の箇所と周囲の普通の組織が区別できるようになる(Bischof & Elmiger 1960, Licht et al 1988)。

テスト

以下に示した3つの方法は、同一回の診察で全部使うことも可能ではあるが、そうする必要はない。これらの方法は、セラピストの好みにより、互いにサポートも置き換えも可能である。

注意：脂肪組織のほとんどない痩せた人の場合、その下にある組織から皮膚をずらすのは比較的簡単である。肥満体の人では、脂肪や水分の皮下含有量が高いので、皮膚をずらすのは難しくなる。

方法1：筋膜の上の皮膚をずらす

- 患者を腹臥位にさせ、セラピストは横に立ち、腰のあたりに両手(あるいは数本の指の腹)を、背筋を中心に左右対称になるように配置して皮膚に触れる。指先と皮膚がぴったりと接するくらいにしか圧力は加えない(この段階では潤滑剤を使わないこと)。
- 皮膚と皮下組織を頭のほうへ軽く動かし(「滑らせ」)、同時に背骨の両側の筋膜を小さく押す動きにより、弾性バリアを確かめる。
- 背骨の左右両側の部位を同時に調べることが大切である。弾性バリアのところまで、皮膚と皮下組織の可動域が左右対称になっているか比較する。
- この検査は、下から上へと向けて行うこと。
- 可能なずらしの程度は、深層組織が正常であれば、対称となるはずである。
- 下部にある結合組織への皮膚付着が、反対側と比べて制限されているような箇所が確認されるはずである。その箇所には、テストを受けている皮膚の下にある筋が活性の筋筋膜トリガーポイント(TrP)を有しているか、組織がなんらかの機能不全であるか、緊張亢進の可能性がある。
- こうした反応領域は、へこむ・盛り上がるといった特徴を持っていることが多いので、目で確認することも可能である。通常、肩甲骨の胸椎下部の境界近くと、骨盤と殿部の部位あたりになる。

方法2：皮膚の伸び具合の評価

注意：最初はゆっくりと行う。やがて、反射活動(あるいは経穴(ツボ))を確かめるために検査する領域では、かなり速く動かせるようになる。

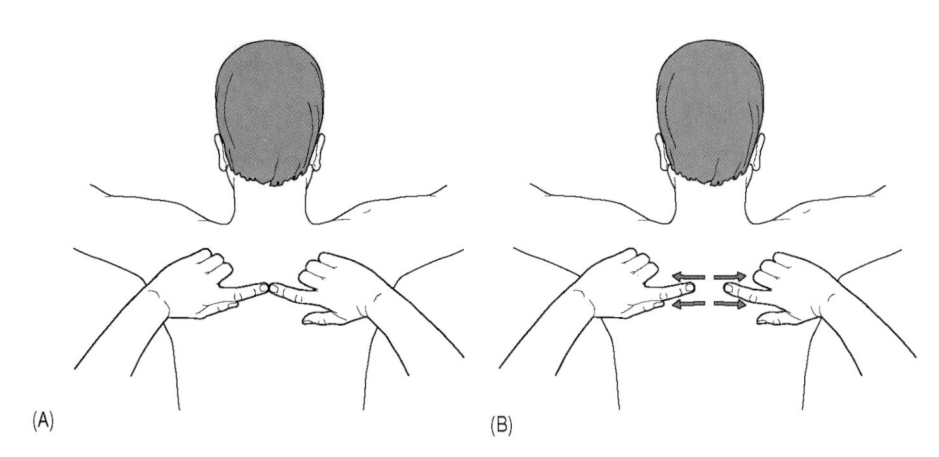

図6.8 A：テストする皮膚の上に両手の指を突き合わせて置く。そっと触れるだけにする。　B：指を離して、皮膚の弾性度を測る。近くの皮膚と比較してみる（Chaitow 1996）。

- 評価を下す部位を選ぶ。付着筋膜の上の皮膚の異常度を確認したところになる（方法1）。
- 頸部、肩、背中の中部を調べるには、2本の人差し指をそろえるか突き合わせて、皮膚の上に並べて置く。皮膚にはまったく圧力を加えず、そっと触れるだけにする（図6.8A）。
- 軽くゆっくりと2本の指を離していき、「無理のない」限界、つまり最初に抵抗が認められるバリアまで、皮膚が伸びるのを感じ取る（図6.8B）。正常な組織なら、そのバリアから弾性限界まで皮膚を「伸びきらせる」ことができるはずである。
- 伸ばした皮膚を放し、両指を最初にテストした場所から0.5cm外か上、あるいは下へ移動させ、指を離すときに同じ方向に引いて、評価をもう一度行う。バリアまで来たら、伸びきるかどうかの評価を加える。
- 同じ一連の動作を繰り返して行い、部位全体の組織を調べる。リズムが速すぎたり遅すぎたりしないように気をつける。1回1秒間くらいが理想的である。
- 伸ばしている箇所が、その前に伸ばした箇所ほど弾性がない場合、機能不全の可能性のある部位が見つかったのかもしれない。あとでわかるように、スキンペンシルで皮膚にマークをつけておく。
- マークしたその小さなゾーンの中央を指で軽く押すと、刺激に反応する収縮が確認できる可能性がある。持続して押してみると、離れた箇所に感覚が広がったり飛んだりする場合がある。
- その感覚が患者になじみのあるものなら、今押している箇所が活性トリガーポイントである。

方法3：ドラッグ触診評価

交感神経により制御され、皮膚上に汗を直接排出する汗腺は、発汗を増加させ、皮膚の行動（たとえば弾性）や「感触」を変化させる（Adams et al 1982, Lewit 1999b）。ルウィットは、その上の皮膚の弾性度を調べ（方法2を参照）、それを周囲の組織と比較することで、反射活動が簡単に確認されるはずだと提唱している。

弾性の変化は、発汗作用が増加するのと同じころに起こる。ツボが電子探査できるようになる前は、熟練の鍼灸師はこの知識を使い、触診によって「活性の」ツボをすばやく確認することができた。皮膚の電気抵抗を測ることで、今ではツボをもっと早く突き止めることができる。皮膚が湿っているので、乾いているときよりずっと効率的に電気を誘導する。

- ごくわずかに触れるだけにして（「皮膚だけが接触」）、圧力は加えず、親指か他の指を1本使い、TrPのような機能不全的変化を有すると思われる箇所の上の皮膚を撫でる（図6.9）。
- 選ぶ箇所は通常、周囲の皮膚と比べると筋膜の上の皮膚の動き（方法1を参照）が少なくなったところである。
- 撫でたときに指に何か違和感や「ドラッグ」が認められたら、交感神経系の発汗作用が増している部位が見つかった可能性がある。
- ドラッグを感じた箇所の真下にあるそうした組織を調べるために、ある一定の圧力を加えると、組織の索状硬結を探り当てることがあるが、ここを押さえると痛いのが普通である。
- 2-3秒間押さえ続けると、感覚（おそらくは痛み）が広が

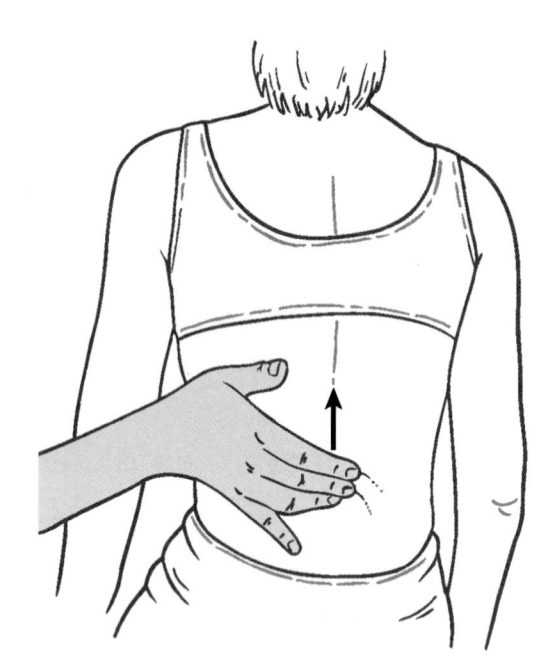

図6.9 皮膚摩擦（ドラッグ、抵抗）での評価のバリエーション（Chaitow 1996）。

る・飛ぶという報告がされるかもしれない。もしこの感覚が、患者が以前に気づいていた症状の繰り返しであるなら、その箇所は活性TrPである。

皮膚の触診方法のまとめ
1. 筋膜の上の皮膚の動き——抵抗は反射活動、つまりトリガーポイントのような「痛覚過敏皮膚ゾーン」のおおよその場所を示す。
2. 皮膚弾性の局所的消失——場所特定の精度を高める。
3. 軽く撫でて、「ドラッグ」の感触（発汗作用亢進）を探ると、場所が正確に割り出せる。

皮膚の変化を治療に役立てる（図6.10）
方法1：伸ばすことで皮膚の変化を解放（リリース）する
- 先に説明した方法のいずれかで確認した痛覚過敏皮膚ゾーンに戻る。問題の皮膚をそっと弾性バリアまで伸ばし、その位置で10-15秒間、力を加えずに保持する。皮膚の硬さがしだいにほぐれ、バリアで保持している指と指が離れていくのが感じ取れるはずである。
- 新しく伸ばされた位置、つまり新しい抵抗のバリアに、さらに2-3秒間皮膚をとどめておくと、また少しゆるんでくる。
- これが、要するに、ミニ筋筋膜リリース・プロセスである。「リリースされた」皮膚の下にある組織は前よりも

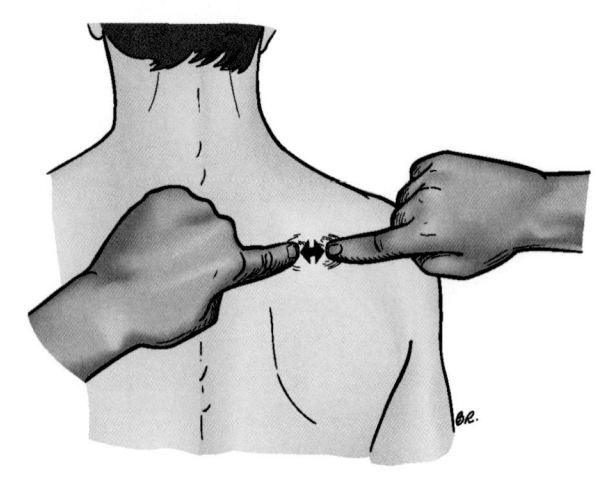

図6.10 伸ばすことによる皮膚の変化（Fritz 2009）。

柔軟になり、血液循環も改善されているはずである。正常化へのプロセスが始まっている。
- 大きな部位も、たとえば胸郭背部浅いところにある短縮した組織なら、先に述べた小さな皮膚部位とほぼ同じ手順で治療できる（図6.11）。両手の外側を、小指から手首まで、緊張している筋の上にある皮膚に置き、しっかりと密着させる。両手をゆっくりと離していき、手が接している皮膚を弾性バリアにいたるまで伸ばしていく。
- 15秒間ほどで、表面の組織がリリースされ、伸びていく感覚が伝わる。
- そのときに皮膚下の筋や局所的緊張の部位を触診すれば、改善へと向かっていることが確認できるはずである。

方法2：等尺性収縮を加える
- 筋膜リリースを始める前に、患者に、手で触れた箇所の筋を5-7秒間ほど軽く収縮させるように頼んでおくと、おそらくその組織は、より早く効果的に反応する。
- 使用する技法はマッスルエナジー・テクニック（MET）と呼ばれており、次の章で説明する。

方法3：ポジショナル・リリース法
- 先に説明した方法のいずれかを使って評価したとき、「硬い」とした皮膚の部位を探し出す。
- 指2、3本の腹をその皮膚に当て、内在する筋膜の上で皮膚を上側に、次いで下側に滑らせる。どちらの方向のほうが皮膚の滑りが楽だったか、そして遠くまで滑ったか？
- その方向に皮膚を滑らせ、そこで保持しながら、内側

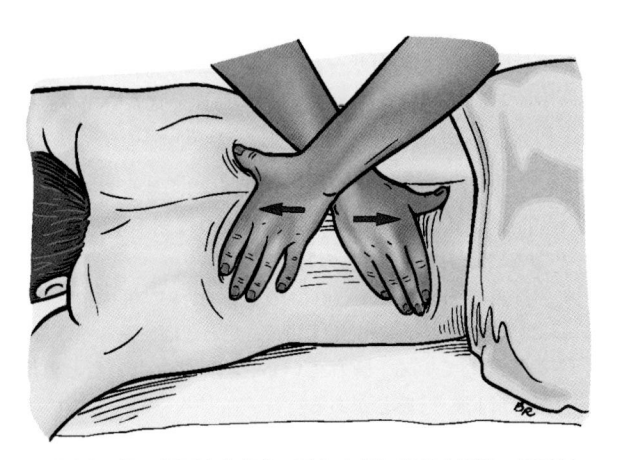

と外側に皮膚の滑り具合をテストする。どちらが楽に滑る方向か？
- この楽な位置に向かって組織を滑らせる。
- 今度は、この組織を右回りと左回りにそっとねじってみる。回しているときに、どちらの方向に皮膚は楽に滑るか？
- その方向に組織を持っていく。つまり、皮膚は今、三重の楽な位置に保持されていることになる。少なくとも20秒間はこのままにする。
- 皮膚をリリースし、もう一度テストする。先ほどは「硬かった」方向も含め、どの方向にも均等にはるかに滑りがよくなっているはずで、皮膚下の組織を触診すると、柔軟さが増し、硬さがゆるんでいるはずである。

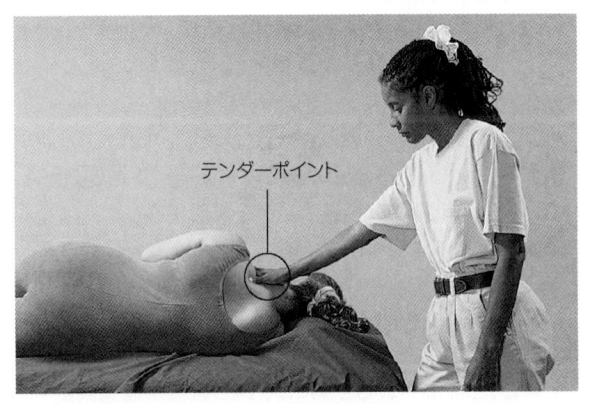

図6.11 軽い押圧力を加え、手を皮膚に密着させる。両手はそれ以上の押圧力を加えることなく離れさせ、筋膜が伸びるようにする。

A ステップ1.テンダーポイント（圧痛点）を突き止める。ステップ2.直圧をかけて、そっと疼痛反応を起こさせる。痛みの感覚はガイドであることを心に留めておく。

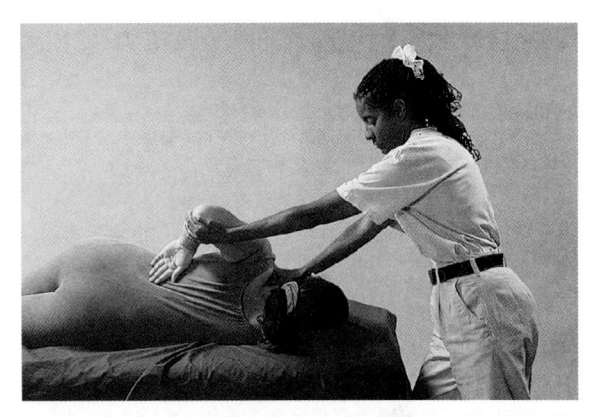

B ステップ3.痛みがおさまるところまで、ゆっくりと体の位置を変える。圧力をゆるめる。ステップ4.クライアントがリリースされるのを感じるまで、少なくとも30秒間は待つ。

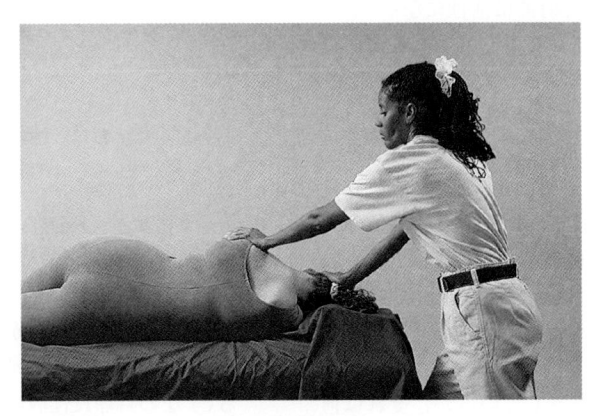

C ステップ5. 体をゆっくりと伸展位に戻す。

図6.12 一般的なポジショナル・リリース・テクニックの手順。ステップ1から5までを、筋が通常の静止長に戻るまで繰り返す。

結論

　皮膚をそのバリアに（無理矢理ではなく）保持しておくと、皮膚がリリースされるときに機能が変化することを見てきた。伸ばす前に、ごく軽く等尺性収縮を加えると、さらに効果的であることもわかったことと思う。

　最後の例では、バリアを離れ、楽な位置へ組織を動かすこと（ポジショナル・リリース・テクニック）でもリリースが得られることを示した。この最後の方法は、痛みの多い、深刻な状況に向いている。ポジショナル・リリース法は、体の位置を変えて楽なポジションを見つけることによっても利用可能である（図6.12）。

神経筋テクニックでの評価と治療法

　触診する手に求められるのは、そこにあるかもしれない、機能不全を起こしている軟部組織の変化の位置、性質、程度と、さらに可能であれば、その古さを明らかにすることであり、触診しながら次のことを尋ねる必要がある：

- この触診可能な変化は急性か、慢性か（あるいは、よくあるケースだが、慢性症状の急性期なのか）？
- 急性なら、この変化に関連した炎症があるか？
- こうした触診可能な軟部組織の変化は、患者の症状パターンとどのように関連しているか？
- こうした触診可能な変化は、ストレスによって引き起こされる変化パターンの一部で、そのパターンは調査され理解されうるものか？
- こうした軟部組織の変化は痛みを伴っているか、もしそうであるなら、どんな性質の痛みか（持続的、断続的、鋭い、鈍い、など）？
- こうした触診可能な変化は反射的に活性になっているのか、もしそうなら、活性あるいは潜在性トリガーポイントは関係しているか（すなわち、トリガーポイントはどこか他の症状に関連しているか、もしそうなら、患者はその痛みを自分の症状図の一部だと認識しているか）？
- こうした変化は姿勢筋群にあるのか、それとも位相性筋群にあるのか？
- こうした触診可能な変化は関節制限（「閉塞」、亜脱臼、損傷）の結果なのか、あるいはそうした機能不全を引き起こしているか？

　言い換えると、「自分はどう感じているか、それは何を意味しているのか？」と自問する必要があるということである。

トリガーポイントを探すための触診

　整骨医療では（マッサージでも同じだが）、筋筋膜トリガーポイントのような体性機能不全の特質を覚えやすくするように、STARという頭字語が用いられている。

- Sは敏感性（Sensitivity）（あるいはT「さわると痛い」（Tenderness））を示す：軟部組織の機能不全があるところには、ほぼ常にこの特質がある。
- Tは組織の質感（Texture）の変化を示す：問題の組織にはたいてい「違和感」がある（たとえば、張っている、線維化している、腫れている、熱い、冷たいなど、普通とは「違う」感じがある）。
- Aは非対称性（Asymmetry）を示す：たいていは、一方と比べてもう一方にアンバランスが見られるが、必ずしもそうとは限らない。
- Rは動きの範囲（Range）で、可動域が減ったことを示す：おそらく筋が通常の静止長に届くことができないか、関節の可動域が制限されている場合がある。

　ここに挙げた特徴のうち2つか3つが見られれば、問題がある、つまり機能不全があると言える。しかしながら、これは、なぜ問題が存在するかを説明するものではなく、患者の症状の理解へ向けてのプロセスの第一歩である。

　この伝統的整骨療法の触診が有効であることは、研究により確認されている（Fryer et al 2004）。胸椎傍脊柱筋の組織が「異常である」（張っている、稠密である、硬化している）と評価されるときには、同じ組織が痛覚閾値も下げていることが（痛覚計を使って）確認されている。通常よりも低い圧力で痛みが生じるのである（図6.5を参照）（Simons et al 1999）。

　STAR（あるいはTART）という頭字語に並んでいる、「さわると痛い」、変化した質感、可動域などの特徴は、トリガーポイントについても必ず当てはまるわけだが、サイモンズと同僚たちは、補足的なトリガーポイントの変化をいくつか挙げている（1999）。

- トリガーポイントを有する軟部組織は、ストレッチ可動域に、痛みを伴う限界を示す。そのストレッチが自動的か他動的か（患者自身が筋を伸ばしているか、セラピストが伸ばしているか）には関係がない。
- そうした筋は、動かさずに、抵抗に反発して収縮させる（すなわち等尺性収縮）と、たいてい痛みや不快感を生じる。
- 筋が活性（あるいは潜在性）のトリガーポイントを有しているときは、筋が生み出す力の総量は減る。つまり、

筋は通常よりも弱くなる。
- 痛みにきわめて敏感な小結節を持つ触診可能な索状硬結が存在するなら、トリガーポイントが非常に深部の筋にあってわかりにくい場合以外は、触診によって見つけられるべきである。
- テンダーポイントを押すと、患者になじみのある痛みが生じ、しばしば疼痛反応（「ジャンプ・サイン」）を伴う。

トリガーポイントの治療については、次の章で概括を述べ、論じていく。

筋力低下と発火機序のテスト

どんな頭痛・頸部痛にもさまざまなしくみがあるだけでなく、たいていの場合、「原因」は1つというよりは複数で、悪化する要因も多数存在している。

テストの第一目的は、こうした要因や組織の状態を確認し、機能を高めるとともに適応負荷を減らすような治療法を用いることである。

機能テスト（たとえば肩の外転テスト）は、観察と触診を通じて、どの筋が酷使や誤使用されているか、あるいは使われていないか、そしてそのために短縮または弱化する（あるいはその両方）かもしれないことを示唆する。こうしたアンバランスのパターンが交差症候群を生み出す。この症候群は、観察によって確認が可能である（ボックス6.1を参照）。ボックス6.3では、変質発火パターンに最もよく用いられる評価手順と介入治療について説明している。

最適の処置はどれか判断するには、さまざまな評価プロセスが助けになる：
- 弱化を探るテストは、どの筋が、運動または拮抗筋から抑制を取り除くこと（あるいはその両方）によって、調整を必要としているかを示す。

ボックス6.3　一般的な筋の発火パターン

体幹屈曲
1. 正常な発火パターン
   a. 腹筋
   b. 腹斜筋
   c. 腹直筋
2. 評価
   a. クライアントを背臥位にさせ、膝と腰を90°にさせる。
   b. クライアントに、普通に体を丸めて起こすように指示する。
   c. マッサージ施術者は、クライアントに（臍を背中に引きつけるようにして）腹筋を引っこめさせ、それから足の裏をつけたまま肩甲骨が台から離れるところまで体を丸めさせることで、腰椎・骨盤・腰の複合筋を機能的に安定させる腹筋の力を評価する。
   評価のあいだ、おなかを引っこめた姿勢を維持しつつ腹直筋を動かすこと（あるいはその片方）ができなければ、腹部の安定メカニズムの発火パターンが変わってしまっているということである。
3. 変質発火パターン
   a. 弱い主導筋——腹部の複合筋
   b. 過活動の主導筋——脊柱起立筋
   c. 過活動の共同筋——腰筋、腹直筋
4. 症状
   a. 腰痛
   b. 殿部痛
   c. ハムストリングスの短縮

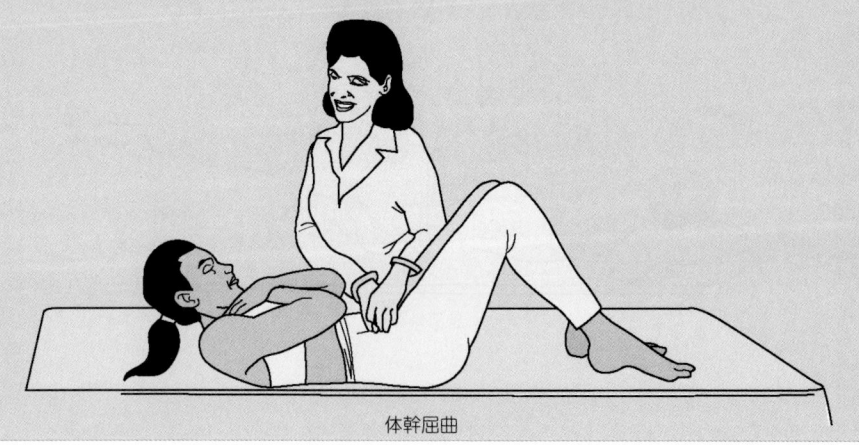

体幹屈曲

ボックス6.3　一般的な筋の発火パターン——つづき

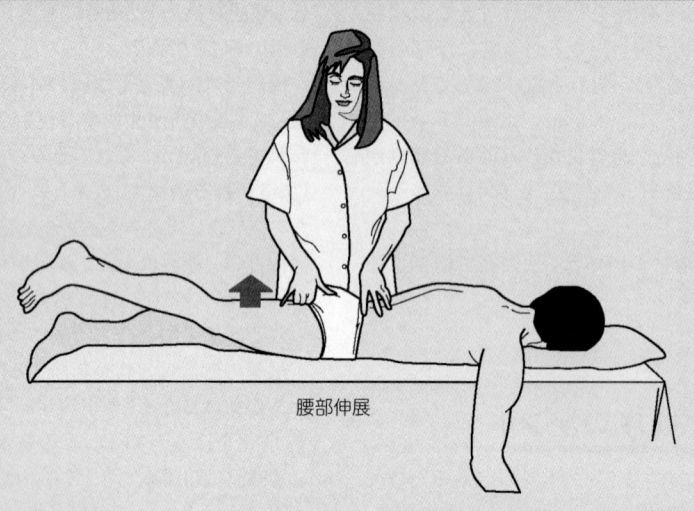

腰部伸展

腰部伸展
1. 正常な発火パターン
   a. 大殿筋
   b. 反対側の脊柱起立筋
   c. 同じ側の脊柱起立筋とハムストリングス
   あるいは
   a. 大殿筋
   b. ハムストリングス
   c. 反対側の脊柱起立筋
   d. 同じ側の脊柱起立筋
2. 評価
   a. クライアントを腹臥位にさせる。
   b. マッサージ施術者は、片手の親指と人差し指を使って脊柱起立筋を触診しながら、もう一方の手の小指と親指で大殿筋とハムストリングスの筋腹を触診する。
   c. クライアントに、片方の腰から下を台から15°以上持ち上げるように指示する。
3. 変質発火パターン
   a. 弱い主動筋——大殿筋
   b. 過活動の拮抗筋——腹筋
   c. 過活動の安定筋——脊柱起立筋
   d. 過活動の共同筋——ハムストリングス
4. 症状
   a. 腰痛
   b. 殿部痛
   c. 反復的なハムストリングスの緊張

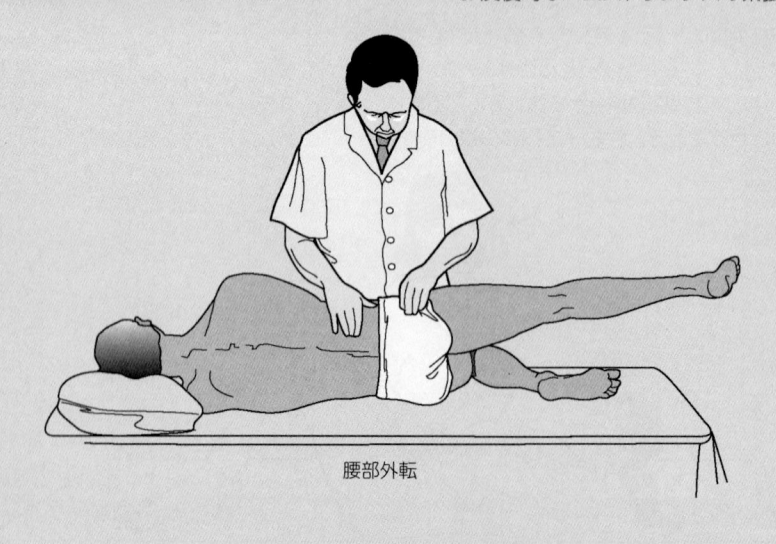

腰部外転

ボックス6.3 一般的な筋の発火パターン——つづき

腰部外転
1. 正常な発火パターン
   a. 中殿筋
   b. 大腿筋膜張筋
   c. 腰方形筋
2. 評価
   a. クライアントを側臥位にさせる。
   b. マッサージ施術者は、クライアントの横に立ち、片手で腰方形筋を、もう一方の手で大腿筋膜張筋と中殿筋を触診する。
   c. クライアントに、片脚を外転させるように指示する。
3. 変質発火パターン
   a. 弱い主導筋——中殿筋
   b. 過活動の拮抗筋——内転筋
   c. 過活動の共同筋——大腿筋膜張筋
   d. 過活動の安定筋——腰方形筋
4. 症状
   a. 腰痛
   b. 仙腸関節痛
   c. 殿部痛
   d. 膝外側の痛み
   e. 膝前側の痛み

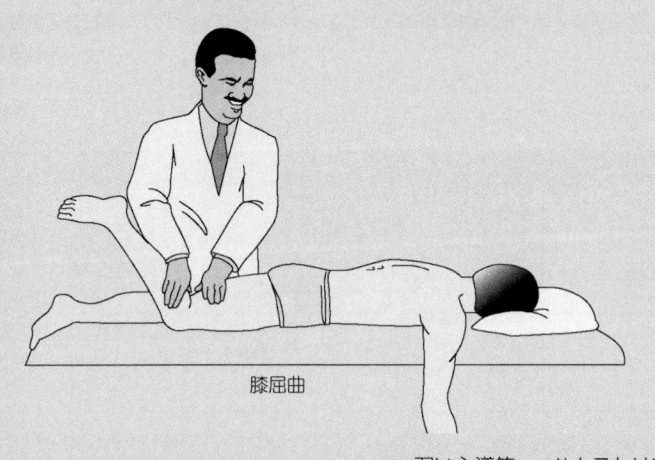

膝屈曲

膝屈曲
1. 正常な発火パターン
   a. ハムストリングス
   b. 腓腹筋
2. 評価
   a. クライアントを腹臥位にさせる。
   b. マッサージ施術者は、指をハムストリングスと腓腹筋に置く。
   c. クライアントに膝を曲げさせる。
3. 変質発火パターン
   a. 弱い主導筋——ハムストリングス
   b. 過活動の共同筋——腓腹筋
4. 症状
   a. 膝裏側の痛み
   b. アキレス腱炎

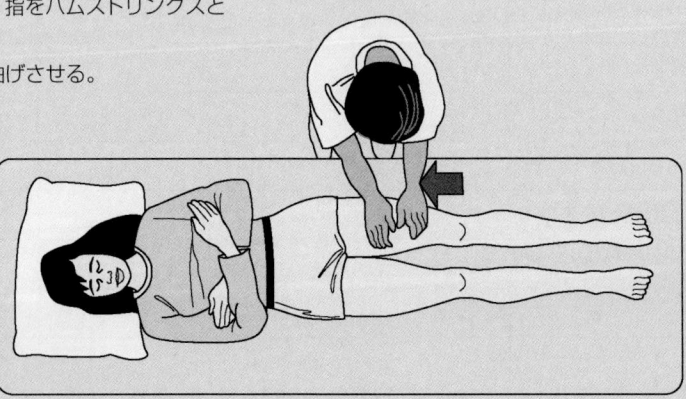

膝伸展

ボックス6.3 一般的な筋の発火パターン——つづき

肩屈曲
1. 正常な発火パターン
   a. 棘上筋
   b. 三角筋
   c. 棘下筋腱下包
   d. 中部・下部僧帽筋
   e. 反対側の腰方形筋
2. 評価
   a. マッサージ施術者は、座位にさせたクライアントの後ろに立ち、片手をクライアントの肩にのせ、もう一方の手を反対側の腰方形筋のあたりに置く。
   b. クライアントに、肩を90°外転させるように求める。
3. 変質発火パターン
   a. 弱い主導筋——肩甲挙筋
   b. 過活動の主導筋——上部僧帽筋
   c. 過活動の安定筋—同じ側の腰方形筋
4. 症状
   a. 肩凝り
   b. 頭蓋底での頭痛
   c. 上部胸郭呼吸
   d. 腰痛

変質発火パターンへの介入治療

優位になっている筋を抑制するために適切なマッサージ治療を行う。そののち、弱い筋を鍛える。

ボックス6.4 ナイメーヘン質問表

	一度もない 0点	たまに 1点	ときどき 2点	しばしば 3点	しょっちゅう 4点
胸部の痛み					
引きつるように感じる					
視界がかすむ					
めまいの発作					
頭が混乱する					
呼吸が速くなったり深くなったりする					
息切れ					
胸が締めつけられる感じがする					
腹部の膨満感					
指がちくちくする					
深い呼吸ができない					
指や腕がこわばる					
口のまわりにこわばり感がある					
手足が冷たい					
動悸がする					
不安感					

合計： ／64点*

*患者は、どのくらいの頻度で上記の症状があるかチェックを入れる。23／64点を超えると、過換気症候群の評価になる。

- 短縮を探るテストは、どの筋がリリース、リラックス、ストレッチを必要としているかを示す。
- STARの構成要素を使う触診法は、局所的機能不全を特定するのに役立つ方法を提供してくれる。
- トリガーポイントの存在を探るテストは、不活性化の必要があるトリガーポイント（活性トリガーポイント）の位置を突き止め、特定する助けになる。
- 呼吸パターン異常は、脊椎の運動制御を妨害し、頸部の問題とその結果起こる頭痛を助長しうる。また、異常呼吸と併発する化学的変化もあり、これが頭痛の原因になったり、長引かせたりする。
- バランスの取れた筋活動を回復させ、硬化を和らげ、弱い組織において正常な状態を増やし、よりよい呼吸を促し、トリガーポイントを不活性化させる。そうすれば、正常な機能が促進される。治療には次のような段階が含まれる：

　— 痛みの緩和（マッサージ、トリガーポイントの不活性化、冷やす、など）
　— 適応負荷を取り除く（姿勢をよくさせ、複数のパターンを使う）
　— 機能を改善する（運動、安定性を高める、など）

呼吸機能の評価

　ナイメーヘン質問表は簡単な質問表ではあるが、人の症状図の有力な特徴として過換気症候群（HVS）が存在することを教えてくれるもので、90パーセント以上の正確性が期せるとして国際的に認められている。この非侵襲性のテストは、急性・慢性の過換気症候群の、簡単で正確な指標である。
　呼吸パターン異常（BPD）を示す兆候には、次のようなものがある：

- 落ち着かない（A型、「神経質」）。せかせかと落ち着きのない行動や動きをしたがる。
- 「空気飢餓」と、ため息。「空気飢餓」とは、あえぐような状態で空気を吸い込もうとする動作で、まだ息を吐いていない肺に空気を取り込もうとする。
- 立て続けに空気をのみ込もうとする（空気嚥下症）。しばしば膨満感をもたらす。
- 息を止められる時間が短い。楽に（すなわち、緊張なく）10-15秒間以上息をこらえることができない。これは、二酸化炭素許容値が低いことを示す。「正常」では30秒間前後と考えられている。
- 息を吸うときに目につくほど肩を持ち上げるのは、副呼吸筋の慢性的な過活動および短縮と、活性トリガーポイントがそこにある可能性を示している。
- 明白な奇異呼吸。片手を胸部に、もう一方の手を上腹部に当てる（「ハイ・ロー式」テスト）。息を吸うとき、上側の手が先に動くようなら、不適切なパターンを示している。普通は、息を吸うときと吐いているあいだは腹部が動く。
- 「索状」の胸鎖乳突筋が見えるのは、副呼吸筋の酷使を示している。
- 呼吸率が速い。1分間に18を超える（見た目ではわからないかもしれないが）。
- （とくに頸部と肩の）筋硬直と痛みを含む兆候、疲労感、頭にもやがかかる、過敏性腸症候群、慢性疼痛、不安感、パニック、恐怖症、末端冷感、知覚異常、光恐怖症／聴覚過敏、「深呼吸ができない」のような訴え。
- ナイメーヘン質問表検査での陽性結果。

　通常のリラックスした呼吸において、上胸部呼吸筋群の使いすぎを観察し、触診する。また、以下に示す評価は、マッサージに簡単に取り入れることができる：

- マッサージ・セラピストは、座位にさせた患者の後ろに立ち、指先が鎖骨の上に来るように両手を上部僧帽筋にのせる。
- 患者が呼吸するときに、リラックスした呼吸で副呼吸筋が使われているかどうか確かめる。呼吸時に肩が上下に動くようなら、副呼吸筋が動員されている。正常なリラックスした呼吸では、肩がこのように動くことはない。胸郭の動きが、下位肋骨や腹部ではなく上胸部に集中している場合、患者は呼吸に副呼吸筋を使っていると思われる。
- 呼吸にどこかの副呼吸筋を使えば、緊張を増すことになり、トリガーポイントを形成する傾向が増す。こうした状況は、触診で確認できる。この呼吸機能不全は慢性であることが多いので、結合組織変化がよく見られる。結合組織は触診すると、この部位で肥厚し、密になり、短縮している。
- 患者に息を吸ったり吐いたりさせ、吐く息が安定していて吸う息よりも長いことを確認する。正常なリラックスした呼吸は、息を吸う時間よりも吐く時間のほうが長い。その比率は、吸うのが1に対して吐くのは4である。このパターンが逆だと、呼吸パターン異常を示している。息を吸うあいだに2から4数え、息を吐くあいだに8から10数えるのが理想的なパターンである。正常なリ

ラックスした呼吸を取り戻すには、目標を定めたマッサージと呼吸筋を鍛え直す方法が使える。
- 患者に無理なく呼吸をこらえさせ、二酸化炭素濃度に対する耐性を評価する。少なくとも15秒間は平気で息を止められるはずである。理想は30秒間。
- 触診してそっと胸郭を動かし、肋骨の可動性を評価する。背臥位、腹臥位、側臥位、および座位で同じようにする。肋骨は弾力が感じられ、第6肋骨から第10肋骨では可動性が増しているはずである。

HVS（過換気症候群）／BPD（呼吸パターン異常）のための方策と治療順序例

次に述べる手順は、チャイトー博士の実技に基づいたもので、異常呼吸の治療法を1つしか説明していないが、正常な呼吸をうまく取り戻すのに必要な要素はすべて含まれている。治療と再教育は、通常、週1回のセッションを8-12回、そのあと2-3週おきの治療からなり、約6カ月間続く。教育的な要素も毎回のセッションに含まれなくてはならない。

マッサージ・セラピストは、こうした方法を一般的な全身マッサージ法に取り入れることで、マッサージの有効性を増すことができる。

最初の2回の治療（少なくとも週1回）

肩／副呼吸筋（上部僧帽筋、肩甲挙筋、斜角筋／胸鎖乳突筋、胸筋、広背筋）の上部固定筋のリリースまたはストレッチ（あるいはその両方）と、軟部組織に存在するトリガーポイントの治療（神経筋テクニック、マッスルエナジー・テクニック、ポジショナル・リリース・テクニックなど）も行う。横隔膜周辺（前肋間、胸骨、腹部の結合、肋骨弓、腰方形筋／腰筋）に注目し、そこに存在するトリガーポイントの治療も行う。

再教育：口すぼめ呼吸、息を吸うときに肩が上がるのを抑制するように指導。

セッション3、4回目（3、4週）

上の内容に加えて、胸椎と肋骨のモビライゼーション（リンパ・ドレナージ法）、さらに筋膜と骨性リンク（頭蓋、骨盤、四肢）にはたらきかける。

再教育：非覚醒呼吸と特定のリラクセーション法、ストレス管理、自律訓練法、視覚化、瞑想、カウンセリング。

セッション5-12回目（5-12週）

上の内容に加えて、体への他の影響（エルゴノミクス、姿勢）に焦点を当てる。

再教育：状況に応じて、運動を加える。

セッション13-26回目（13-26週）

再検査と、残りの異常パターン／組織の治療。

全セッションを通して：指示があれば、栄養療法、心理療法、補助療法（水治療、太極拳、ヨガ、ピラティス、マッサージ、鍼治療など）を取り入れる。

呼吸再教育の成功例

呼吸リハビリテーションの価値を示す報告や研究は多数ある（Han et al 1996）。ラムが報告した研究（1987）によると、不安症、恐怖症の1000人以上の患者が呼吸の再教育、理学療法、リラクセーションを使った治療を受けた。症状はたいてい1-6カ月のうちに消え、中でも若い患者では2-3週間でおさまった者もいた。12カ月の時点で75％に症状が消え、20％に軽度の症状が残るだけとなった。しかしながら、約20人に1人は「難治性の症状」だった。

非覚醒呼吸／口すぼめ呼吸のやりかた

くつろげる姿勢（座っても、寄りかかってもよい）を取り、口をすぼめて（ストローで息を吐くように）上下の唇をわずかに離し、ゆっくりと最後まで息を吐ききる。口から25cmほど離れたところにあるロウソクがあると想像し、その炎を消してしまわないように、揺らめかせるだけのつもりで息を（空気を細く吹きつけるように）吐き出す。最後まで吐ききったら、無理はせずに、唇を閉じ、1つ数えてから、鼻から息を吸う。息を完全に吐ききることで「反動」が生まれるので、息の吸い方をあれこれ考える必要はない。そのあと、息を止めて待たずに、すぼめた口からもう一度ゆっくりと完全に息を吐き出す。息を吸いたくなるまで、空気を細く吹きつける。唇を閉じ、息を止めて1つ数え、そのあとまた鼻から自由に息を吸う。吸ったり吐いたりを最低でも30回ずつ、繰り返し行う。この練習を朝晩実行する。30回行ったあとは頭がふらふらする場合があるので、普段の活動に戻る前に2-3分間休むこと。

肩の抑制

さまざまな方式で呼吸するときに、肩の動き（副呼吸筋の活動）の抑制を促す方法を指導する必要がある。たとえば：

- 患者は椅子の端に座り、両手を下に垂らし、手のひらを前に向ける。
- 息を吸うときに、患者はそっと腕を回し、親指が少し後ろを向くようにする。息を吐くときには、これをリリースし、リラックスさせる。
- リズミカルな呼吸パターンと、こうして副呼吸筋をそっ

と抑制することで、息を吸う動作と副呼吸筋の過活動を切り離すプロセスが働き始める。

> **キー・ポイント**
> - 経過比較ができるように、初診時から患者の痛みのレベルを記録しておくと役に立つ。
> - 記録を得るには、簡単な質問に答えてもらうことから、さまざまなスケールや質問表を使用することまで、多様な方法がある。
> - 痛覚計（圧力計）は、痛みを引き起こすにはどの程度の圧力を加える必要があるかを教えてくれる道具である。
> - 触診の技術を高めれば、患者あるいは患部の痛みに対する敏感性をテストするときに、一定の圧力を加えることが可能になる。
> - 発火機序の弱化／短縮の評価のようなさまざまなテストを使って、病状に関するデータを得ることができる。
> - 改善（あるいは改善がない）が正確に把握できるように、情報は記録が可能であり、記録すべきである。

参考文献

Adams T, Steinmetz M, Heisey S et al 1982 Physiologic basis for skin properties in palpatory physical diagnosis. J Am Osteopath Assoc 81:366–377.

Baldry P 1993 Acupuncture, trigger points and musculoskeletal pain. Churchill Livingstone, Edinburgh.

Bischof I, Elmiger G 1960 Connective tissue massage. In: Licht S (ed) Massage, manipulation and traction. New Haven, CT.

Chaitow L 1996 Palpation and assessment skills, 2nd edn. Churchill Livingstone, Edinburgh.

Chaitow L 2001 Modern neurological techniques, 2nd edn. Churchill Livingstone, Edinburgh.

Engel AG, Banker BQ 1986 Skeletal muscle types. In: Engel AG, Banker BQ (eds) Myology. McGraw Hill, New York.

Fryer G, Morris T, Gibbons P 2004 Relation between thoracic paraspinal tissues and pressure sensitivity measured by digital algometer. J Osteopath Med 7:64–69.

Gibbons P, Tehan P 2001 Spinal manipulation: indications, risks and benefits. Churchill Livingstone, Edinburgh.

Greenman P 1996 Principles of manual medicine, 2nd edn. Williams and Wilkins, Baltimore.

Han J, Stegen K, De Valck C et al 1996 Influence of breathing therapy on complaints, anxiety and breathing pattern in patients with hyperventilation syndrome and anxiety disorders. J Psychosom Res 41:481–493.

Janda V 1982 Introduction to functional pathology of the motor system. Proceedings of VII Commonwealth and International Conference on Sport. Physiother Sport 3:39.

Janda V 1996 Evaluation of muscular imbalance. In: Liebenson C (ed) Rehabilitation of the spine. Williams and Wilkins, Baltimore.

Kappler R 1997 Palpatory skills. In: Ward R (ed) Foundations for osteopathic medicine. Williams and Wilkins, Baltimore.

Keating J, Matyas TA, Bach TM 1993 The effect of training on physical therapists' ability to apply specific forces of palpation. Phys Ther 73:38–46.

Kolt G, Anderson M 2004 Psychology in the physical and manual therapies. Churchill Livingstone, Edinburgh.

Lewit K 1999a Chain reactions in the locomotor system. J Orthop Med 21:52–58.

Lewit K 1999b Manipulative therapy in rehabilitation of the locomotor system, 3rd edn. Butterworth-Heinemann, Oxford.

Licht S, Reed B, Held J 1988 Effects of sequential connective tissue massage on autonomic nervous system of middle-aged and elderly adults. Phys Ther 68:1231–1234.

Liebenson C (ed) 1996 Rehabilitation of the spine. Williams and Wilkins, Baltimore.

Lin JP, Brown JK, Walsh EG 1994 Physiological maturation of muscles in childhood. Lancet 343:1386–1389.

Lum L 1987 Hyperventilation syndromes in medicine and psychiatry. J R Soc Med 80:229–231.

Maitland G 2001 Maitland's vertebral manipulation, 6th edn. Butterworth-Heinemann, Oxford.

Melzack R 1975 The McGill Pain Questionnaire: major properties and scoring methods. Pain 1(3):277–299.

Melzack R 1987 The Short-form McGill Pain Questionnaire. Pain 30(2):191–197.

Pick M 1999 Cranial sutures: analysis, morphology and

manipulative strategies. Eastland Press, Seattle.

Simons D, Travell J, Simons L 1999 Myofascial pain and dysfunction:the trigger point manual, Vol 1, upper half of body, 2nd edn. Williams and Wilkins, Baltimore.

Stone C 1999 Science in the art of osteopathy. Stanley Thornes, Cheltenham.

Woo SLY, Buckwater JA 1987 Injury and repair of musculoskeletal soft tissues. American Academy of Orthopedic Surgeons Symposium, Savannah, GA.

推薦文献

Fryer G, Hodgson L 2005 The effect of manual pressure release on myofascial trigger points in the upper trapezius muscle. J Bodywork Mov Ther 9:248–255.

Melzack R, Katz J 1999 Pain measurement in persons with pain. In:Wall P, Melzack R (eds) Textbook of pain, 4th edn. Churchill Livingstone, Edinburgh, pp 409–420.

Selye H 1956 The stress of life. McGraw-Hill, New York.

第7章

マッサージとの併用により役立つ手技

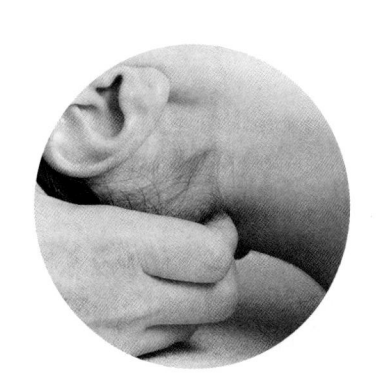

章目次

結合組織に焦点を当てた療法　71

神経筋テクニック　74

トリガーポイント・メソッド　78

マッスルエナジー・テクニック　80

ポジショナル・リリース・テクニック　85

統合的神経筋抑制(トリガーポイントの不活性化のための)　87

スプレー＆ストレッチ冷却法　88

統合的治療戦略　89

　この章では、マッサージ・セラピーと併用することにより効果の上がる手技について論じる。習熟を助けるために、実例と技術上達の練習法も入れておく。紹介する方法は以下のとおりである：

- 結合組織に焦点を当てた療法
- 神経筋テクニック
- トリガーポイント・メソッド
- マッスルエナジー・テクニック
- ポジショナル・リリース・テクニック
- 統合的神経筋抑制(トリガーポイントの不活性化のための)
- スプレー＆ストレッチ冷却法

結合組織に焦点を当てた療法

　結合組織の質は、一般的に、皮膚と皮下層の可塑性で評価される。肥厚し、癒着した筋膜は動きが少なく、皮膚はほんの少ししか滑らず、すぐにバインド(硬くて動かないところ)を感じる。健康な組織の場合、あらゆる方向に驚くほど遠くまで楽に皮膚は伸びる。頭痛と頸部痛のような筋骨格の不具合を治療する場合、まず考えるべき結合組織は、筋線維を束や区画にまとめて包み、さらにそれらをまとめて包んで筋を作り上げている筋膜である。筋膜の外側の層は筋の覆いとなり、全体の形を維持し、筋が他の構造にさまたげられることなく自由に動けるように外側をなめらかにする。筋膜も筋と同程度の弾性が必要である。頭部と頸部の構造は、硬膜や項靱帯、頭皮の結合組織など、多くの結合組織構造の影響を多分に受けている。

　筋膜は、伸ばしすぎや衝撃による外傷を受け、瘢痕組織や癒着が形成されることがある。だが、いちばん問題にな

るのは、長期にわたるストレスで生じる慢性変化である。筋膜は肥厚し、強靱になり、そのため可動性が限られ、浸透性が低くなる。これにより、その内側の筋機能が影響を受け、その自由な動きが制限を受ける場合がある。さらに、間質液が筋膜を自由に通り抜けられないと、筋は酸素や栄養を適切に摂れなくなり、新陳代謝時に老廃物を除去しにくくなる。

　結合組織は、筋膜の過度の緊張や肥厚をリリースするだけでなく、神経筋膜反射を通して自律神経系への影響を強いる。その部位の血流を刺激するので、皮膚は赤くなり、温かくなる。

　機能不全の大きな元凶となるのは、瘢痕組織によって形成される組織の癒着と線維化である。初期においては、瘢痕組織はきわめて粘着質になり、線維をくっつけてしまうことがある。筋が機能するためには、線維がそれぞれ平行になめらかに動けることが必要である。ところが線維がくっついてしまうと、このような動きができなくなり、患部は適切に機能しなくなる。時間がたつにつれ、線維はからまって線維性の腫瘤になってしまう。

　筋でない軟部組織であっても線維性癒着の影響を受けることがあり、肥厚して、柔軟性が減る。また、異なる構造のあいだにも癒着が形成されうる。たとえば、靱帯と腱のあいだや、筋と骨のあいだである。これは、動きと機能の両面でかなり制限を受けることにつながる。

　剪断力（物体の面が互いに逆方向に滑るはたらきを生み出す力）と屈曲力を使ったトランスバース・ストロークは、文字どおり癒着した部分を切り離すことで癒着を分かつことができる。線維は、分かたれるとまた機能的に動けるようになる。マッサージ法を効果的に用いると、灼熱感と局所痛を生み出したとしても、実際に損傷を与えることはない。癒着部自体には血管がないからである。マッサージが強すぎたり、回復初期にある組織に施したりすると、よけいにダメージを生む場合がある。

　密になった組織が大きな線維結節を作っている場合、その部位には血液循環がほとんどないか、まったくなくなっており、自然治癒のプロセスは望めない。マッサージで組織の柔軟化をはかり、血液の通りをよくして、治癒を促す必要がある。

　マッサージは、他の治療法ではできないようなやりかたで、特定の部位の組織を伸ばすことができる。経擦法（引張力）や揉捏法（屈曲力、ねじれ力）は、組織を引き離して、できるだけいろいろな方向に向けることで、その組織を伸ばすことができる（図7.1）。

　ほとんどの事例で、結合組織の治療に潤滑剤は用いない。効果を上げるには組織を牽引する力が必要で、潤滑剤はその力を弱めるからである。

　主として基質に影響を与える治療法では、ゆっくりした持続的な押圧や振動といった性質が必要とされる。不意に施したりしないかぎり、たいていのマッサージ治療は基質を柔軟にすることができる。叩打法や急激な押圧法は、牽引力を持った、ゆっくりと滑らせる手法ほどの効果はない。ゆっくりと引っ張る動作を含む揉捏法とスキン・ローリングは同じく効果がある。引張、押圧、拘束、剪断、ねじれといった機械的力の1つ、あるいはいくつかの組み合わせを導入し、適切に使用すれば、成果が得られる。

　ストレッチング・メソッドは、線維の構成要素に影響を与え、通常の線維の弾力性を超えるところまで線維を引き伸ばし、バインドを越えた塑性域に入れる。これにより、線維はリリースされ、ほどかれるか、治療上の（有益で、コントロールされた）炎症反応が起こる。この炎症反応は、線維に変化が生じたことを示すものである。

組織移動メソッド

　わかりにくい結合組織にアプローチするには、次のような組織移動の技術の習熟が頼りになってくる。以下にプロセスを挙げておく（図7.2）：

1. 皮膚にしっかりと、かつ優しくコンタクトすることを心がける。楽なポジションにある組織に最も効き目がある。
2. ゆっくりと下向きの、つまり垂直方向への圧力を大きくし、抵抗が感じ取れる箇所まで行く。このバリアは軟らかく、わかりにくい。
3. この箇所で垂直方向の圧力を加えたまま、今度は水平方向の牽引を加え、また抵抗が感じ取れる箇所まで行く。
4. 水平方向の圧力を維持し、待つ。
5. 組織が這う、ほどける、溶ける、滑る、震える、ねじれる、沈むような感じがする、あるいは何かそうした動きが感知される。
6. その動きを追い、組織にかけている緊張をそっと維持しながら、その動きのパターンを促し、組織が徐々にリリースされて波打つのを感じ取る。
7. ゆっくりと優しく、まず水平方向の力を、それから垂直方向の力を抜く。

　制限の方向に適用したツイスト＆リリース（ひねって解放する）揉捏法と押圧法は、こうした筋膜バリアもリリースすることができる。（図7.3）

　あらゆる結合組織マッサージ法で重視すべき点は、垂直・水平方向への加圧は実際に組織を動かし、引張、ねじ

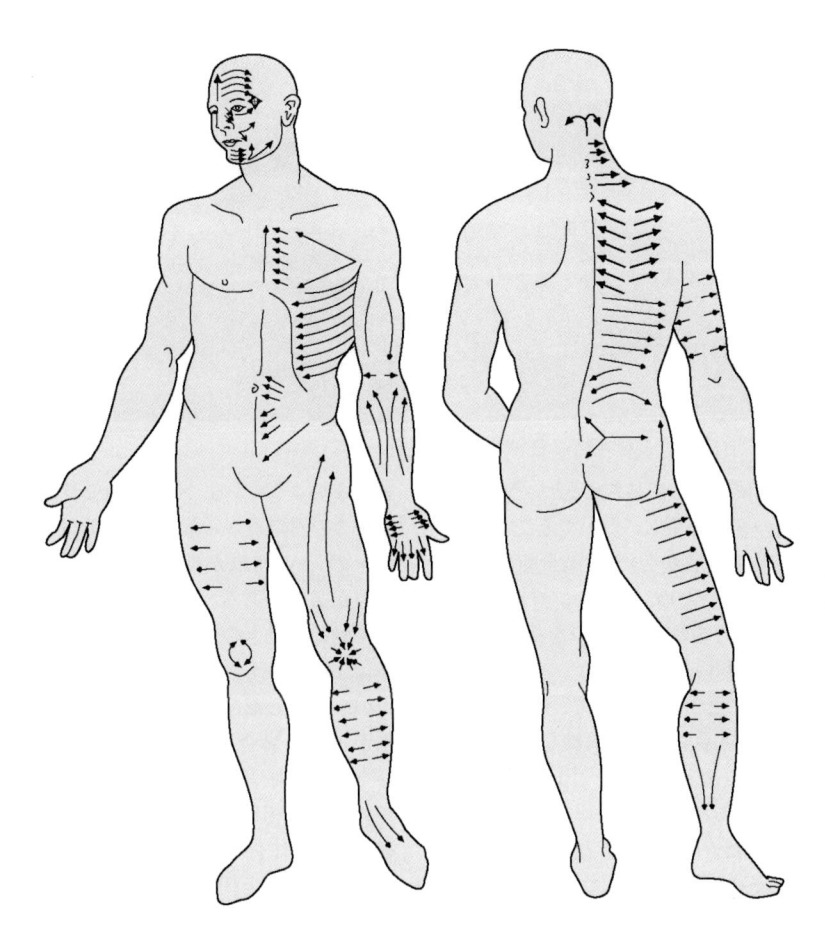

図7.1 結合組織マッサージの応用。Bindegewebmassageより修正して転載。このシステムは主に引張、屈曲、剪断、ねじれといった機械的力を取り入れている。

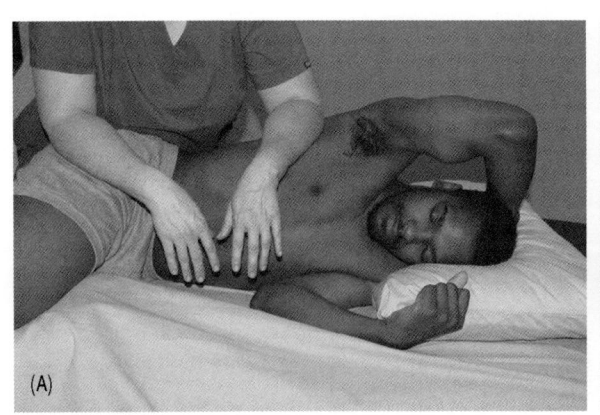

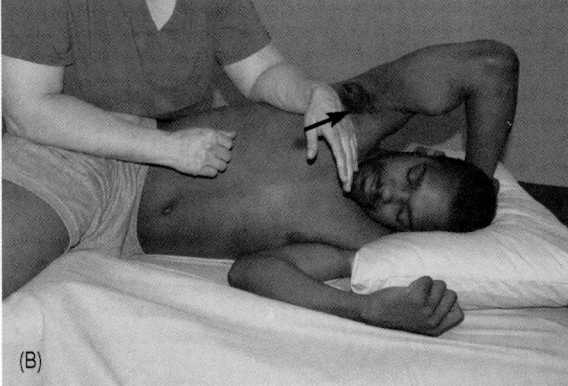

図7.2 組織移動。A：イーズ（楽なところ）で始める。B：バインドがあれば止める。

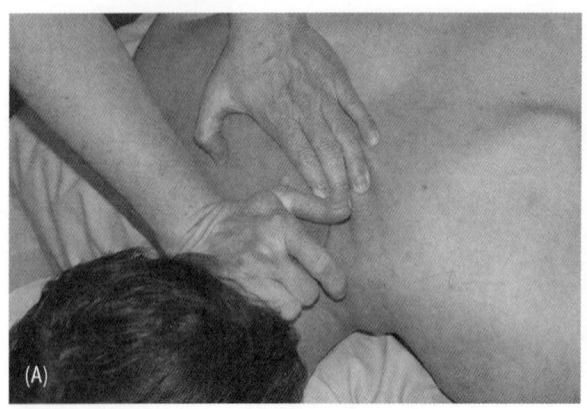

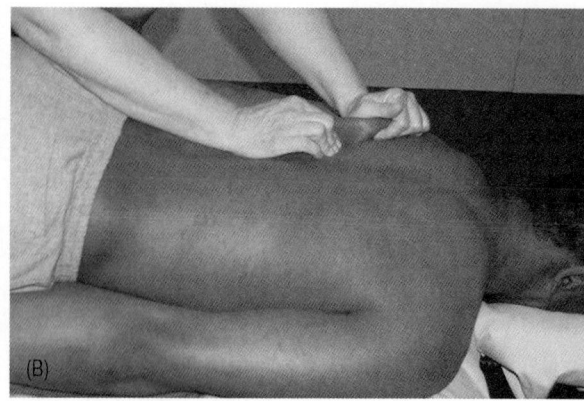

図7.3　組織移動。A：ツイスト&リリース、頸部。B：ツイスト&リリース、背中。

れ、剪断、屈曲といった機械的力を生じさせるということである。こうした力は基質の変化を促し、やがてそこにエネルギーが作り出されて基質を軟らかくする。結合組織パターンの発達度は個人差が大きいため、厳密なプロトコルや手順に従うシステムは、こうした複雑なパターンを扱うときにはあまり効果的でないことが多い。

皮膚をしっかりとつかむことが大事なので、ローションやオイルは使わない。両方の手あるいは前腕を使ってつかむこともある。ときには、皮膚との接触をより強くするためにタオルを使って施術することもある。

組織を動きやすい（動きたがっている）方向へ動かし、軟らかくなるまで数秒間そのままにする。マッサージ・セラピストが組織を楽な位置に保持しているときに、クライアントが筋を収縮させたりリラックスさせたりすることで、神経学的要素を加えることもできる。組織をバインドの（動くのをいやがっている）位置で保持しているあいだに、この手順全体を繰り返すこともできる。

このプロセスのバリエーションの中には、アクティブ・リリースや深層組織法（ディープティシュー・メソッド）のような理学療法のシステムの中にまとめられているものもある。

アクティブ・リリース

アクティブ・リリースでは、マッサージ・セラピストは消極的な圧力を加え、動くのはクライアントのほうである。線維化した組織または癒着した線維（あるいはその両方）の部位を評価により確定する。圧力を加えて、その部位を固定した位置に保持する。それから問題の組織をその固定点から離すように伸ばす。この固定点は、典型的なトリガーポイントに用いられるものと同じことが多い。

基本的な方法は、まず筋をリラックスさせ、関連する関節を動かすことで、他動的に短縮した状態に保つ。狙いを定めた圧力を癒着した線維のところに直接かけ、ここが

動かないようにする。それからセラピストは関節を動かし、筋をこの固定点から離すように伸ばす。筋を伸ばすときに、ターゲットの組織が動いたりしないように、加圧には充分な力が必要である。

他動的な動きの代わりに、動的な抵抗する動きが、筋を伸ばすのに使われることもある。このほうが、結合組織に狙いを定めるだけでなく、神経筋機能がかかわるため、効果が上がる場合がある。クライアントは、セラピストが狙いを定めて圧力を加え続けているあいだに、治療を受けている筋を相反抑制する拮抗筋を収縮させ、その部位を動かす。これをたやすく実行するには、関連している関節部分をゆっくりと円を描くように、あるいは蝶番関節の場合には前後に動かすように、クライアントに指示するとよい。（圧力を加えている手とは）反対の手か前腕を使って深層組織マッサージを施すことでも、加圧点から組織を離すように伸ばすことができる。関節を動かせない場合には、この方法が役に立つ。たとえば殿筋の治療の際、クライアントが腹臥位で、股関節を回して筋を伸ばすことが不可能な場合などである。

神経筋テクニック

神経筋テクニック（NMT）は、1930年代にヨーロッパで、伝統的な（インドの）アーユルヴェーダ・マッサージのテクニックと他のルーツから来た軟部組織法が合体して作られた。スタンレー・リーフ（カイロプラクター）と従兄弟のボリス・チャイトー（自然療法学博士、整骨療法学博士）が開発し、現在ではNMTとして知られている、経済的ですぐれた評価法（同時に治療法でもある）にまとめ上げた（Chaitow 2003a, Youngs 1962）。

NMTにはまた、カイロプラクターのレイモンド・ニモー

の仕事の中から生まれたアメリカ版もある（Cohen & Gibbons 1998）。NMTは、トリガーポイントの活動にはたらきかける効果的な手法である。

NMTの基礎

皮膚摩擦を避けるために、NMTでは必ず潤滑油を薄く塗る。主に皮膚にコンタクトするのは、（片方あるいは両方の）親指の先で、もっと正確に言うと親指の先の中央部である。部位によっては、人差し指や中指の先も用いられることがある。たとえば、肋間筋組織の評価（あるいは治療）のために肋骨のあいだに指を入れる場合、入りやすいからである。

神経筋・母指テクニック

セラピストは（理想を言えば）親指の腹の先を使って探り、これだという組織の密集／緊張に「出会う」と、組織のあいだに指を入れて、局所的機能不全を探し出す（図7.4）。

神経筋・指テクニック

セラピストは人差し指あるいは中指を使い、隣の指1本（あるいは2本）を支えにして、肋骨のあいだの組織を触診・評価し、局所的機能不全を探す。必要な圧力を親指では保持することができない場合、母指テクニックの代わりにこのやりかたが用いられる。

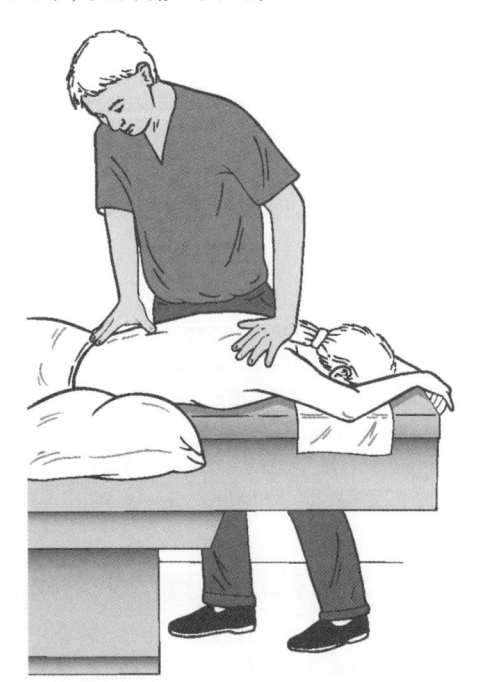

図7.4 NMT母指テクニック（Chaitow & Fritz 2006より許可を得て複写）。

姿勢と位置

セラピストの姿勢と位置は、NMTを施すときにはとくに重要となる。というのも、力を正確に適用することで、費やすエネルギーも、評価／治療に取られる時間も劇的に節約できるからである。

診察台の高さは、重心の移動が簡単にできるようにセラピストが足を少し広げてまっすぐに立ち、評価に使う腕の肘がまっすぐになる高さにする。そうすれば、セラピストの体重が腕からまっすぐに親指へ伝わるため、腕のほうに体を傾けるだけで、きわめて軽い力から充分な力まで、どんな力も必要に応じて加えることができる。

NMT母指ストローク

重要なのは、評価／治療する手の他の指が梃子の支点の役割を担うように、コンタクトのいちばん前に置くことである。そうすれば、親指で施すストロークが手のひらを横切り、ストロークを進めながら、薬指あるいは小指のほうへと向かうことになる。

他の指／梃子の支点はじっと動かず、一方、親指は聡明に手のひらを横切ってその支点のほうへ向かう。これが普通のマッサージのストロークとはまったく違う点で、普通のマッサージでは手全体が動くが、この方法では手は静止していて親指だけが動く。

評価の場合でも治療の場合でも、どのストロークも4-5、ほど進むと親指の動きは止まる。その時点で他の指／梃子の支点は、親指が進む必要のある方向へまた動くことができる。そのようにして親指ストロークは続けられ、組織を感じ取り、探っていく。

もう1つ、きわめて重要な要素がある。実はこれが親指コンタクトの真髄でもあるのだが、圧力を調節できるという点である（評価に用いる圧力は、最初はグラム単位）。そのため、どんなに線維質であっても、硬化あるいは収縮している構造物に出会おうとも、親指コンタクトなら、その中に「入り込み」、そこをかき分けていくことができる。

圧力の調節が可能なうえ、ある程度の振幅のあるコンタクトをするため、親指ストロークやコンタクトは「賢く」感じ取る能力を持ち、大きな圧力を使うときでも、組織に外傷を与えたり、あざを作ったりすることはほとんどない。

NMTの応用

診断評価に含まれるのは、表面的コンタクトが一度と、少しだけ深層に入るコンタクトが一度だけである。

評価が終わった時点で、治療することに決まると、今度はストロークが何度か、さまざまな角度から施される。問

題の構造物をリラックスさせる、引き伸ばす、収縮を抑制する、あるいは検査段階で見つかったトリガーポイントに取り組むためである。

関節の機能不全を評価（あるいは治療）するときには、1つの関節と関連しているあらゆる筋にNMTの処置をし、基部と末端部の付着部を調べること、筋腹にトリガーポイントや他の機能不全（線維症、収縮など）がないか調べることが提唱されている。

このメソッドに精通していれば、脊椎全体のNMT検査はほんの15分間ほどで終えることができる。しかし、ある特定の部位の診断・評価でおそらく充分である——たとえば頸部と背中上部一帯について、他の理学的療法や手法の診断や評価もあわせて行えばよい。NMTを効果的に使えば、患部が特定でき、離れた「ポイント」が見つかるだけでなく、さまざまな型のストレス帯、軟部組織の構造変化、収縮、短縮が見つかるはずである。

NMTの実習：指と母指のストローク

潤滑油を薄く塗布し、位置に着き、挿絵のように治療に使う手を置く（図7.4を参照）。四指を梃子の支点とし、ゆっくりと、加圧を調節しながら、親指（指の腹の先）で組織を感じ取る。

この練習を続け、連続したストロークを何度となく繰り返し、体／腕／手／親指の位置関係を、考えなくとも楽に作れるようにする。かける圧力を変化させて、組織の緊張

ボックス7.1　トリガーポイント理論の推移

どのような経過でトリガーポイントが発現するかを説明しようとする理論だけで、主なものが3つ（とマイナーな理論が多数）存在する。

1. エネルギー危機説

これは、トリガーポイント形成に関する最も初期の説である（Bengtsson et al 1986, Hong 1996, Simons et al 1999）。

この理論によると、筋への要求が増し、おそらく非常に小さなトラウマ（マイクロトラウマ）が繰り返されることか、あるいは実際の損傷（マクロトラウマ）が原因となり、筋細胞からカルシウムが放出され、サルコメア（筋節）が短縮する。このため正常な血液循環が妨げられ、組織の受け取る酸素が減少してしまう。筋細胞は充分なエネルギー（アデノシン三リン酸（ATP））を作り出すことができなくなり、短縮したサルコメアはリラックスできなくなる。

代謝で発生した老廃物が貯まり（Simons et al 1999）、このため知覚神経（侵害受容器）の興奮と過敏化により痛みが起こる。

この考えは、ベングツソンほか（1986）により、部分的に支持された。

2. 運動終板（エンドプレート）説

運動神経は、運動終板（エンドプレート）で筋細胞と連結している。

研究により、どのトリガーポイントにも異常な電気的活動を生み出す非常に小さな部位（ローカス）があることがわかった（Hubbard & Berkhoff 1993）。このローカスは通常、運動終板で見られる（Simons 2001, Simons et al 2002）。

筋電図（EMG）で確認される活動は、神経細胞がアセチルコリン（ACh）を過剰に放出する結果だと思われる。これが収縮をもたらすいくつかの要素を活性化させるおそれは充分にあり、ある程度の筋の短縮の原因になるおそれもある（Simons 1996）。

上に挙げた2つの理論（エネルギー危機説と運動終板説）を組み合わせると、トリガーポイントの発現原因を説明する助けとなる基本モデルができる。3番目の説を見てみよう。

3. 神経根障害モデル

研究者の中にはまったく違うモデルを提唱する者もいる。神経学的原因がまず存在し、トリガーポイントは二次的な現象だという（Gunn 1997, Quintner & Cohen 1994）。

ガン（1997）は、筋筋膜疼痛はしばしば椎間板の変質が原因で起こるが、この椎間板変質が神経根圧迫と傍脊椎筋痙攣を引き起こすとしている。これは、神経根の網の中にある組織を過敏にし、興奮させ、末梢で筋痙攣を引き起こす神経障害の1つの型として説明されている（手根管症候群は神経障害である）。

4. ポリモーダル説（図7.5）

ポリモーダル受容器（PMR）説では、トリガーポイントは過敏になった神経組織（ポリモーダル受容器と呼ばれる痛覚受容器／侵害受容器）にすぎないと説いている。

PMRは侵害受容器の一種で、機械的鍼刺激、温度刺激、化学的刺激に反応する。その知覚の末端部は自由神経終末であり、全身のさまざまな組織に存在する（Kawakita et al 2002）。

どの理論、あるいはどの複数理論の組み合わせが実際に正しいと証明されようが、これらの有害で不快なトラブルメーカーが大きな痛みと機能不全を引き起こすという事実は変わらない。

ボックス7.1　トリガーポイント理論の推移——つづき

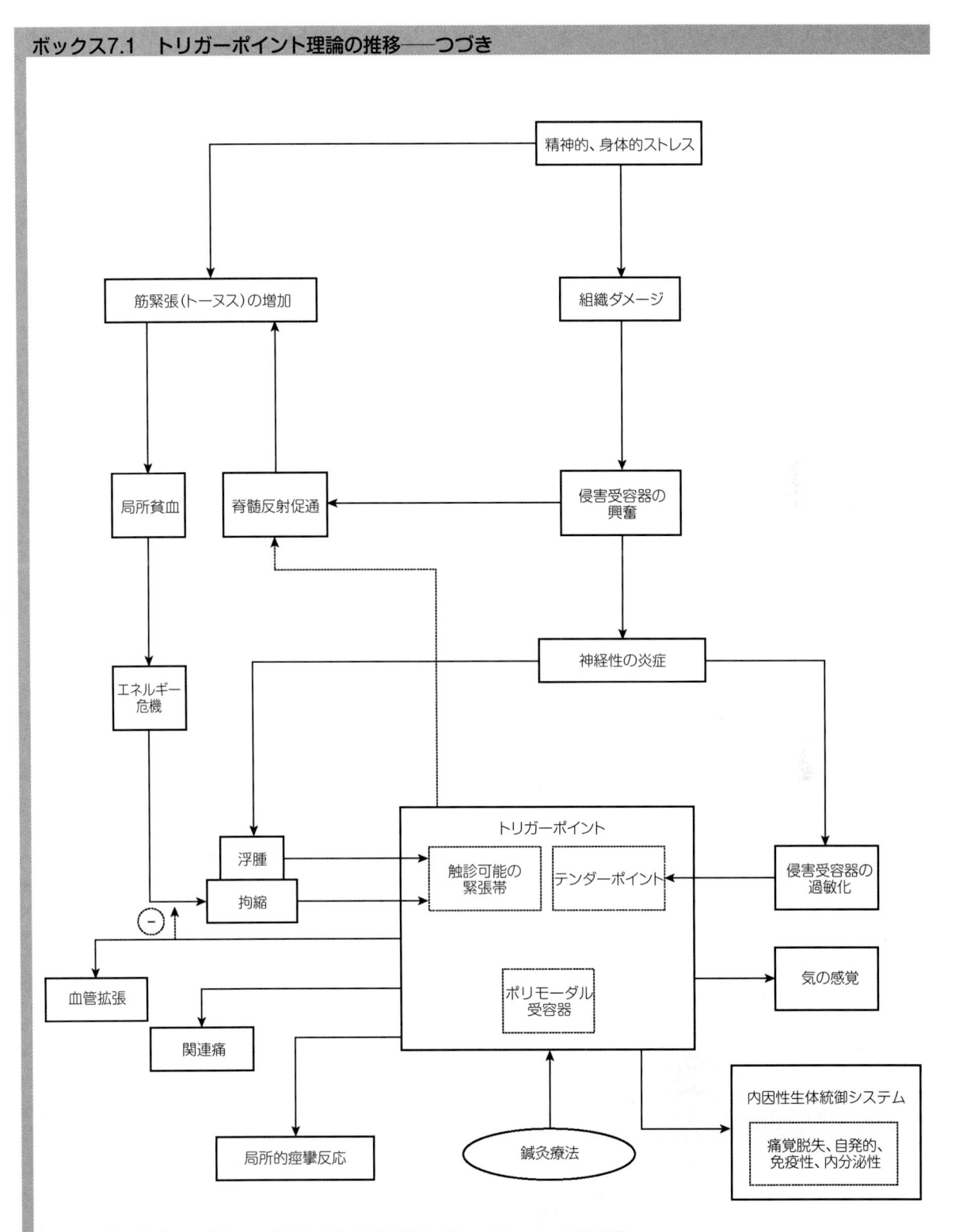

図7.5　鍼灸療法でのポリモーダル受容器の仮説（出典：Kawakita et al 2002）。

を探り当てること、そして必要なときには、まっすぐに伸ばした腕を通して体重を伝え、圧力を増加させることに注意を向ける。

それとともに、指ストロークにも習熟しておく。とくに、湾曲した部位では、少し曲げた指を（隣の指1本で）支えながら、ゆっくりと慎重に、探るようにして自分のほうに引いてくる。目的は情報を得ることなので、クライアントによけいな不快感を与えないこと、触診している自分の手にストレスをかけないことを心がける。

治療を施すときのNMTメソッドは、機能不全を起こしている組織を修正するため、もっと圧力を加えるが、練習の段階では、できれば「情報を集める」ことだけに集中し、治療はしないほうがよい。そのうち習熟してくれば、治療と評価の境目がなくなってきて、両者は表裏一体となるはずである。

見つけたことはすべて記録しておこう。触れると痛む部位、ストレス帯、収縮している筋線維、浮腫のある部位、小結節のある組織、緊張亢進の部位、トリガーポイントなど。トリガーポイントの場所がわかれば、そのターゲット部位も記しておく。

トリガーポイント・メソッド

トリガーポイント理論の推移については、ボックス7.1にまとめた。

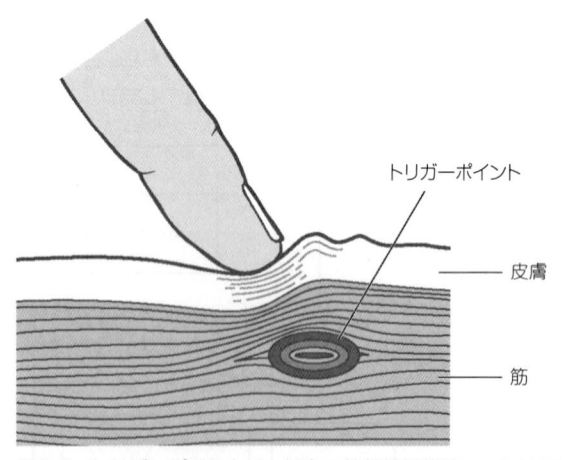

図7.6 トリガーポイントは、任意の軟部組織構造——たいていは筋または筋膜（あるいはその両方）——に含まれる、局所的促痛（神経経路の中を興奮が通りやすくなること）を伴う部位である。場所を特定するには、皮膚から、あるいは深部での触診が必要な場合がある（Chaitow 2003a）。

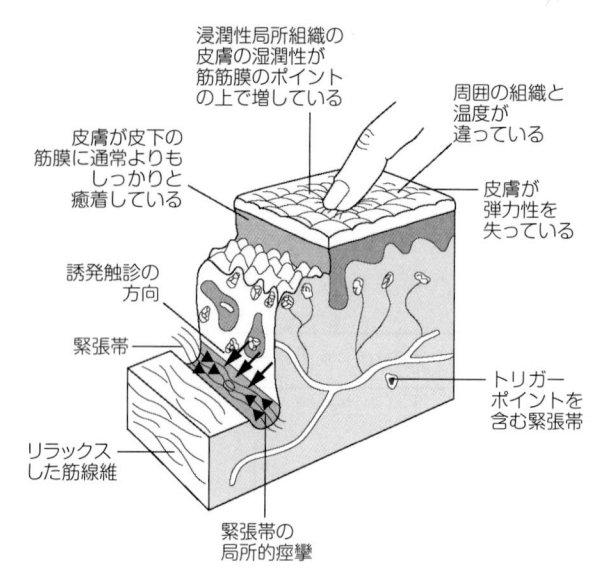

図7.7 筋筋膜トリガーポイント部位にある組織の変異した生理機能。

活性と潜在性のトリガーポイント

活性・筋筋膜トリガーポイント（図7.6）の痛みの特徴は次のようなものである：

- 圧力を加えると、活性トリガーポイントは痛みを生じる。それは関連痛（すなわち、症状が加圧点から離れた場所で感じられる）か、放散痛（すなわち、症状が加圧点から広がる）のどちらかである。
- 関連痛あるいは放散痛の症状には、痛み、ちくちく感、しびれ、灼熱感、かゆみなどの感覚が含まれ、最も大事なのは、活性トリガーポイントでは、こうした症状に患者は覚えがある（慣れている）ということである。
- 活性トリガーポイントの兆候にはほかに、「ジャンプ・サイン」がある。緊張帯や線維性攣縮などの触診可能な兆しである。

潜在性・筋筋膜トリガーポイントの痛みの特徴は次のようなものである：

- そこを押されるまで、たいてい患者は潜在性トリガーポイントの存在に気づいていない（すなわち、活性トリガーポイントと違って、潜在性のものは自発的痛みをめったに発しない）。
- 圧力を加えると、潜在性トリガーポイントはたいてい痛みを生じる。それはおそらく関連痛（すなわち、症状が加圧点から離れた場所で感じられる）か、放散痛（すなわち、症状が加圧点から広がる）のどちらかである。

ボックス7.2　頸部・頭部・顔面における関連痛と主なトリガーポイントの場所

下に示した上頸部、頭部、顔面の図はすべて、*Clinical Application of Neuromuscular Techniques, Volume 1, Upper Body*より転載した。この本には、これらの部位の評価や治療に役立つ詳細な図が載っている（Chaitow & DeLany 2000）。

- 頭板状筋：この筋には主要なトリガーポイントの場所が2つあり、頭頂部と側頭部（上部のトリガーポイント（TrP））、および側頸部（下部のTrP）に関連痛を起こしうる（図7.8）。
- 後頭下筋と頭半棘筋：これらの筋にあるトリガーポイントは、上部板状筋（側頭部、耳のすぐ上から前額部にいたる部位）のトリガーポイントとよく似たパターンの関連痛を起こす。
- 広頸筋：広頸筋トリガーポイントの関連痛の発現場所は、顔面にいたる胸鎖乳突筋の関連痛ゾーン（以下を参照のこと）と一部重なっている。
- 胸鎖乳突筋部：胸鎖乳突筋部には多数のトリガーポイントの場所があり、慎重な評価を必要とし、たいていはフラット法やピンサー・グリップを使う。
- 側頭筋：非常に力強い側頭筋にはさまざまなトリガーポイントの場所があり、顔面、頭部、顎（歯も含む）に関連痛を起こす。
- 咬筋：咬筋トリガーポイントは歯、顎、顔面、副鼻腔に関連痛を起こす。

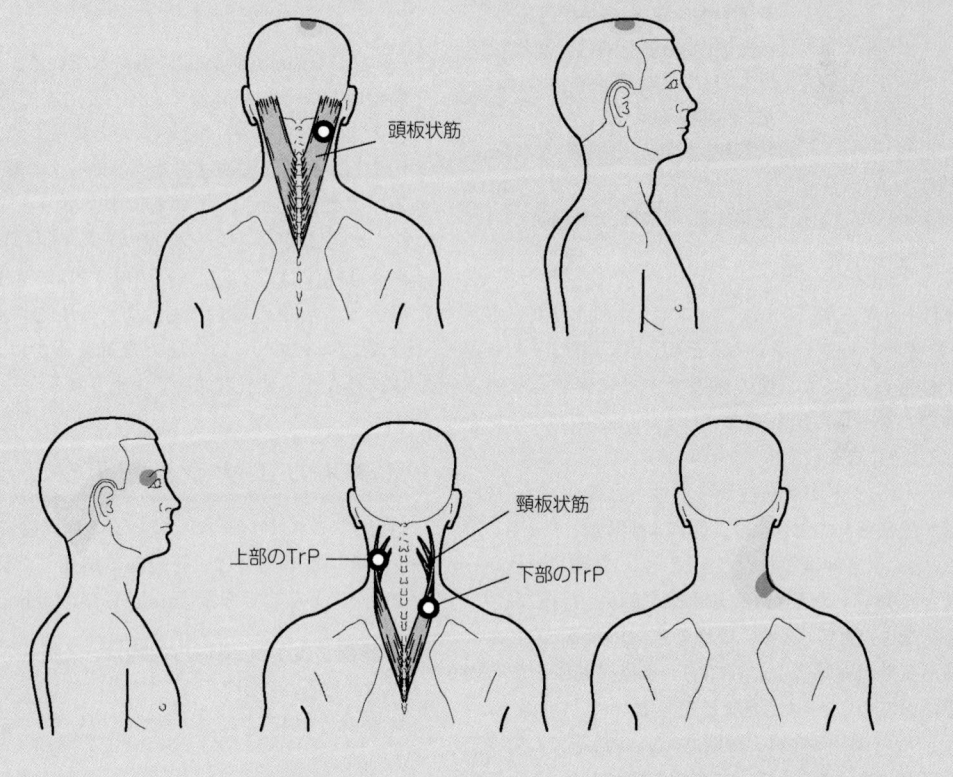

図7.8　2つの板状筋トリガーポイントの関連痛ターゲット・ゾーン

- 症状、つまり、痛み、ちくちく感、しびれ、灼熱感、かゆみなどの感覚に患者はなじみがない、あるいは過去に感じたことがあっても最近経験したものではないなら、これは潜在性・筋筋膜トリガーポイントである（図7.7）。

頸部・頭部・顔面における関連痛と主なトリガーポイントの場所は、ボックス7.2に図で示した。キー・トリガーポイントとサテライト・トリガーポイントについてはボックス7.3で概説する。

ボックス7.3　キー・トリガーポイントとサテライト・トリガーポイント

キー・トリガーポイント	サテライト・トリガーポイント
胸鎖乳突筋	側頭筋、咬筋、二腹筋
上部僧帽筋	頭筋、咬筋、板状筋、半棘筋、挙筋肩甲挙筋、大菱形筋
斜角筋	三角筋、橈側手根伸筋、総指伸筋、尺側手根伸筋
頭板状筋	側頭筋、半棘筋
棘上筋	三角筋、橈側手根伸筋
棘下筋	上腕二頭筋
小胸筋	橈側手根屈筋、尺側手根屈筋、第1背側骨間筋
広背筋	上腕三頭筋、尺側手根屈筋
上後鋸筋	上腕三頭筋、広背筋、総指伸筋、尺側手根伸筋、尺側手根屈筋
深部傍脊柱筋	大殿筋、中殿筋、小殿筋、梨状筋、ハムストリングス、脛骨筋、長腓骨筋、腓腹筋、ヒラメ筋
腰方形筋	大殿筋、中殿筋、小殿筋、梨状筋
梨状筋	ハムストリングス
ハムストリングス	長腓骨筋、腓腹筋、ヒラメ筋

進行

- 潜在性トリガーポイントは、いつでも活性トリガーポイントに変わる可能性がある。そのときには「よくある連日性頭痛」になるか、他の原因ですでに経験している痛みのパターンに加わるか、あるいはそのパターンを広げることになる。
- トリガーポイントが潜在性から活性へと変化するのは、組織が酷使されたとき、過負荷により緊張したとき、冷えたとき、引き伸ばされたとき（とくに、急激にそうなった場合）、短縮したとき、（交通事故や転倒、打撲などで）外傷を受けたとき、あるいは他の永続的要因（たとえば栄養不良や表在呼吸など）により、組織の健康を最善の状態に保てなくなったときなどである。
- 活性トリガーポイントは、短期あるいは長期にわたって関連痛が治まったことで、潜在性トリガーポイントに変わることもある。また、これという明白な理由もなく関連痛が戻り、再活性化する場合もある。

萌芽期のトリガーポイント

軟部組織にある痛覚過敏点で、加圧されると、まれに痛むが、関連痛や放散痛を起こしたりしないものを、萌芽期のトリガーポイントと呼ぶ。これは軟部組織が妨害を受けているか、機能障害を起こしている箇所で、ほかに充分なストレス（酷使など）が加わると、時間の経過とともに、まず潜在性、やがて活性のトリガーポイントになるおそれがある。

アタッチメント・トリガーポイントとセントラル・トリガーポイント

トリガーポイントが筋の中央（筋腹）近く、つまり運動神経の終板近くに位置する場合、セントラル・トリガーポイントと呼ばれる。筋の付着部近くに位置する場合、アタッチメント・トリガーポイントと呼ばれる。

主要なトリガーポイントの場所は、筋の基部（始点）と末端部（付着点）の付近が多い。NMTではここに注目し、他のほとんどのシステムよりも効率的に、その情報を探っている。

リーフ（Chaitow 1992に書かれているように）は、毎回の診察時に、それが評価であろうと治療であろうと、同じ一連のコンタクトを続けるべきだと提唱した。両者（評価と治療）はいずれも決まったストロークの繰り返しで、加える圧力の程度が違っているにすぎない。

しかしながら、リーフの勧めは、毎回同じ治療をするという意味ではない。というのも、NMTの真髄は、評価の場合でも治療の場合でも、加える圧力が調節可能だということで、どのくらいの圧力を加えるかは、問題の組織自体に存在する変化によって決定されるからである。

マッスルエナジー・テクニック

マッスルエナジー・テクニックの病因論によると、筋骨格システムの不具合は、筋短縮に関連した機能不全を含むことがほとんどである（Janda 1978、Liebenson 1996）：

- 評価しようとしている組織は、緊張しているか、リラックスしているか？
- 触診している手は、「イーズ」と「バインド」を判別できるか？

これらについては、触診している手あるいは指に組織が感覚として教えてくれるので、この2つの特徴に最大の注意を払っていれば、組織は現在どの程度の活性状況か、快適か、苦痛か、その度合いを自らが語ってくれる。ウォード（1997）は、「緊張は束縛を示唆する一方、弛緩は、神経からの抑制のあるなしにかかわらず、関節または軟部組織（あるいはその両方）のゆるみを示唆している」と言っている。

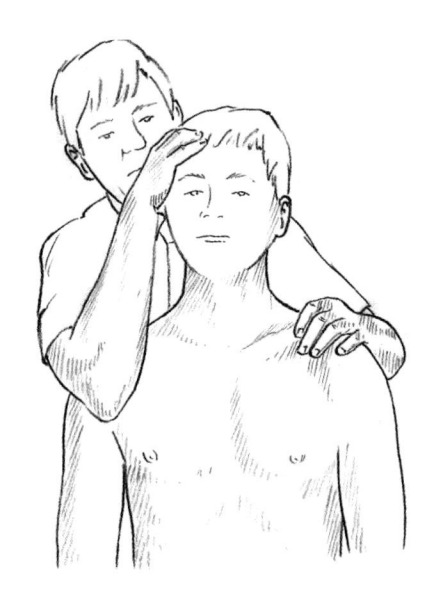

図7.9A マッスルエナジー・テクニック。この例では、首を左方向に曲げたり回したりするのが困難な患者を、現在のバリアのすぐ手前に保持し、その抵抗に反発して頭を右に回そうとする力によって等尺性収縮をかけようとしている。

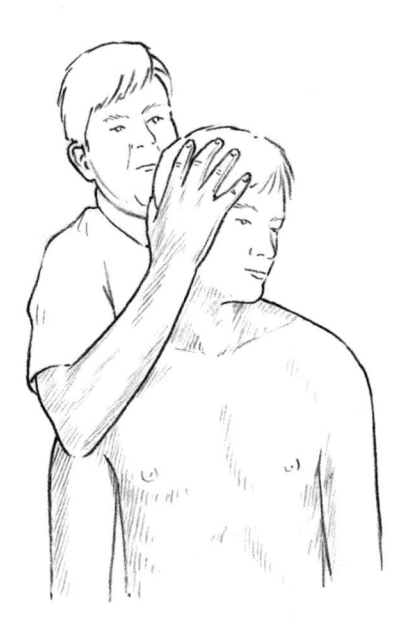

図7.9B 図7.9Aで説明した等尺性収縮により、施術者は患者の首を左方向に曲げたり回したりすることがかなりできるようになる。

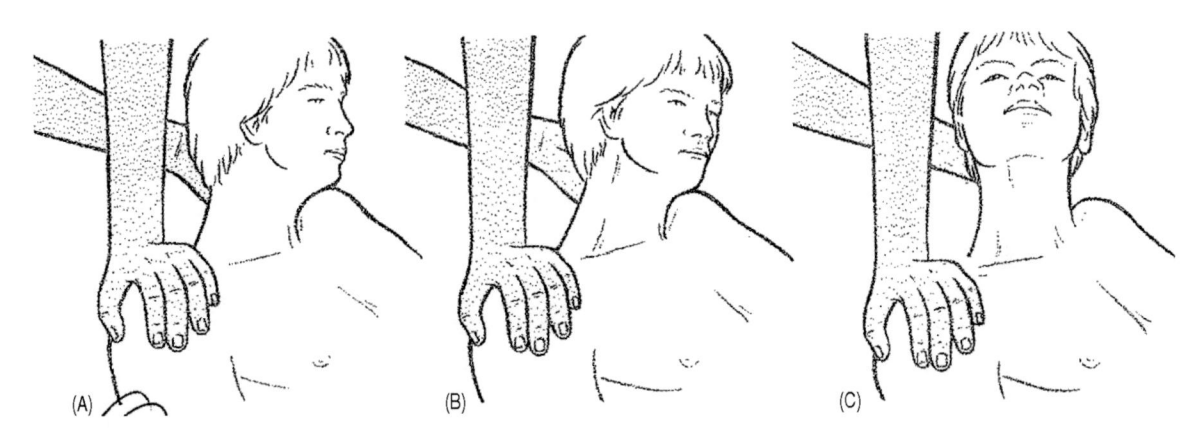

図7.10 右側上部僧帽筋のMET治療。A：後ろの筋線維。B：真ん中の筋線維。C：前の筋線維。ここ（後ろと真ん中は、筋線維につながる位置であればどこでもよい）でのストレッチングは、固定した頭から肩を離すように動かす方法での等尺収縮によってなされ、首や頭自体には力をかけていないことに要注目。

　弱化（正常な緊張の欠如）が明らかに大きな要因である場所では、拮抗筋が短縮して、正常な緊張を相反抑制していることが多いので、弱化した筋を強くする努力に先立って、緊張亢進の拮抗筋を適切な方法（たとえばMET）で手当てする。すると、以前は低緊張あるいは比較的弱化していた筋で、自然発生的に正常な緊張を取り戻そうとする動きが生じる。

　拮抗筋を手当てしても正常な緊張が欠如したままであれば、そのときは、弱化した筋を正常に戻すことに焦点を置くべきである（Lewit 1999）。

マッスルエナジー・テクニック概論

　短縮・硬化した筋（主導筋）を7秒間ほど等尺に軽く収縮させると、等尺性収縮後のリラクセーション（PIR）と呼ばれる現象が見られる。このとき、以前は短縮していた筋をより効果的に伸ばすことができる。

　短縮・硬化した筋の拮抗筋を軽く収縮させることで、

相反抑制（RI）と呼ばれる現象が生じ、このときも、以前に短縮していた筋をより効果的に伸ばすことができる。

「伸張に対する耐性増加」（ITS）と呼ばれるプロセスは、主導筋――伸ばす必要のある筋――あるいはその拮抗筋の等尺性収縮（すなわちMET）により生じる。このITS現象の意味するものは、等尺性収縮をかけない場合よりも（筋がよりリラックスするので）、ストレッチに大きな力を導入しやすくなるということである。これは、神経的変化が起こって患者の敏感度が減るためである（Ballantyne et al 2003、Rowlands et al 2003）。

このテクニックの狙いは、短縮した筋あるいはその拮抗筋を収縮させて、正常な緊張状態を取り戻し、そして、もっと楽に筋を伸ばせるようにすることである（図7.9、7.10）。

どのメソッドを選ぶべきか――PIRかRIか？

先に述べた2つのメソッドのうちどちらを選ぶか（PIRかRIか）――主導筋とその拮抗筋のどちらを収縮させるか――を決める要因は、痛みの存在であることが多い。

PIRを用いているときには、問題の、短縮している筋が収縮されることになる。その部位がかなり痛みを伴う状態なら、どんな収縮でもさらに痛みを引き起こす可能性があるので、この筋を使うのを避け、代わりに拮抗筋を使うほうがよい。ゆえに、短縮している筋が過敏になっている場合、METでは拮抗筋の使用（つまりRI）が最初の選択になる。

のちに、MET（あるいは他の）メソッドを使って痛みが軽くなった時点で、PIRテクニック（RIメソッドで使われる拮抗筋ではなく、すでに短縮している筋の等尺性収縮を使う）を施してみるとよい。

だいたいにおいて、治療にどのメソッドが最も適しているかは、症状がどの程度急性か慢性かということが決定の一助になる。どちらのメソッドも（PIRもRIも）、伸張に対する耐性をある程度増加させる。

METの主な変動的項目

主な変動的項目で調節可能なものは：

- 収縮させる時間と、収縮を繰り返す回数。
- 収縮時に使われる作用力の総量（等尺性収縮で利用する作用力は、関連の筋が出せる力の総量よりも常にずっと少なくてはならない）。
- 引き出す作用力は常に控えめにコントロールすること。作用力の大きさは、筋あるいは筋群が出せる力の一部のみを利用するようにコントロールし、最初の収縮で利用するのは、出せる力の4分の1以下にとどめるべきである。これはけっして正確な数値ではないが、患者がコントロールしている収縮部位とセラピストが加えるその逆の力とのあいだで格闘が繰り広げられるのは望ましいことではない。

- 最初の収縮はゆっくりと始め、その後の収縮では作用力を増したとしても、その筋が出せる総力の半分を超えてはならない。
- 等尺性収縮をかける時間は、通常、最初から最後まで、収縮状態を7秒間保つ程度にする。
- 最初と最後の収縮は、必ずゆっくりとかける。けっして突然始めたり終えたりしてはならない。
- 筋の力を円滑に引き出し、終わるときは収縮のスイッチをゆっくりと切ることを常に心がける。これにより、損傷やねじれを防ぎ、最上の効果を望むことができる。
- 収縮は常に、短縮した筋を限界に近い場所に保持した状態で始める。危険なので、すでに伸びている状態からはけっして始めないこと。
- 等尺性収縮のあと、患者の力を借りて、筋を以前のバリアを越えたところまで動かして、少し伸びた状態にし、じっくりと伸ばすため、少なくとも30秒間そのまま保持する。
- 痛みを引き起こしてはならない。痛みが出た場合は、筋に過度の伸びをかけたおそれがある。
- ストレッチはそれぞれ2度繰り返す。

METの実習（Goodridge & Kuchera 1997, Greenman 1996）

実習1：等尺性収縮後のリラクセーション（PIR）――上部僧帽筋

- ターゲットとしている部位が孤立するように患者の位置を定める。この例では、患者は側臥位である。
- 患者の頭を持ち、ゆっくりとバインドのほうへと問題の部位をゆるめていき、抵抗のバリア（この「最初のバリア」は、頭を動かしているときに、作用力が増したことで感じ取れる）に到達したところで止める。
- もう一方の（触診している）手は他動的に肩に置き、検査が必要な肉（上部僧帽筋）を触診する。
- 触診している手は皮膚に触れていなければならず、評価されている組織の輪郭にぴったりと沿わせるが、圧力はまったく加えず、完全にリラックスさせておくべき

- 触診している手のほうでも、緊張／バインドが増す感覚のおかげで、バリアを感じ取れるはずである。
- 体の両側をテストすれば、頭部と頸部の屈筋側面が両側とも硬化・短縮しているか、あるいは片側だけかを評価することができる。
- 両側が硬化・短縮していても、片側のほうが制限がより大きい場合がある。制限の大きいほうから先にMETを使って治療する。
- バインドの最初の兆候が認められた箇所を、抵抗バリアとして覚えておく。
- 最初の抵抗の兆候(すなわち、バインドが最初に認められた箇所)を確認し、適切に使うことが、METをうまく使うための基本となる。

実習2：METを使った、短縮の治療

- 患者に、しっかりと固定した抵抗に反発して、出せる力の20％以上は使わずに、頭を肩のほうにそっと戻すように求める。この例では、患者はバリアから頭を離そうとしており、一方、セラピストは患者の頭をしっかりと固定して、患者が押し返せるような堅固な土台を提供している。
- 患者は拮抗筋を収縮させており、その筋をリリースしてやる必要がある(その筋は、リリースされると制限が少なくなって、以前よりよく動くようになるはずである)。
- 等尺性収縮はゆっくりと導入し、急な動きや、ぐらつき、弾みが返ってくることのないようにする。収縮に反発する抵抗だけが返ってくるように維持すれば、セラピストに負担はかからないはずである。
- 収縮は7-10秒間維持すること。これにより、ゴルジ腱紡錘に「負荷」がかかると考えられている。神経学的には、錘内筋紡錘線維に影響を与え、筋緊張を抑制し、筋が新たな静止長／抵抗バリアを作用力なしに得る機会を提供する(Scariati 1991)。
- 患者に、「ゆっくりと、完全に力を抜いてください」と指示する。一方、セラピストは、患者の頭部を先ほどと同じ抵抗バリアの位置に維持する。
- 患者に、息を吸ったり吐いたりし、息を吐くときには完全にリラックスするように求める。それからストレッチを導入し、組織を以前の抵抗バリアをちょうど越えたところまで持っていく。
- その(今)リラックスしている部位をバリアのほうへ持っていってバリアを完全に越えるが、患者に少し協力してもらうとやりやすい。ストレッチを30秒間保持する。

- 収縮、リラックス、患者の協力を得てストレッチ、という手順(理想を言えば、それぞれの収縮のあいだに休息時間を設ける)を少なくともう一度繰り返す。

実習3：相反抑制(RI)——大胸筋部分

- この例では、抵抗に反発して腕を外転運動(すなわち内転筋短縮)させる。
- バリア、つまり制限／バインドを最初に感じたところで、腕はバインドに入ったとみなされるので、そこから腕を中央のほうへほんの少し(2、3°だけ)戻す。
- 患者に、この位置から、出せる力の20％以上は使わずに、(制限バリアのほうへ持っていって)バリアを完全に越えるまで動かしてみるように求める。一方、セラピストは患者の作用力に抵抗をかける。
- 7秒間たったら、収縮の終わりに続いて、患者に「力を抜いてリラックス」するように求め、息を吸って吐いたあと、さらにリラックスするように指示する。今度は、患者の協力のもと、腕が新たなバリアを越えるように導く。
- このストレッチを少なくとも30秒間保持する。

MET——よくある間違いと禁忌

グリーンマン(1996)は、METの重要事項のいくつかを以下のようにまとめている。

METでは患者側が行う筋収縮があり、それは：

- コントロールされた位置から始める。
- ある特定の方向に向ける。
- セラピストから、それとわかる逆の力をかけられる。
- 収縮の強さはコントロールさせられる。

MET使用時の患者側の間違い(セラピストからの不適切な指示が原因であることが多い!)

- 収縮が強すぎる(対処法：はっきりした目標を指示する。たとえば「力の20％だけ使いなさい」など、より適切な言葉で指示する)。
- 収縮の方向が違う(対処法：わかりやすく正確な指示を出す)。
- 収縮を維持する時間が充分でない(対処法：ゆるめていいと言われるまで収縮させておくように患者に指示し、維持する時間をあらかじめ教えておく)。
- 患者が収縮のあとで完全にリラックスしていない(対処法：力を抜いてリラックスさせたあと、「完全にリラックスしてください」と言いながら、深呼吸を一、二度させる)。

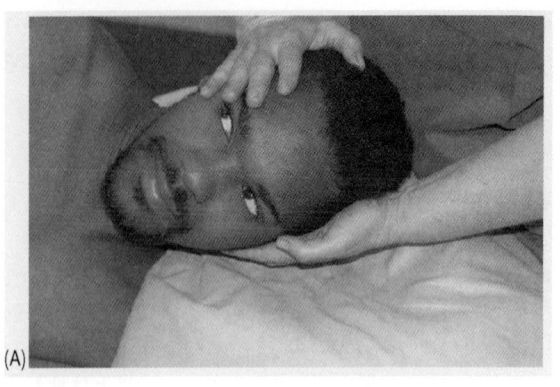

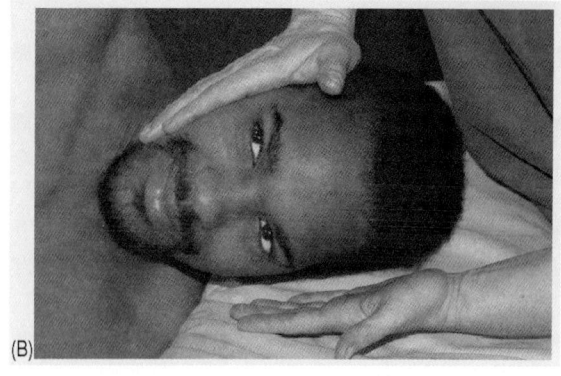

図7.11 脈動的マッスルエナジーの手順の一例。A：ターゲットの筋を孤立させ、逆圧がかけられるように位置を定める。　B：患者は筋を前後に脈動させ、そのあとその筋を伸ばしてみる。脈動的マッスルエナジー法は、患者にとって実行が難しい場合がある。脈動的収縮は小さく正確なものであること。脈動的動きを促すには目を左右に動かしてもよい。

MET適用時のセラピスト側の間違い

- 抵抗バリアに対して関節や筋の位置のコントロールが不正確である（対処法：何が求められているかを明確にイメージして、それを適用する）。
- 収縮に対する逆の力が不適切である（対処法：患者の力にきちんと合わせる）。
- 逆の力をかける方向が不適切である（対処法：最大限の効果が得られるように正確な方向を守る）。
- 筋収縮のあと、新たな位置に移るのが早すぎる（対処法：次の位置に移る前に、患者が完全にリラックスできるようにゆっくりと時間を取る）。
- 患者に出す指示が不適切である（対処法：患者が協力できるように的を射た指示を出す）。
- セラピストが、軟部組織の伸長を促すのに必要なだけの時間、ストレッチ位置を維持していない（対処法：30秒間維持するのが理想的。数秒間では話にならない）。

METの禁忌と副作用

なんらかの病変が疑われる場合には、正確な評価が下されるまで、METを使用してはならない。病変（骨粗鬆症、関節炎など）があるからといってMETが使えないわけではないが、その病変に応じて調整ができるように（作用力の強さ、繰り返す回数、ストレッチを導入するかどうか、など）、病変の存在が確定されている必要がある。

痛みを引き起こしてはならないということ以外に禁忌はない。

脈動的MET（Ruddy 1962）

METの別のバリエーションで、強力で有益なものがある。脈動的METである。

この簡単な方法は、同時に多くの変化を効率的にもたらすので、非常に有効であることが認められている。この方法は、局所の神経支配にはたらきかけるので、組織の血液循環や酸素供給、収縮の減少などを改善する。

この方法では、効果のほどは、患者本人が送り出す「脈動的」作用にかかっている。脈動はごく軽いもので、「ぐらつき」や「弾み」のないように、関連の筋をかすかに活性化させるだけにする（図7.11）。

脈動的METを1人で実行する例

- テーブルに向かって座り、テーブルの上に両肘をつき、頭を無理のないところまで前に倒し、額を両手につける。
- 脈動的リズムを使って、手にしっかりと額を押しつける、1秒間に2拍のペースで（両手に向かって）押すことを10秒間続ける。
- 20拍終わったら、首の前方への曲がり具合をもう一度テストする。以前よりももっと下まで、よりたやすく曲がるはずである。

この方法は、その部位の筋、とくに屈曲にかかわる筋をリラックスさせるもので、楽な屈曲を阻害している首後部の筋へ20の小さな相反抑制「メッセージ」を送り出している。

脈動的METは体のどこの部位でも、制限された筋や関節に使える。ルールは簡単で、患者を制限バリアに向かわせ、セラピストは（両手を使って）抵抗をかける。そのあいだ、患者はバリアに向かってリズミカルに脈動を刻む。痛みを感じるようではいけない。10秒間に20拍の脈動が終わったあと、バリアは後退しているはずで、その新たな

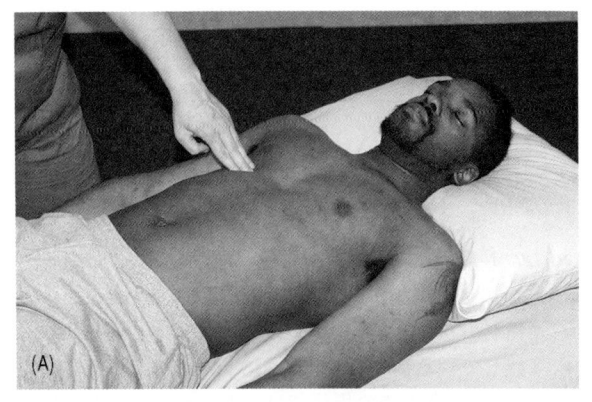

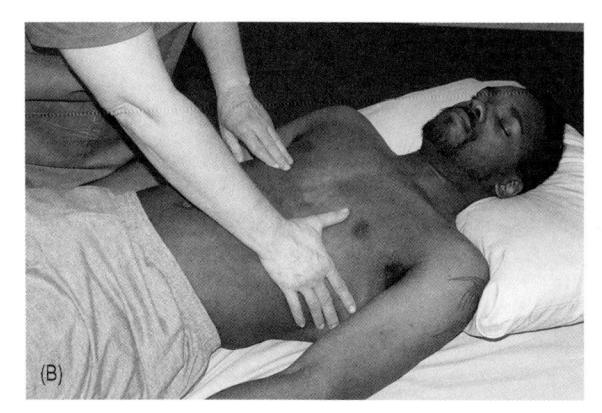

図7.12 （A）痛む箇所を見つける。（B）楽なポジションを特定するために肋骨に圧力を加える。

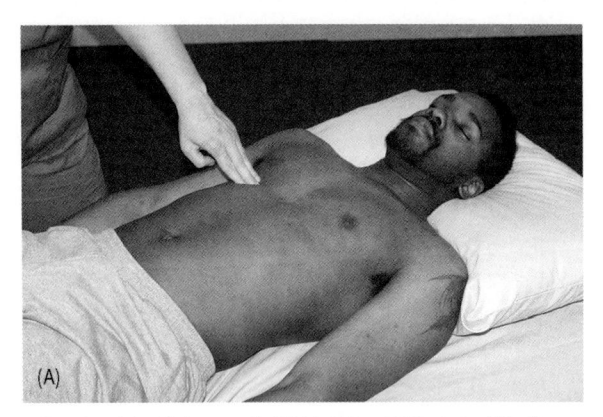

図7.13 楽なポジションを得るために、別のメソッドも使ってみる。

バリアから同じ手順を繰り返すことができる。

脈動法は他のMETと同じように、必ず、固定されている抵抗に向かって行わなくてはならない。

ポジショナル・リリース・テクニック

ポジショナル・リリース・テクニック（PRT）自体は多様なメソッドが集まってできたものだが、マッサージ・セラピーにおいてはおそらく最も使用に向いているもので、ストレイン＆カウンターストレイン（SCS）とも呼ばれている。このメソッドを理解するには、簡単な説明が必要であろう（Chaitow 2003b, D'Ambrogio & Roth 1997, Deig 2001）。

ジョーンズ（1981）によると、ストレイン＆カウンターストレインを発展させたきっかけは、伸びたり、緊張したり、外傷を受けたりした関節に関連した軟部組織に見られる「テンダー」ポイントを特定したことだったという。

そうしたテンダーポイントは、緊張や外傷を受けたときに短縮した軟部組織に位置していることが多い（すなわち、負傷過程で筋が伸びた場合は、その拮抗筋に存在する）。たとえば、前屈による緊張が原因で、のちに背骨の不具合が生じた場合、患者は背中の痛みを訴えるが、テンダーポイントは体の前表面にあってしかるべきである。短縮した構造物でのテンダーポイントの成長とまったく同じプロセスは、原因が慢性的の場合でも状況に応じて起こる。

テンダーポイントは触診時には非常に過敏ではあるが、それ以外のときにはたいてい痛みを伴わない。見つけたテンダーポイントは、触診時の痛みが消えるか、かなり軽減するまで、その部位あるいは全身が正常な状態に戻った（「ファイン・チューン」された）かどうかを見る指標として使われる（以下に説明する）。

組織の緊張は、触診時の痛みが和らぐのと同時にゆるむことがほとんどなので、触診で患者あるいは患部を楽なポジションに持っていくことが可能である。「楽なポジション」を90秒間ほど維持すれば、外傷から生じる機能不全はしばしば解決されることがある。（図7.12）

ポジショナル・リリース・テクニックの実習（図7.13）

前の章で説明した皮膚の評価法か、NMT、あるいは自分が使い慣れた触診法のいずれかを使って、関節あるいは背骨の外傷／緊張のときに伸びてしまった筋の拮抗筋、あるいは長期間にわたる問題の中で慢性的に縮んでしまった筋の筋腱性組織を触診する。

評価するのは、患者が痛みを訴えていない部位にすべきである。そうした組織の中のどこかで見つかった、さわると非常に痛む箇所を、「テンダーポイント」として使うことができる。

そのポイントに軽い不快感を生じさせる程度の圧力を加えておき、それからゆっくりと問題の関節や部位を、そのポ

イントから痛みが消えるように動かしてみる。テンダーポイントを有している組織に「イーズ」が生じると、たいていの場合、触診されている組織のゆるみがいくらか増す。

そのポジションを90秒間保持し、それからゆっくりとニュートラルなポジションに戻し、触診する。テンダーポイントの不快感は軽減か消滅しているはずで、機能の改善も認められるはずである。

PRTの主な特徴

- あらゆる動きは他動的（セラピストが動きをコントロールし、患者は何もしない）であり、痛みを伴わず、ゆっくりと慎重になされるべきである。
- 今ある痛みは軽減し、さらなる痛みや新たな痛みは生じない。
- 動きは制限バリアから離れる動きである。
- 筋の始点と付着点は一緒に動かす。伸ばすのではない。
- 動きは、痛みや不快感を生じるような方向やポジションには向かわない。
- 触診されている組織はリラックスしている。
- 触診されている、痛みのある組織（トリガーポイントと思われる場所）では痛みが軽減する。
- 楽なポジションとは、患者が今かかえている問題を生じさせた緊張（ストレイン）のポジションの再現である場合が多い。

PRT使用へのガイドライン

- 体の前表面にあるテンダーポイントの治療では、屈曲、側屈、回旋は、触診点に向かうべきで、そのあとのファイン・チューニングで過敏性を少なくとも70％減少させる
- 体の後表面にあるテンダーポイントの治療では、伸展、側屈、回旋は、触診点より離れるべきで、そのあとのファイン・チューニングで過敏性を70％減少させる。
- テンダーポイントが体の中線に近くなるほど、（体のどこにもさらなる痛みや不快感を生じさせずに）テンダーポイントにゆるみと安楽さをもたらすための側屈と回旋の必要が少なくなり、中線から離れるほど、側屈と回旋が必要になる。
- 楽なポジションを見つけるために側屈を導入するときの方向は、触診されている痛みのポイントのある側から離れる必要がある。とくに、体の表方面で見つかったテンダーポイントについてはそれが当てはまる。

ストレイン＆カウンターストレイン（SCS）の段階的プロセス

ストレイン＆カウンターストレイン法を使うには、痛む箇所を特定する。ここが「テンダーポイント」、あるいは事実上のトリガーポイントであると言える。

- このポイントにある程度の痛みを生じさせるくらいの圧力を加える。もしここがトリガーポイントだとしたら関連痛を引き起こすくらいの圧力であることを確認する。
- 今感じている痛みをレベル「10」とするように、患者に告げる（**注意**：この場面では、痛みを10段階のどれか評価するように求めるのではなく、「押しているところは痛いですか？」と尋ねる。イエスという答えが返ってきたら、「今感じている痛みのレベルを10としてください。次は、問題の部位を動かして反応を尋ねますから、新たな痛みはどんなレベルか教えてください」と告げる）。
- 患者に「痛みが増した」とか「痛みが減った」というような、10までの数字以外の言葉で説明させないことが大事である。そうすれば、プロセスの途中でいたずらに手間取ることが避けられる。
- 患者を側臥位にさせ、セラピストは組織にあるテンダーポイントに痛みを生じさせるくらいの圧力を加える。患者にこれをレベル10とするように告げる。
- 頭部を一定の方向に動かし（痛みから離れる方向に回旋させる）、患者に今の痛みを10段階のどれか示すように求める。
- 痛みが減少している場合、別の方向（たとえば内転など）を取り入れ、質問を繰り返す。痛みが増すようなら、違った動かし方を選ぶ。
- ゆっくりと、さまざまな方向に、できるかぎりの動かし方を試し、さらに場合によっては押圧や牽引も加えてみて、痛みが少なくとも70％減少する（すなわち、レベル3以下になる）ポジションを見つける。
- この「楽なポジション」が見つかったら、慎重でゆっくりした動きのファイン・チューニングをしたあと、そのポジションを少なくとも90秒間——ときにはもっと長く——維持し、そのあとゆっくりと最初のポジションに戻す。
- 可動域も以前の痛みの程度も、快方に向かっているはずである。
- さまざまな組織において最も楽なポジションを探るための動かし方には、屈曲、伸展、どちらかへの回旋、どちらかへの側屈、平行ずらし（横ずらし、あるいは関節の遊びの評価）などがあり、そこに押圧や牽引が加わる。

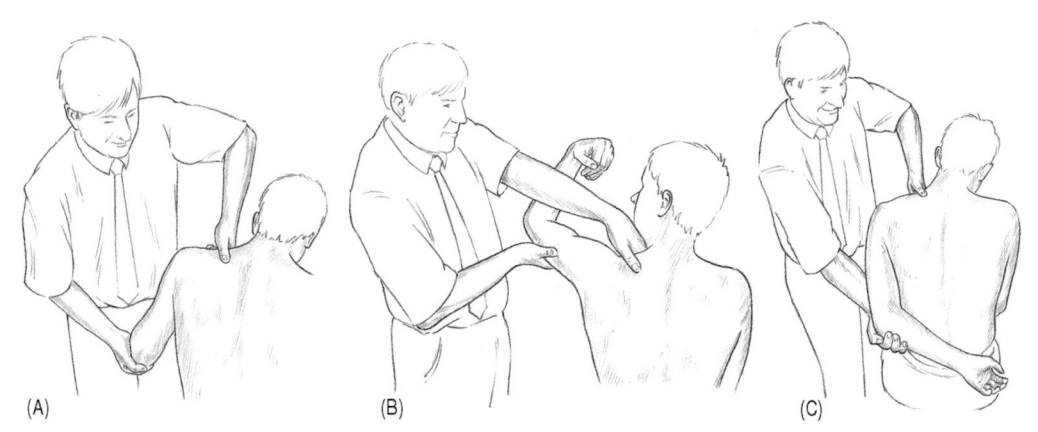

マッサージとの併用により役立つ手技　87

図」7.14　A：統合的神経筋抑制テクニック(INIT)の第一段階。この段階で棘上筋にあるテンダーポイント／痛点／トリガーポイントの位置を確認し、断続的あるいは持続的に押圧する。B：楽なポジションを見つけると、テンダーポイント／痛点／トリガーポイントの痛みが軽減される。そのポジションを少なくとも20秒間保持すると、それに続いて等尺性収縮が実現され、テンダーポイント／痛点／トリガーポイントを有する組織に影響を及ぼす。C：等尺性収縮を適切な時間維持すると、その後、局所の軟部組織の機能不全箇所を持つ筋は伸びる。これでINITの連続プロセスは完了する(出典：Chaitow 2001)。

(90秒以上のちに)組織が楽な状態になったとき、どんなことが起こるか？

痛覚受容器(侵害受容器)の過敏さが減少する——ここがトリガーポイントでないにしても、痛みが特徴である箇所にとって、これは重要なことである(Bailey & Dick 1992、Van Buskirk 1990)。

安楽な／ゆるんだポジションでは、組織の血流にも酸素供給にも著しい改善が認められる。楽になった部位(脊椎やトリガーポイント)は、活性が低くなり、過敏さが減少し、静まり——痛みが減少する。

ポジショナル・リリースは、以下に紹介するトリガーポイントの不活性化のための統合的神経筋抑制テクニック(INIT)の手順の中で使われる。

統合的神経筋抑制(トリガーポイントの不活性化のための)

統合的治療手順は、筋筋膜トリガーポイントの不活性化をめざして開発されたものである。メソッドは以下のとおりである：

- トリガーポイントを触診で特定する。
- 持続的、断続的、いずれかのやりかたで、虚血圧迫を行う(図7.14A)。関連痛あるいは局所痛が軽くなり始めたら、押圧治療をやめる。
- 患者に次のように告知しておく。「さっきの箇所をまた押します。そのとき感じる痛みをレベル10としてください。そのあと問題の部位をそっと動かしてみます。すると、痛みのレベルが変わってくるはずです。痛みが増すポジションもあれば、減るポジションもあるでしょう。痛みがどうなったか尋ねられたら、さっきの10を基準に答えてください。痛みが増していたら、11や12になるかもしれません。感じた数字をそのまま言ってください。目標は、痛みのレベルが3以下になるポジションを見つけることです。「痛みの得点」を正確に教えてもらえれば、動かし方を微調整できますから、それだけ早く「楽な」ポジションにたどり着くことができます」
- (先ほどのポジショナル・リリース・テクニックの項で述べたように)これらのメソッドを使用して、トリガーポイントを有する組織は、このあと楽なポジションへ慎重に導かれる。
- この楽なポジションを約20-30秒間保持し、神経をリセットさせ、痛覚受容器の活性を弱め、局所の血液循環／酸素供給を高める。
- そのあと、トリガーポイントの周囲の筋組織に等尺性収縮をかけるのは(図7.14B)、この章のMETの項で説明したとおり、等尺性収縮後のリラクセーション(PIR)を生じさせるためである。このやりかたは、治療を施される体の部位によって違ってくる。ときには、患者に「わたしが親指で押しているところの周囲の筋を硬くしてください」と言うだけでよいこともある。
- 患者が支えられて楽なポジションにいる場合には、「あなたの足(あるいは首や腕、とにかく支えているところ)を放しますから、自分でこの姿勢を数秒間保っていてください」と言ったほうがよいかもしれない。とにかく、

なんらかの方法で、トリガーポイントを取り巻く筋組織を収縮させる必要がある。そうすれば、それらはあとでもっと簡単に引き伸ばせるからである。

- 収縮（5-7秒間、患者にほんの少し負担をかけるだけ）のあと、トリガーポイントを有する軟部組織は局所的に伸びているはずである（図7.14C）。
- 局所的なストレッチは大事である。大きな筋の場合、筋全体を伸ばせばその筋はうまく伸びてくれるが、その中にある、トリガーポイントを有する密になった線維組織はあまり伸びないことが多いからである。ちょうどゴムひもの結び目が、たとえゴムひもが伸ばされても残るのと同じように。
- 局所ストレッチを30秒間ほど保持すると、そのあと筋全体が収縮し、やがて伸びる。——もう一度、そのストレッチを少なくとも30秒間保持する。
- 患者は、（可能なときには必ず）拮抗筋を作動させることで、ストレッチの動きを助けなくてはならない。
- 温かい／熱い湯で絞ったタオルを治療している組織の上に5分間ほどのせると、治療のあとに生じるかもしれない痛みを緩和する助けになる。
- 24時間以内に、トリガーポイントの活性はかなり弱まるか、消滅するはずである。INITの手順が終わった直後の再検査では、この確証は得られないかもしれない。組織が過敏になっているからである。

スプレー＆ストレッチ冷却法

トリガーポイントの不活性化だけでなく、痛みの緩和や慢性の筋痙攣のリリースにも効果的なのは、スプレー＆ストレッチ冷却メソッドを使うことである（Mennell 1974）。

ジェット噴射ができる調節ノズルつきの局所冷却缶スプレーか、製氷器が必要になる。ジェット噴射は、空中に少なくとも90cmは飛ばせる力があるものがよく、霧状に噴き出すものは望ましくない。

氷は紙コップに水を入れて凍らせ、紙コップをむいて作った円筒形の氷でよい。木製の柄を入れて凍らせておくと、トリガーポイントから関連部位へと何度か皮膚にそって動かすときに使い勝手がよいだろう。同じ目的で、氷片をそのまま皮膚にのせて動かしてもよいが、氷が溶けて面倒なことになりがちである。どの手段を選んでも、筋のリラクセーションを促進するため、患者が居心地よいように支えておく。

スプレーを使うのなら、缶を60cmほど離し、ジェット噴射が体の表面に90°ではなく鋭角に当たるように、あるいは接線を作るように噴きつける。こうすると、当たったときの衝撃を緩和することができる。

- 噴きつけ／氷のマッサージは一方向に動かす。行ったり来たりしない。
- 動かすときは必ずトリガーポイントから始め、ゆっくりと均等に、関連ゾーンの上を中心から外に向かう。冷却の方向は筋線維に沿って付着点のほうへ向かうべきである（図7.15）。
- 皮膚の上を動かす／転がす最適のスピードは、1秒間に10cmくらいである。
- 動かすときには常にトリガーポイントよりわずかに体の基部に近いところから始め、ゆっくりと均等に関連ゾーンを通って進み、その少し先まで進む。
- 数秒間動かしては数秒間休むというリズムでこの動きを繰り返し、トリガーポイントとその関連ゾーンの皮膚を、一度か二度、くまなくカバーする。
- ずきずきする痛みや「冷覚疼痛」がひどくなったり、スプレーや氷の使用が関連痛を引き起こしたりするようなら、処置と処置の間隔を長くする。
- 皮膚を凍らせたり、血の気を引かせたりしないように注

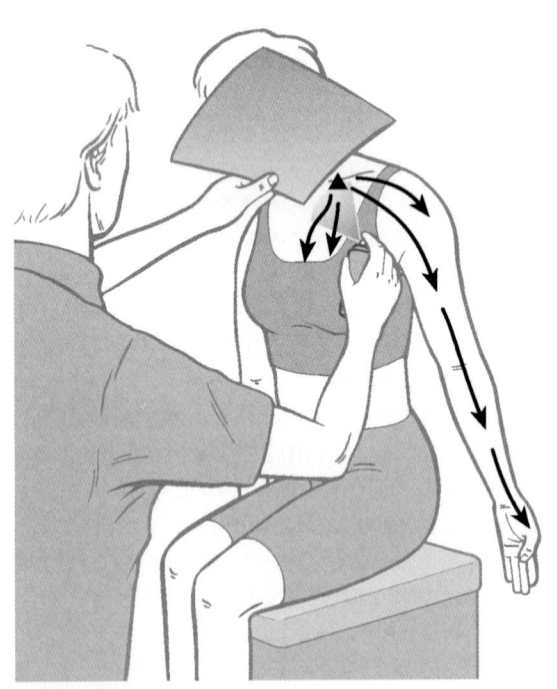

図7.15 冷却スプレーを使い、斜角筋にあるトリガーポイントと腕にあるターゲット部位のあいだを冷やす。冷却を行っているときは、頭部を右へ側屈させて伸展させ、左斜角筋を引き伸ばす（出典：Chaitow 2004）。

意する。
- 冷却処置のあいだ、あるいはその直後、張りつめた線維は他動的に引き伸ばされるべきである。冷却の前に伸ばしてはいけない。
- 満足のいく結果を得るには、通常、安定したゆるやかなストレッチが不可欠である。
- 筋のリラクセーションが起こるとき、続いてのストレッチは20-30秒間維持されなくてはならない。冷却処置の手順がひととおり終わるごとに、患者主導の動きをテストする。
- 可動域の完全な回復のために手を尽くすべきではあるが、痛みが一定のリミットを超えないように常に気をつける。急に筋を伸ばしすぎると、現存の筋痙攣が増すことになりかねない。
- 手順終了までには15-20分間ほどかかるが、急いではならない。冷却には正常な動きを回復させるはたらきがあるという考え方には、充分な根拠がある。

統合的治療戦略

- 圧倒的な適応能力があるわけではない介入治療も、いくつかを組み合わせると、治療戦略として価値あるものになる。次に挙げたものはどれも、有益なマッサージの側面である：
- 軟部組織の機能不全の正常化
- 筋筋膜トリガーポイントの不活性化
- 弱化した構造の強化
- 理学療法を使った固有受容器の再教育
- 姿勢と呼吸の再教育
- 人間工学、栄養学と、ストレス管理法
- 心理療法、カウンセリング、あるいは疼痛管理テクニック
- 健全な対処メカニズムの活性化に特化した作業療法
- 体調不良克服のための適切な運動法

リハビリテーションにはチームでの取り組みが必要であり、医療専門家間で照会や協力の体制が整っていれば、最良の結果を得ることが可能になる。患者にとって最良の結果が得られるように、セラピストは、連係が可能な複数の訓練法の理解を拡げていってほしい。

コア・スタビリティと呼吸リハビリテーションの実習については第9章で説明する。

キー・ポイント
- すぐれた触診技術があれば、セラピストはすばやく正確に、機能不全を起こしている組織の位置を突き止め、特定することができる。
- 神経筋テクニックは、まず局所的変化（たとえばトリガーポイントのような）を組織の中に探り、何か見つかればそれを治療していくというユニークな方法を提供する。
- マッスルエナジー・テクニックは、伸びた筋を以前の張った、短い、軟らかな組織に戻るように促す有益な方法である。
- ポジショナル・リリース・テクニックは、筋緊張亢進や痙攣のリリースを促す、痛みのない方法を提供する。
- 統合的神経筋抑制は、トリガーポイントの不活性化のためにMETとPRTに押圧法を加えたものである。
- スプレー＆ストレッチ冷却法は、トリガーポイントの不活性化と筋痙攣の緩和に効果があると証明されている。
- 結合組織にアプローチする。
- リハビリテーション訓練法は、最終回復と予防に欠かせない。
- マッサージは、これらの方法のいずれかと組み合わせると、頭痛や頸部痛の治療において比類のない特性を持つようになる。

参考文献

Bailey M, Dick L 1992 Nociceptive considerations in treating with counterstrain. J Am Osteopath Assoc 92:334–341.

Ballantyne F, Fryer G, McLaughlin P 2003 The effect of muscle energy technique on hamstring extensibility: the mechanism of altered flexibility. J Osteopath Med 6:59–63.

Bengtsson A, Henrikkson K, Larsson J 1986 Reduced high energy phosphate levels in the painful muscles of patients with primary fibromyalgia. Arthritis

Rheumatism 29:817–821.

Chaitow L 1992 Soft tissue manipulation. Thorsons HarperCollins, London.

Chaitow L 2001 Muscle energy techniques, 2nd edn. Churchill Livingstone, Edinburgh.

Chaitow L 2003a Modern neuromuscular techniques, 2nd edn. Churchill Livingstone, Edinburgh, pp 120–131.

Chaitow L 2003b Positional release techniques, 2nd edn. Churchill Livingstone, Edinburgh.

Chaitow L 2004 Maintaining body balance, flexibility and stability. Churchill Livingstone, Edinburgh.

Chaitow L, DeLany J 2000 Clinical applications of neuromuscular techniques, vol. 1, upper body. Churchill Livingstone, Edinburgh.

Chaitow L, Fritz S 2006 Massage therapist guide to understanding myofascial trigger points. Churchill Livingstone, Edinburgh.

Cohen J, Gibbons R 1998 Raymond Nimmo and the evolution of trigger point therapy. J Manipulative Physiol Ther 21:167–172.

D'Ambrogio K, RothG 1997 Positional release therapy. Mosby, St Louis.

Deig D 2001 Positional release technique. Butterworth-Heinemann, Boston.

Goodridge J, Kuchera W 1997 Muscle energy treatment techniques. In: Ward R (ed) Foundations of osteopathic medicine. Williams and Wilkins, Baltimore.

Greenman P 1996 Principles of manual medicine, 2nd edn. Williams and Wilkins, Baltimore.

Gunn C 1997 Radiculopathic pain: diagnosis and treatment of segmental irritation or sensitisation. J Musculoskeletal Pain 5:119–134.

Hong CZ 1996 Pathophysiology of myofascial trigger point. J Formos Med Assoc 95:93–104.

Hubbard D, Berkhoff G 1993 Myofascial trigger points show spontaneous needle EMG activity. Spine 18:1803–1807.

Janda V 1978 Muscles, central nervous motor regulation, and back problems. In: Korr IM (ed) Neurobiologic mechanisms in manipulative therapy. Plenum, New York.

Jones L 1981 Strain and counterstrain. Academy of Applied Osteopathy, Colorado Springs.

Kawakita K, Itoh K, Okada K 2002 The polymodal receptor hypothesis of acupuncture and moxibustion, and its rational explanation of acupuncture points. International Congress Series: Acupuncture – is there a physiological basis? Elsevier Science, Amsterdam, 1238:63–68.

Lewit K 1999 Manipulative therapy in rehabilitation of the locomotor system, 3rd edn. Butterworth-Heinemann, Oxford.

Liebenson C 1996 Rehabilitation of the spine. Williams and Wilkins, Baltimore.

Mennell J 1974 Therapeutic use of cold. J Am Osteopath Assoc 74:1146–1158.

Quintner J, Cohen M 1994 Referred pain of peripheral nerve origin: an alternative to the myofascial pain construct. Clin J Pain 10:243–251.

Rowlands AV, Marginson VF, Lee J 2003 Chronic flexibility gains: effect of isometric contraction duration during proprioceptive neuromuscular facilitation stretching techniques. Res Q Exerc Sport 74:47–51.

Ruddy TJ 1962 Osteopathic rapid rhythmic resistive technic. Academy of Applied Osteopathy Yearbook, Carmel, CA, pp 23–31.

Scariati P 1991 Myofascial release concepts. In: DiGiovanna E (ed) An osteopathic approach to diagnosis and treatment. Lippincott, London.

Simons D 1996 Clinical and etiological update of myofascial pain from
trigger points. J Musculoskeletal Pain 4:93–121.

Simons D 2001 Do endplate noise and spikes arise from normal motor endplates? Am J Phys Med Rehabil 80:134–140.

Simons D, Travell J, Simons L 1999 Myofascial pain and dysfunction: the trigger point manual, vol 1, 2nd edn. Williams & Wilkins, Baltimore.

Simons D, Hong CZ, Simons L 2002 Endplate potentials are common to midfiber myofascial trigger points. Am J Phys Med Rehabil 81:212–222.

Van Buskirk RL 1990 Nociceptive reflexes and the somatic dysfunction: a model. J Am Osteopath Assoc 90:792–809.

Ward R 1997 Foundations of osteopathic medicine. Williams and Wilkins, Baltimore.

Youngs B 1962 Physiological basis of neuro-muscular technique. Br Naturopathic J 5:176–190.

第8章

治療的マッサージによる頭痛と頸部痛の治療

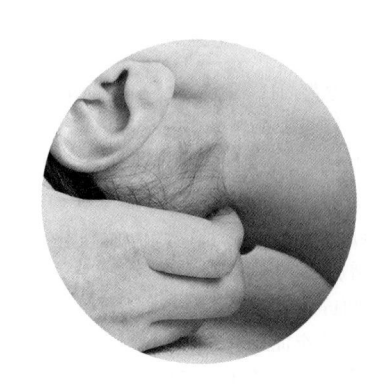

章目次

概要　91

マッサージ治療　91

頭痛と頸部痛の治療的マッサージに特異なプロトコル　100

※文中に出てくる「引張」とは組織に圧をかけながら引きのばすこと、「引張荷重」は圧をかけながら引きのばすときの強さのことを言います。

概　要

　ここまでは、頭痛と頸部痛を理解・評価することと、それらの痛みに対するマッサージ治療の適切性を解くこと、そして最終的にはマッサージ治療アプローチを発展させることに焦点を当てた、理論と方法論を展開してきた。

　この章では、頭痛と頸部痛に関する理論・評価・治療と一般的なマッサージ施術との統合について具体的に解説し、評価の方法や治療上のアドバイスを繰り返し述べることはしない。

　この章の目的は、これまでの章で概説した知識と技術をマッサージのセッションに取り入れる方法を説明することにある。マッサージにおいては、頭痛と頸部痛に関連した機能不全に具体的にはたらきかける力を持つようになれば、全身マッサージを受けることの真髄が保たれるだけでなく、その質はいっそう高いものになる。マッサージは、統合的な治療アプローチの提供が可能で、すでに論じた主要な要因の多くにはたらきかけることができるものである。

マッサージ治療

　さまざまなマッサージ法が、この章で概説する治療法と併用できる。

　それにより、生化学的変化を伴う、まぎれもない不安軽減（Sandler 1983）作用に加えて、さまざまな身体的作用が組み合わさって生じる。マッサージ・テクニックは多様な効果を持っている。以下はその例である：

● 血漿コルチゾルとカテコールアミンの濃度が著しく変化するとともに、不安レベルが低下し、うつも軽減される

(Field 1992)。
- セロトニンのレベルが上昇し、早産児、がん患者、過敏性大腸炎患者、HIV陽性者などの重病患者においても睡眠が改善される(Acolet 1993, Ferel-Torey 1993, Xujian 1990)。
- 圧力を加えたストロークは、体液を移動させる傾向があり、静脈やリンパ管や組織からの排出を促進する。
- 血流が増加した結果、酸素を豊富に含んだ新鮮血が増え、毛細血管の濾過作用と静脈側の毛細血管圧が高まって、正常化を促進する。
- 浮腫が軽減され、存在しているかもしれない痛みを誘発する物質の影響も軽減される。
- 筋紡錘のγ遠心性神経調節の感度が低下し、それによって筋の短縮傾向が減少する(Puustjarvi 1990)。
- 筋膜の基質(コロイド状基質)がゲルからゾルへ転移し、内部の水和が高まって、組織から毒素が除去されるのを助ける(Oschman 1997)。
- 押圧技法は、腱や筋にかかった負荷を感知するゴルジ腱紡錘に直接影響を与えることができる。

結果重視のマッサージ

マッサージがある特定の疾患や一連の症状にはたらきかけるために用いられると、それは結果重視のマッサージだと考えられる。結果重視のマッサージがターゲットとするのは、その手法と様式ではなく、成果である。結果を得るためには、さまざまな手法を組み合わせてもかまわない。たとえば、マッサージ・セラピストが集学的医療チームと連携して頭痛と頸部痛の治療に当たる場合、結果を重視するなら、マッサージ・セラピストには次のような提案を含む指示が与えられるだろう:

- 頭皮の柔軟性を増加させる。
- 短縮した頸部伸筋を伸長させる。
- 胸鎖乳突筋のトリガーポイントと関連痛にはたらきかける。
- 交感神経の興奮を鎮める。

「スウェーデン・マッサージに、リフレクソロジーと、エネルギーをベースにした様式を合わせよ」というような指示は、まず考えられない。

マッサージの様式と、結果目標を重視したマッサージとの差は、取るに足らないものに見えるかもしれないが、実はこの差こそ、マッサージ業界が取り組み続けている大きなパラダイム・シフトなのである。頭痛と頸部痛にはたらきかける治療的マッサージは今後、結果重視のものになっていかなければいけない。頭痛と頸部痛に苦しんでいる人々によい変化をもたらすためには、マッサージの各様式は単独でも組み合わせての使用も可能で、それ以外の手法との併用もできるからである。

結果重視のマッサージに熟達するには、適切な治療計画が立てられるように、評価の技術と臨床理論を身につける必要がある。前章までは、マッサージ・セラピストが頭部と頸部の問題の治療という観点から適切な治療計画を立てられるように、その基礎となる情報を提供してきた。

一般的な全身マッサージのセッションに、評価プロセスの大半を取り入れることができる。中でも、触診法と神経筋テクニック(NMT)評価法はすべてそうである。実際、マッサージのセッションの最初の数回は評価のためのものと考えるのが望ましい。そのあとで、セッションのあいだに収集した評価情報と、患者の病歴、マッサージ以外の観点で行われた諸検査の結果、さらに患者のかかりつけの他の医療専門家からの情報に基づいて、結果目標を実現するための特定の治療計画を立てるとよい。

たいていの人は、マッサージとはこうあるべき(リラックスできて、他動的で、一般的なもの)だという先入観を持っているので、評価も治療も、そこに取り入れる際には、一般的な全身体験というマッサージのありかたを崩さないようにしながら取り入れることが大切である。

マッサージが人に好まれるのは、心地よさと癒しを与えてくれる統合的な体験だからである。マッサージのこの長所は残しておくべきであり、変える必要はない。特定の症状に向けたものではない一般的な全身マッサージは、交感神経の興奮と不適応ストレス反応を鎮め、触れられる心地よさと癒しを与える、ということから考えて、そのままでも頭痛・頸部痛の諸症状の治療に有効である(Yates 2004)。頭痛や頸部の機能不全など特定の症状にはたらきかける際には、マッサージのそうした特質や利点を維持するのが賢明である。

マッサージ・セラピストは、たとえば頸部の痛みと凝りの軽減など、特定の結果をターゲットにすることがもっと上手になれば、マッサージ治療の効果を高めることができる。それを実現するには、評価の技術と、評価情報に基づいた標的治療法を、全身マッサージのセッションに取り入れることが必要である。たとえばトリガーポイントの不活性化のような標的治療は、強烈または不快(あるいはその両方)に感じられることもある。これらのメソッドも、患者が一般的なマッサージのセッションで心地よさに「浸り」、癒し体験をしているときには受け入れられやすく、統合がしやすい。頭痛と頸部痛はよく見られる症状であり、マッ

サージはそれらに効果があると証明されているので（第5章を参照）、マッサージ・セラピストはこの領域に習熟する必要がある。

本書で推奨している頭痛と頸部痛のマッサージ治療は、筋緊張性頭痛と機械的な首の痛みに最も効果を発揮するが、血管性頭痛の治療法も紹介しておく。

専門家としての長年の経験から考えて、マッサージを頻繁に受けに来るクライアントの大半は、頭痛と頸部痛を経験している。その背後要因はたいてい、さまざまな適応反応に対する累積反応である。適応反応とは、姿勢のゆがみ、短い軟部組織と弱化した長い筋あるいはゆるんだ靭帯の組み合わせ、関節のさまざまな機能不全（とくに不安定状態）、一般的なストレスと呼吸機能不全、反復的な緊張、運動不足などで、挙げればきりがないが、それらについては本書の別の箇所で説明している。

当然ながら、手術のような医療処置を受ける人には、その処置を行うに当たって要求されるポジショニングや、ベッドでの長期療養、身体活動の減少、不安、その他の素因によって二次的な痛みが発生するおそれがある。頭痛と頸部痛は、医療において大きな治療上の懸案事項で、妊娠中の姿勢のゆがみや、肥満からくる姿勢への負担、骨粗鬆症からくる筋痛、加齢に関連した諸症状などからも発生するため、子どもや青年も含めて多くの年齢層が悩みをかかえている。(Yates 2004)。

頭痛と頸部痛の管理と機能改善には、患者／クライアント側にライフスタイルを変える努力と、さまざまな治療プロトコルの順守が求められる。第9章でも、症状を引き起こして機能不全の原因となりかねないライフスタイルの選択肢について述べる。残念ながら、ライフスタイルの改善を実行することに熱心でない人が多い。そうした人たちでも、マッサージによって頭痛と頸部痛を対症療法的に管理することができる場合がしばしばある。この場合のマッサージの結果目標は、痛みの症状を引き起こす諸要因の変化をターゲットとすることよりも、痛みを管理することにある。だが、鎮痛剤の効き目が薄れていくように、マッサージの効果もやはり消えていくものなので、症状の管理を続けるためには、より頻繁にマッサージを受ける必要があるだろう。第6章の最後に、さまざまな呼吸機能不全向けのマッサージ治療のプロトコルを載せているのは、さまざまな呼吸機能不全が頭痛と頸部痛の原因となりうるからである。

実際、頭痛と頸部の機能不全の集学的ケアプランにどうしても従おうとしない人には、マッサージは最適な治療法かもしれない。彼らに行動を変えたり必要な運動をしたりする気がないと仮定して考えると、マッサージは一般的なストレスを減らすだけでなく、ある程度、短縮した軟部組織構造の柔軟性を維持するのに不可欠な運動の代わりにもなる。やる気をなくすと、人は自己治療のプロトコルに従わなくなる傾向がある。そうした人は週2回のマッサージで痛みや機能不全を管理できる場合が多いが、それは、マッサージに心地よいリラクセーションの効果があるだけでなく、体液を移動させ、短縮した組織を伸長させ、体内の痛み調節機能を刺激し、さらに交感神経系の自律神経の活性を抑えて、全般的な運動緊張度を下げる効果があるからである。

マッサージの目標は痛みを「治す」ことではなく、痛みを遮断すると同時に短期の有益な変化を組織に加えることにある。こうした患者が薬物治療を受けている場合、筋弛緩剤や、なんらかの鎮痛剤と抗炎症薬、ことによると気分調節薬を与えられているかもしれない。これらの薬物はどれも重篤な副作用を引き起こす危険性があり、慢性の頭痛と頸部痛の管理に長期間服用するのは望ましくない。マッサージを頻繁に連続して行えば、副作用の心配なく、薬物治療と同様の効果が上げられる。マッサージはさまざまな薬と置き換えることができたり、服用量を減らす助けになったりもするため、慢性の頭痛や頸部の機能不全の諸症状の治療に無期限に用いることができる。副作用が（たとえあるとしても）少なく、費用対効果が高く、少なくとも短期間は効果がある。そのうえ、人はたいていマッサージが好きで、従順にセッションを受けに通う傾向がある(Fritz 2004)。これは理想的な状況でないとしても、最悪の状況でもないだろう。いつか患者／クライアントが、頭痛・頸部痛を管理するのに必要なライフスタイルと生活態度の変化に対してもっと責任を持とうという気持ちになってくれるときが来る可能性はあるのだから。

マッサージを表現する

現在、マッサージに進化が起こりつつある。様式（たとえば、スウェーデン・マッサージ、リフレクソロジー、ディープティシュー・マッサージ、按摩、ロミロミなど）重視から結果重視へのシフトによって、専門用語と、マッサージの適用のしかたを言葉でどう表現するかということに変化が求められている。マッサージの定義の1つは、徒手による軟部組織マニピュレーションだということである。軟部組織マニピュレーションは、体の形態と機能に変化を生じさせる、さまざまな機械的力を生み出す。マッサージに対する体の生理学的反応は、用いる様式に対してではなく、タッチの質と表現されるものに対して起こるものである。

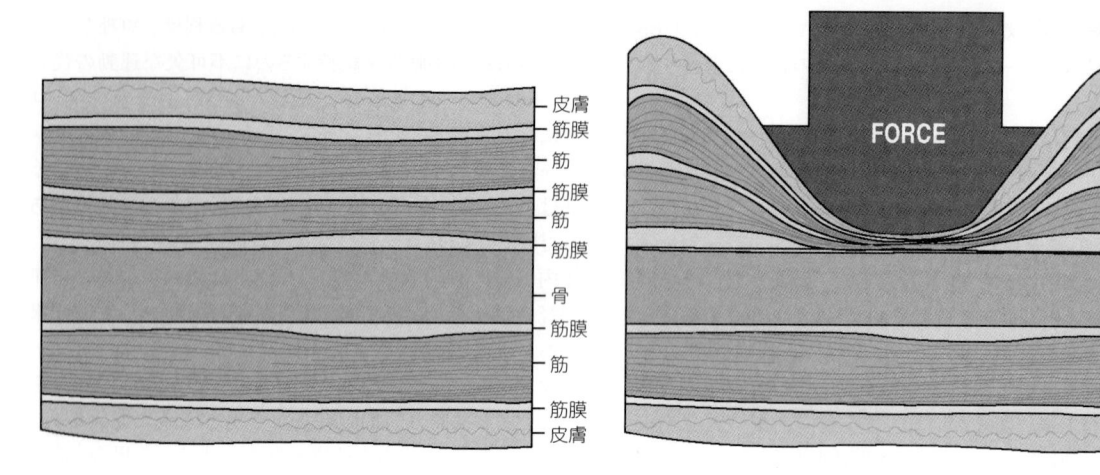

図8.1 マッサージの適用は、各組織層を貫いて系統的に力を生じさせる。この図は、表層に軽く加えた力が、しだいに圧力を強めながら最深層まで進んでいく様子を再現している。

タッチの質

マッサージの適用には、軟部組織を操作し、体液の移動に影響を与え、神経内分泌反応を刺激するために、体に触れることが必要である。身体的接触をいかに行うかということが、タッチの質と考えられる。マッサージの先駆者ガートルード・ビアードから得た情報と、治療的マッサージの最近の傾向を踏まえると、マッサージの適用のしかたは以下のように表現できる（De Domenico 2007）。

圧力を加える深さ（図8.1）

圧力（押圧力）を加える深さは、浅い・並み・深いなどの調節が可能で、この深さがきわめて重要である。

体の軟部組織の大半は、皮膚を含む3-5層の組織層で構成されている。すなわち、浅筋膜、筋の表層・中間層・深層、多様な筋膜鞘と結合組織構造である。圧力は、表層にある組織に損傷や不快感を与えることなく、連続する層を1つ通り抜けては次の層へと運ばれるべきものである。圧力を加える深さが深くなればなるほど、より広い接触の土台が体の表面に必要となる。薄くて傷つきやすい組織よりも、肥厚して密になった組織にはたらきかけるときのほうが、より多くの圧力を要する。

圧力を加える深さは、軟部組織の機能不全の評価と治療の両方にとって重要な事項である。軟部組織の機能不全は組織のすべての層で形成されうる。

軟部組織におけるさまざまな変化（たとえばトリガーポイント）を治療するためには、その変化が起こっている部位に届くだけでなく、その組織を押圧して血液循環を変えるべく、正しいレベルの圧力を加えられるようになっておかなくてはいけない。表層組織にある軟部組織の機能不全は、それよりも深い筋層にある機能不全よりも少ない圧力で対処できる。

牽引（図8.2）

牽引とは、組織を引っ張る（引き伸ばす）力（引張力）のことである。

スキン・ドラッグ触診評価法や、イーズとバインドの位置を特定するのに用いられる機能的テクニックなど、軟部組織の機能不全を触診評価するさまざまなタイプの方法に、牽引が適用できる。イーズとは組織が自由に楽々と動く状態を、バインドとは組織の固着や硬化、肥厚が触診される状態を指す。

牽引はまた、軟部組織の機能不全の治療に用いられる結合組織マッサージ法と、リンパ・ドレナージ法の構成要素でもある。

方向

マッサージは、体の中心から外へ向けて移動させること（遠心性）も、末梢から体の中心に向けて移動させること（求心性）もできる。

また、筋の近位から遠位（あるいは、その逆）へ進めたり、筋線維に沿って進めたり、組織線維を横断したり、円を描いたりする動きも可能である。

マッサージの方向は、軟部組織の機能不全を有する組織のストレッチングや、血液とリンパ液の移動に影響を与える手法の構成要素である。

スピード

スピードとは、マッサージ手法を施す速度のことである。

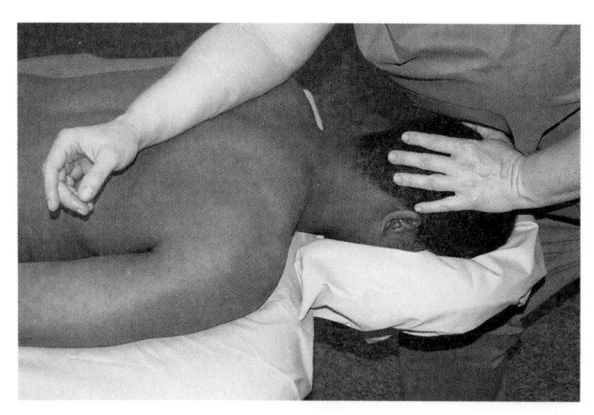

図8.2 腹臥位の患者を、近位から遠位へ、牽引しながらグライディングする。

はたらきかけている組織やクライアント／患者の状態によって速くしたり遅くしたり、調節が可能である(刺激が要求されているときは、速く、力強く。鎮静作用が必要なときは、ゆっくりと、リズミカルに)。

リズム

リズムとは、テクニックの施術間隔の規則性のことである。施術の間隔が一定のものは、規則的、すなわちリズミカルな手法で、間隔がばらばらなものは、不規則、すなわち非リズミカルな手法だと言うことができる。

問題のある部位への血液循環を促すためにトリガーポイントに押圧を加える際、押圧のオン／オフはリズミカルに行うべきで、それはリンパ・ドレナージ法でも同じである。

振動法と振戦法は、リズミカルにも非リズミカルにもなる。

頻度

頻度とは、一定時間内にその手法を繰り返す割合のことである。マッサージのこの側面は、虚血圧迫やグライディングのような治療を行う回数と関連している。一般に、施術者は1つの手法を3回ほど繰り返してから、別の場所に移動したり、別のアプローチに切り替えたりする。

最初の施術は評価、2回目は治療、3回目は事後評価と考えられる。事後評価で機能不全が残っていることがわかれば、頻度を上げて治療と事後評価を繰り返す。

継続時間

継続時間とは、その手法が続く時間、つまりマニピュレーションが同じ部位に集中的に行われている時間のことである。通例、特定の手法の継続時間は約60秒間だが、問題のある組織や関節をイーズ(それが動きたがるほう)やバインド(それが動きたがらないほう)に置く機能的手法は例外で、もっと長い時間の施術を要する場合がある。

継続時間は、機能不全のある軟部組織の部位に押圧を施す時間や、ストレッチを保持する時間と関連している。

次に挙げる文章は、これらの特質のいくつかをうまく盛り込んでマッサージの様式を表現した例である。筋筋膜／結合組織の手法については、頸部痛の管理と治療の項で簡単に述べる。

浅筋膜の刺激に用いられるマッサージは、軽い圧力をかけたまま、牽引で引張力を生じさせ(図8.3)、組織をさまざまな方向に引き伸ばして、可動域のバリア(バインド)をちょうど越えたところまで持っていくことだと説明できる。それを60秒間継続して行い、同じことを3回繰り返す。

マッサージの施し方

このようにタッチの質は調節が可能なので、マッサージ手法は、クライアントのニーズに合った最良の結果を引き出すために、その施し方を変えることができる。

応用モード(たとえば、グライディング／エフルラージ〈軽擦法〉や、ニーディング／ペトリサージ〈揉捏法〉、コンプレッション〈押圧法〉)は、マッサージを最も効果的に施せる

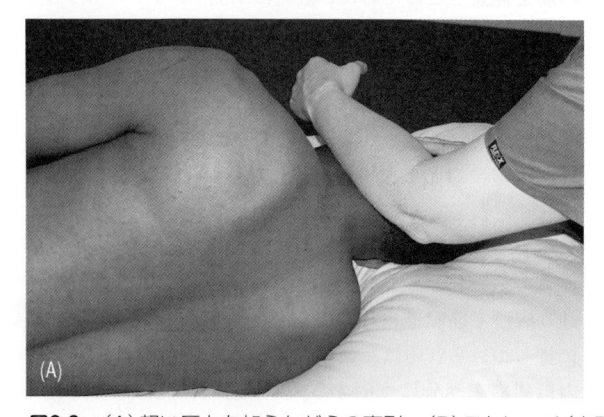

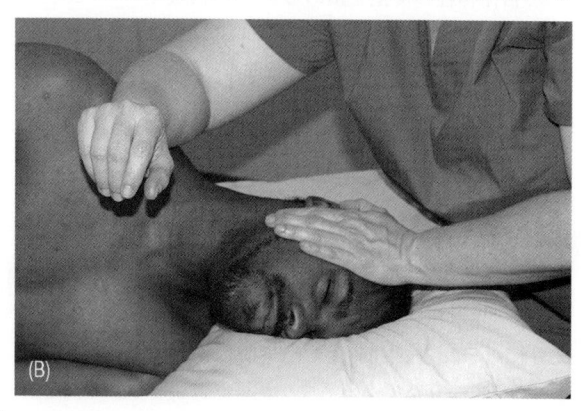

図8.3 (A)軽い圧力を加えながらの牽引　(B)ストレッチ(牽引)

ようにしてくれるものである。1つの手法が、求められている結果に応じて、圧力を加える深さ、牽引、方向、スピード、リズム、頻度、継続時間を調節することで、千変万化する。

マッサージの施術をよりよいものにするには、タッチの質が手法と同じくらい重要である。マッサージを行うに当たって禁忌や注意がある場合は、タッチの質を変える。たとえば、クライアントが疲れきっているときは、施術時間を短くすべきで、クライアントがもろい骨格の持ち主であるときは、圧力を加える深さを変えるべきである。

マッサージ手法の構成要素

すべてのマッサージ手法は、軟部組織に複数の力を導入する。それらの力はさまざまな生理学的反応を促す。

一部の手法は、他の手法よりも適用のしかたが機械的である。結合組織と体液循環は、機械的力に最も大きく影響されるからである。結合組織は機械的力の影響によって、その柔軟性や方向性や長さを変化させる（Yahia et al 1993）。

体液の移動は機械的プロセスである（たとえば、機械的に血液を全身に送り出す、心臓のポンプ機能）。体に加えられる力は、心臓や動脈、静脈、リンパ管、筋、呼吸器系、消化管のさまざまなポンプ機能と似た作用をする（Lederman 1997）。

マッサージ中に加えられた力が生理機能にさまざまな変化を起こすとき、神経内分泌に刺激が生じる（NCCAM 2004）：

- マッサージは血管拡張物質を放出させ、その結果、部位の血液循環がよくなる。
- マッサージはリラクセーション反応を促し、交感神経系の自律神経の優位を鎮める（Freeman & Lawlis 2001）。
- マッサージ中に加えられた力は、自己受容器を刺激して、筋の運動緊張度を変化させる（Lederman 1997）。

通例、マッサージに対するこの2つの反応（体液循環と神経内分泌）は一緒に起こるが、マッサージ施術の目標がどちらか一方に重点を置いたものになってもかまわない。

さまざまな力

さまざまな種類の機械的力を識別し、マッサージ中に加えられたそれらの力が体に治療的に作用するしくみを理解することは有益である。マッサージによって生み出される力は、引張荷重、押圧荷重、屈曲荷重、剪断荷重、旋回

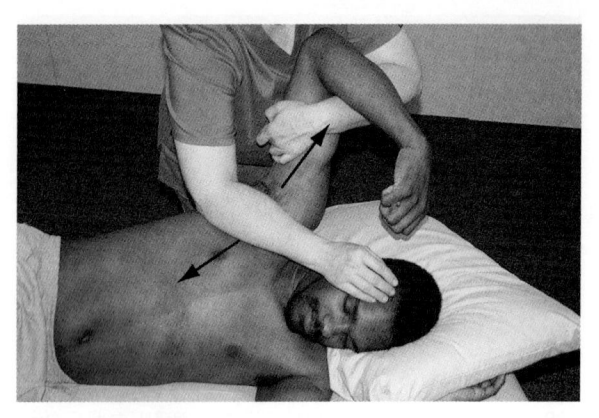

図8.4 引張荷重

またはねじれの荷重、複合荷重である。マッサージ中にこれらの力を用いたものが応用モードである。

これらの力の応用を表現するために使われてきた伝統的な用語が、エフルラージ（軽擦法）、ペトリサージ（揉捏法）、タポートマン（叩打法）などである。こうした用語は少しずつ、グライディング（軽擦法）、ニーディング（揉捏法）、パーカッション（叩打法）、振動（振動法）といった用語に置き換えられつつある。応用モードの力が組織に加えられるとき、その力は荷重と呼ばれる。上に列挙したさまざまな力については、以下にもう少し詳しく述べる。

引張荷重（図8.4）
組織の2つの端が互いに引き離されるとき、引張力が生じる。引張力は、牽引や、縦方向のストレッチ、組織を牽引しながら行うストロークなどの手法によって生じる。

引張荷重下では、組織は短縮した組織を伸長させようとして長くなる。引張荷重は、体液を移動させるのにも効果的である。

マッサージ中、引張力は、結合組織を長くして、短縮した筋を伸長させるために、組織に牽引・グライディング（滑らせる）・伸長・ストレッチなどの手法を施す際に利用される。グライディングとストレッチングは引張荷重を最大限に活用する。

グライディングのストロークの際立った特徴は、ストロークが組織に対して水平方向に加えられて、引張力を生み出している点である。

グライディングのストロークを加える場合、弱い圧力は皮膚の表面にとどまる。中程度の圧力は皮膚の皮下層を通り抜けて筋組織に達するが、組織がその下にある骨格に押しつけられるほど強い力ではない。並みから強い圧力は組織を充分に牽引するので、筋内に見られる固有受容器（紡錘細胞とゴルジ腱紡錘）と結合組織に機械的に作

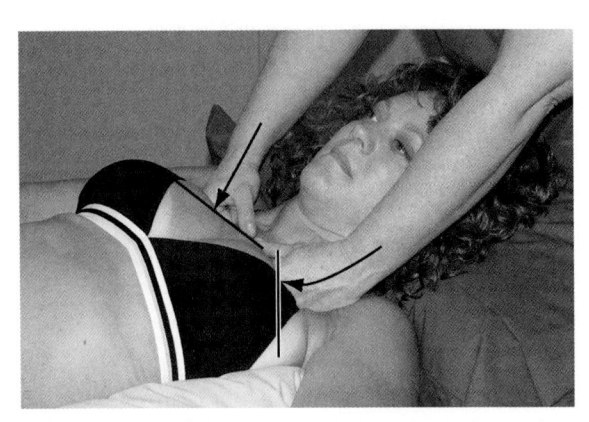

治療的マッサージによる頭痛と頸部痛の治療　97

図8.5　押圧荷重

用する。強い圧力は、軟部組織がその下や近傍の骨格に当たるほど際立った押圧力を生じさせる。

　手先や足先から心臓のほうに向かって、筋線維の方向に沿いながら、中程度の圧力を用いるストロークは、血流、とくに静脈還流と、リンパを機械的・反射的に刺激するのに適している。リンパ管に向けて、パターンに従い、弱から並みの圧力で短く繰り返すグライディングのストロークは、リンパ・ドレナージ法の基礎である。

　注意：伝統的な用語「エフルラージ」は、グライディングのストロークを表現したものである。

押圧荷重（図8.5）

　2つの組織構造が押し合わされるとき、押圧力が生じる。押圧は、さまざまな深さの圧力に屈曲力と押圧力が加わった形で組織に入っていく。押圧は、「圧力を加える深さ」と表現される、マッサージの適用のしかたの一要素である。

　押圧を用いるマニピュレーションはたいてい皮下層を貫くが、静止位置にあるときの皮下層は皮膚表面と接触している。過度の押圧力は筋組織を破裂・断裂させたり、あざを作ったり、結合組織に損傷を与えたりする。圧力をより深層の組織へかける際にはその点に注意しなければならない。

　組織の損傷を防ぐため、マッサージ・セラピストはマッサージの押圧力を体の広範囲の接触面に分散させなければならない。したがって、問題のある組織の評価あるいは治療を行うのに用いる押圧力が強くなるほど、損傷を防ぐためにその組織と接触する土台をより広くするべきである。

　押圧力は治療的に利用されて、血液循環や、神経刺激、結合組織の柔軟性に影響を与える。押圧法は、体液循環を促進する、リズミカルなポンプに似た作用をする手法として効果的である。組織は短縮・拡大して、組織内の圧力を上げ、体液の流れを活発にする。

　押圧法は血液循環の促進にすぐれた手法である。毛細血管床にかけられた圧力が、血管内の圧力を変え、血液の交換を促す。動脈に適切に加えられた押圧は、逆の圧力を生じさせるため、押圧が解除されると、逆の圧力が動脈の流れを増加させる。

　押圧法の効果はもっぱら、組織をその下層の骨に押しつけて、その組織を広げた結果、生じるものである。持続的な押圧は、結合組織構造の柔軟性を高める結果になるので、組織の密集とバインドを軽減するのに効果的である。

　押圧荷重は、トリガーポイント治療の主要な手法である。

屈曲荷重（図8.6）

　屈曲力とは、押圧と引張が組み合わさった力である。組織構造の一方は押圧力にさらされ、それと同時にもう一方は引張力にさらされるということである。

　屈曲は、多くのマッサージの施術中に生じる。圧力は組織に加えられる、すなわち、力はその線維を横断するように、あるいは筋や腱、靭帯、筋膜鞘の走行を横断するように加えられる。屈曲力は組織のダイレクト・ストレッチングに適している。

　屈曲力は、結合組織の柔軟性を高め、腱や筋腹の固有受容器を刺激するのにかなり有効である。

　屈曲力を用いるマニピュレーションのバリエーションの1つが、スキン・ローリングである。深く屈曲力を加えると、筋部分を持ち上げて骨から離そうとしてしまうが、スキン・ローリングは皮膚をその下の筋層から持ち上げるだけである。スキン・ローリングには浅筋膜を温めて軟らかくする効果があり、脊髄神経の反射刺激を引き起こすので、トリガーポイントのすぐれた評価手段になる。

　皮膚に「固まって動かない」部位があるときは、多くの場合、その下に問題があることを示唆している（第6章を参照）。

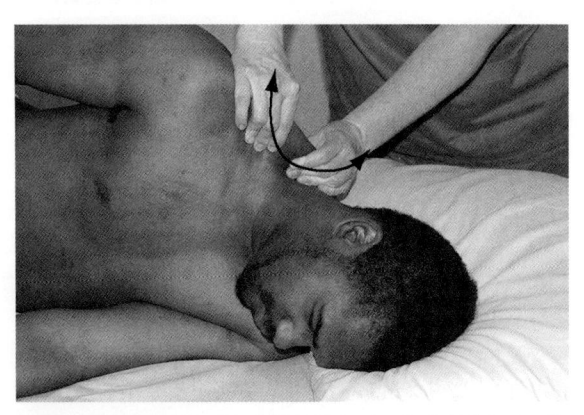

図8.6　屈曲力を使ってトリガーポイントのある部位を引き伸ばす。

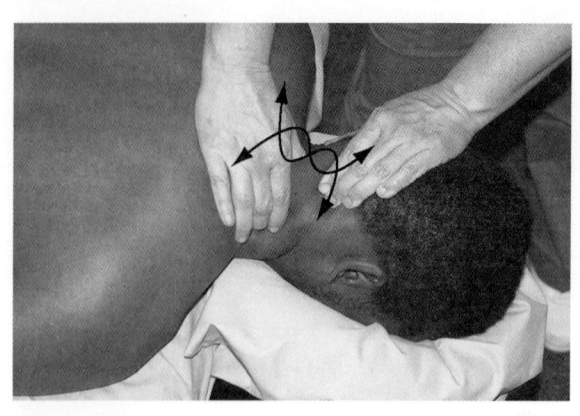

図8.7 剪断

剪断荷重（図8.7）

剪断力は、組織を前後に動かして、組織の押圧と伸長を組み合せたパターンを生む。剪断とは、組織を滑らせる力のことである。

フリクション（強擦法あるいは摩擦法）と呼ばれるマッサージ手法は、剪断力を用いて結合組織の柔軟性を高めることで生理学的変化を起こさせ、組織層とその下の組織層が互いに滑り合うようにし、癒着してバインドを作るのを防ぐ。フリクションを用いれば、反対刺激と過刺激鎮痛のメカニズムによって痛みを軽減することもできる（Yates 2004）。フリクションは、結合組織、とくに腱と靱帯と瘢痕の上に局所的な癒着ができるのを防ぎ、できた癒着を解消する（Gehlsen et al 1999）。

マッサージに剪断力を用いて得られるこうした結果はすべて、頭痛と頸部痛に影響するさまざまな要因にはたらきかけることができる。たとえば、深部にある頸筋は、互いに癒着したり、微視的損傷が原因で局所に線維症を発症したりすることがある。その結果、筋は短縮して柔軟性を失い、頸部の機能不全の要因の1つになる可能性がある。その部位の筋膜は線維性変化を起こして柔軟性が低下し、組織構造が短縮化して、また頸部痛の一因となりうる。トリガーポイントと関連痛パターンは疼痛症状の特徴で、トリガーポイントが長期間1箇所に存在している場合、その周囲の組織は線維化している可能性がある。

フリクションがそうした症状に有効なのは、組織に適切に荷重された剪断力が、コントロールされた炎症反応を起こし、組織構造の変化を促すからである。

フリクションは、局所に施される深く小さな動きからなる。通常、フリクションは線維の走行を横断するように進められる。施術時間は約30秒-10分間である。

この種のフリクションの結果、コントロールされた小さな炎症反応が始まる。炎症時に放出される化学物質によって、結合組織が再組織化されるとともに、組織修復のメカニズムも活性化される。組織がフリクションに反応するにつれて、セラピストは徐々に患部を引き伸ばし、マニピュレーションの圧力と強度を上げていく必要がある。

クライアントには、フリクションは強力で、いわゆる「焼けるような痛み」に感じられるかもしれない。クライアントが縮み上がって警戒するほどの痛みであるときは、フリクションの力加減を我慢できるレベルへ修正し、「気持ちのよい痛さ」と言えるくらいの強さにするべきである。クライアントにとって心地よい範囲内で施術するために、ぜひ推奨したいのは、クライアントが特定の部位を感じるには充分だが、痛みを訴えなくてもよい程度の圧力を用いるということである。

フリクションが行われた部位は、施術後48時間はさわると痛いかもしれない。その痛みは運動後の軽い痛みに似ているはずである。

フリクションの主眼は小さな炎症反応をコントロールして利用することにあるので、ヒスタミンの放出によって発熱や赤みが誘発される。さらに、血液循環がよくなり、前より多くの水分が結合組織と結合するため、わずかな腫れが生じる。痣にはならないようにすること。

フリクションを用いるのは非常に効果的だが、組織に過度の剪断力を加える際には注意すべき点がいくつかある：

- 急性疾患のときや、外傷を負った直後、瘢痕ができかけているときには用いてはならず、新たな組織損傷にクライアントの適応能力が対応できる場合にのみ用いる。
- 過度の摩擦（剪断力）は、軟部組織に多くの問題を引き起こす炎症性刺激となるおそれがある。
- 摩擦は部位への血流を増加させるが、その結果として生じる炎症と、フリクションの施術が原因の組織損傷から、浮腫が生じることもある。

フリクションは、組織変化が起こった結合組織の狭い局所において、癒着しそうな組織層を分離するために用いるのに最適である。より表層の組織とその下の組織構造との癒着が最もよく見られる部位は、瘢痕、大胸筋と小胸筋の癒着部、大腿直筋と中間広筋の癒着部、腓腹筋とヒラメ筋の癒着部、大腿屈筋群の癒着部、腱と靱帯の重なる部分である。

旋回またはねじれの荷重（図8.8）

この力のタイプは押圧とねじりを合わせて用いるもので、結果的に回転軸に沿って組織を伸長させる。体液循

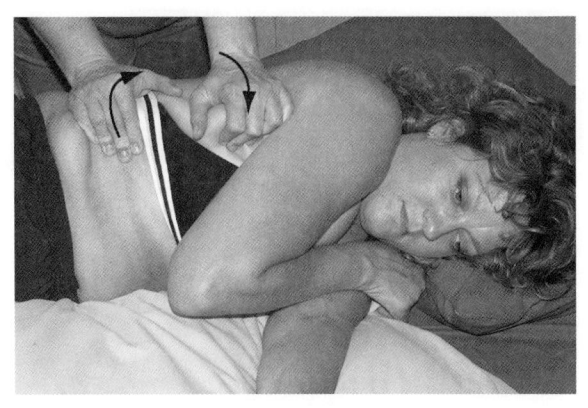

図8.8 ねじれ荷重

環と結合組織の柔軟性の両方に複合効果が求められる場合に用いられる。ねじれ力は、組織をねじる力と考えればよい。

ニーディング（揉むこと）を用いるマッサージでは、ねじれ力を注入して、軟部組織を持ち上げたり、回転させたり、絞ったりする。軟部組織のニーディングは、組織の組成の変化を評価するとともに、治療の側面も持つ。とくに、組織を引き伸ばして血液循環や軟部組織内の体液の移動を促進する側面がある。ねじれ力は、治療的に利用して体の結合組織に影響を与えることができる。

クライアントがニーディングの施術を表層的と感じるか、深層的と感じるかは、圧力を加える深さと牽引の加減によって決まる。マニピュレーションの性質上、圧力と引張力は組織が最大限に持ち上げられるとき最高になり、施術の最初と最後には低下する。

注意：ペトリサージはニーディングの別名である。

複合荷重（図8.9）

引張＝部位が引き伸ばされる
屈曲＝組織が持ち上げられる
ねじれ＝組織がねじられる

2つ以上の力を効果的に複合させると、組織に荷重がかかる。組織に加えられる力が多くなるほど、反応は強くなる。引張と押圧はあらゆる型の荷重の基礎なので、どの形式のマニピュレーションも引張か押圧か、あるいはその2つが複合したもののいずれかである。

組織を長くする必要がある場合は引張が重要になり、体液の流れを促す必要がある場合は押圧が重要になる。

関節運動法

関節運動法はマッサージに取り入れられ、評価と治療の両方に活用されている。関節運動法は、マッスルエナジー・テクニックを行う準備として筋を適当な位置にく（ポジショニングする）ときと、組織のストレッチをする前とに用いられる。

また、関節運動法はリンパ・動脈・静脈循環系の体液の移動を促す。それらの体液を管内で移動させるポンプ作用は、関節運動中のリズミカルな押圧と筋収縮によって盛んになる。

腱と靭帯と関節包は、関節運動によって温められる。この機械的な効果は、これらの組織が柔軟性を維持するのに役立つ。

関節運動法の種類

関節運動法は、クライアントの可動域の生理学的限界内で関節部位を動かすことを必要とする。マッサージに用いられる2つの基本的な関節運動法には、自動法と他動法がある。

自動関節運動法とは、クライアントが自動的に筋群を収縮させて、その関節を動かすことである。自動関節運動法には、次の2種類のバリエーションがある：

- 介助自動関節運動法。マッサージ施術者とクライアントがともに関節を動かす方法。
- 抵抗自動関節運動法。マッサージ施術者が与える抵抗に反発して、クライアントが自動的に関節を動かす方法。

他動関節運動法は、クライアントの筋を弛緩させた状態で、マッサージ施術者がクライアントの介助なしにその筋を動かすことである。さまざまな種類の振動（シェイキングとロッキング）には、他動関節運動法が含まれている。

マッスルエナジー・テクニックは、特定の筋または筋群に集中して用いられるので、筋の始点と付着点が接近している状態、あるいは始点と付着点が離れて筋が長く伸

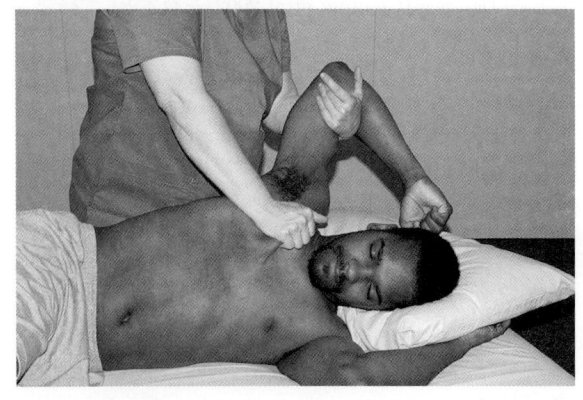

図8.9 複合荷重

> **ボックス8.1　特定の結果を実現するための、臨床理論に基づいたマッサージの順序**
>
> 1. マッサージを行う目的（結果）によって、どの応用モードを用いるか、タッチの質をどう変化させるかが決まる：
>   - どの応用モードを用いるか——応用モードのタイプ／様式（グライディング、ニーディング、振動、パーカッション、関節運動法など）に影響される。
>   - タッチの質をどう変化させるか——施術部位、圧力を加える深さ（浅いから深いまで）、組織の牽引、施術速度（スピード）、リズム、方向、頻度（反復回数）、その手法の施術継続時間。
> 2. 応用モードは、タッチの質をさまざまに変化させることによって機械的力を生み出す。
> 3. 機械的力（物理学的荷重によって組織変化をもたらす、引張、押圧、屈曲、剪断、ねじれ）が、生理機能に影響を与える。
> 4. 生理機能への影響：
>   - 機械的変化（組織修復、結合組織の粘着性と柔軟性、体液循環）
>   - 神経学的変化（刺激反応——運動系と筋神経系、疼痛の反射神経、機械的受容器）
>   - 精神生理学的変化（気分の変化、疼痛知覚、交感神経と副交感神経の平衡）
>   - 未知の経路と生理機能の相互作用（精気、鍼療法の経路、ヨガのチャクラなど）
> 5. これらの要因は治療アプローチを立てるのに役立つ。
> 6. 望ましい結果をもたらす治療。

びた状態になるように、筋をポジショニングできるかどうかが重要になる。関節運動法はこのポジショニングを完成させる方法である。

関節運動法は、ストレッチされるべき各組織のポジショニングに有効である。マッサージ中にこの方法を用いると、表面に近い筋ほど比較的楽にポジショニングできる。また、より小さく、より深部にある背骨の関節とその近傍の筋にも用いることができるが、そのポジショニングは正確で集中的に行われる必要がある。

短縮した組織が、筋の深層や、体を動かして伸長させるのが困難な筋にある場合、屈曲や剪断やねじれを局所的に加えてはたらきかけることで、患部の伸長やストレッチを行うことが可能になる。しかも、それはマッサージの流れの中で達成することが容易である（ボックス8.1）。

実践するマッサージの手法や様式の違いに関係なく、先に説明した事柄——タッチの質と、特定の結果を実現するために、機械的力を用いて体にさまざまな影響を機械的・反射的に与える応用モード——は、マッサージの適用のしかたを言葉で表現し、理解するのに共通の土台を作ってくれるはずである。

頭痛と頸部痛の治療的マッサージに特異なプロトコル

この節では、頭痛と頸部痛にはたらきかけるマッサージを用いるに当たっての諸提案とプロトコルを（筆者の経験に基づいて）解説する。

呼吸機能不全をターゲットとする

第6章で説明したとおり、異常呼吸は頭痛と頸部痛と頸部の機能不全によく見られる症状である。

マッサージ・セラピストは、2つの典型的な方法で呼吸に影響を与える：

1. 交感神経と副交感神経の自律神経系機能の平衡を維持すること。通常、それは一般的な全身マッサージのリラクセーション効果に重点を置くことで達成される。
2. 胸筋と呼吸筋の機能を正常化し、それを効果的に持続すること。

これから説明するプロトコルは、とくにこれらの領域をターゲットにしている。評価が呼吸パターン異常の傾向を示唆しているときは、より具体的に呼吸機能にはたらきかけるため、これらを一般的なマッサージのプロトコルに統合する。読者には*Multidisciplinary Approaches to Breathing Pattern Disorders*（Chaitow et al 2002）を教本として研究されることを強くお勧めする。

治療

次に挙げる筋は、症状の発現に直接関係し、呼吸機能不全中に短縮する傾向があるため、とくにマッサージの対象となる：

- 後頭前頭筋
- 側頭筋
- 咬筋
- 後頭筋

- 斜角筋
- 胸鎖乳突筋
- 前鋸筋
- 上後鋸筋と下後鋸筋
- 肩甲挙筋
- 菱形筋
- 上部僧帽筋
- 大胸筋と小胸筋
- 広背筋
- 腰筋
- 腰方形筋
- すべての腹筋
- 腓骨筋

　肋間筋と横隔膜も重要な呼吸筋なので、はたらきかけるべきである。
　これらの筋はすべて、運動緊張度の増加、テンダーポイント、短縮化、弱化、主動筋／拮抗筋の相互作用について評価する必要がある。

- 前鋸筋、上後鋸筋、下後鋸筋、菱形筋、骨盤底筋群といった、主に横走する筋は、運動と力の検査では評価しにくい。触診（第6章を参照）のほうが、より正確に評価できるだろう。上位交差症候群と、下位交差症候群の典型的なパターンがかかわっていることが多い。
- 運動緊張度が高くて短縮していると評価された筋は、抑制し、伸長させる必要がある。短縮化の主原因が神経筋に関連している場合は、筋腹に抑制圧力を加えて隣接関節を動かす方法か、引張力、屈曲力、ねじれ力を筋組織に直接加える方法を用いて、その筋を伸長させる。顔面部と頭部と後頭底の筋には、後者の方法が最も理にかなったアプローチである。
- 斜角筋、胸鎖乳突筋、前鋸筋、小胸筋、広背筋、腰筋、腰方形筋、横隔膜、腹直筋、骨盤底筋群に関しては、この章後半の特定のリリースに関する節で挙げるアドバイスに従うこと。
- 一般のマッサージのセッション中の都合のよいときに、必要なら各部位にはたらきかける。最も侵襲性の低い手段を用いて、筋のより正常な静止長を回復する
- 呼吸機能不全が長期間（3カ月以上）続いている場合、結合組織の変化がよく見られる。その場合は集中的な結合組織マッサージの施術が効果的である。
- 軟部組織がより正常な状態になれば、胸郭の穏やかなモビライゼーションを行うのが適当である。胸椎と肋骨の動きが制限されているときは、カイロプラクティックやその他の関節マニピュレーション法が適切かもしれないので、専門家への照会を指示する。マッサージ・セラピストも、間接的な機能的テクニックを用いて患部の可動性を高めることができる。それらの方法については第6章でおおまかに説明している。
- 呼吸は全身機能であるから、呼吸機能不全へのはたらきかけに用いる手法や手順を、全身アプローチに統合する必要がある。一般のマッサージのセッションに付け加えることが可能なプロトコルは、以下のとおりである：
  ― 胸部の一般的なマッサージにもっと注目する。後面、前面、側面から胸部へアクセスする手法は、主に、この部位の呼吸筋に起こる一般的な緊張や異常パターンにはたらきかけるために用いられる。
  ― 斜角筋、腰筋、腰方形筋と、下腿部の筋、中でもハムストリングスと腓骨筋とにはたらきかける。
  ― 適切なマッスルエナジー・テクニックを使って、頸部、胸部、腰部、下腿部の短縮した筋を長く引き伸ばす。
  ― クライアントを背臥位にさせ、胸郭の左右に押圧を加えて、肋骨の硬直度を特定する。肋軟骨付近に押圧力を維持しつつ、鎖骨付近から始めて、下位肋骨のほうへ下向していく。
  ― クライアントが腹臥位なら、胸椎間関節の左右に（脊椎の両側に）押圧を加えて、肋骨の硬直度を特定する。胸椎間関節付近に押圧力を維持しつつ、第7頸椎付近から始め、下位肋骨のほうへ下向する。
  ― 広い面積の押圧を用いて胸郭を徐々に動かす。
  ― 楽に動く部位と、動きに制限がある部位を調べる。
  ― 前部、側部、後部を評価する。側臥位にさせたクライアントの胸郭の側部を押圧すると、胸椎間関節と肋骨関節の両方で肋骨の可動性を評価できるだろう。
  ― まず腋窩付近に押圧を加え始め、それから下位肋骨へ下向する。肋骨が動くのが感じられるだけの充分な圧力を加える必要があるが、患者に不快感を与えるほど強い圧力にしてはいけない。
- 正常な反応のときは左右に等しく可動性を感じるが、凝りや硬直が感じられるときは不動性を示している。
  ― 可動性が最も高い部位と、動きが最も制限されている部位を特定する。
  ― 楽に動く部位、つまり可動性が最も高い部位に、広い面積で押圧力を加えられるように、クライアントをポジショニングする。
  ― 優しくゆっくりと押圧を加えて、問題の部位が動かなくなり始めたところで止める。
  ― そのポジションを保持したまま、クライアントに咳を

してもらう(咳をすることには、マッスルエナジー・テクニックのはたらきだけでなく、筋の活性化によって関節の可動性を助けるはたらきもある)。
— それを3-4回繰り返す。

硬直した部位が依然として残っている場合は、次の介入治療が有効なことがある:

- 動かない部位に手全体あるいは前腕を使って、広い面積の押圧を加える。
- クライアントに息を吐かせ、そのとき呼気に合わせて、押圧力の強さを上げていく。
- このポジションで肋骨を保持する。
- クライアントに、その圧迫に反発して胸を押し出してもらう。
- 引き続き肋骨に押圧力を保持しつつ、クライアントに息を吸うように指示する。
- 次に、クライアントに息を吐かせながら肋骨の動きを調べる。肋骨の可動性は増しているはずである。

胸郭全体を、リズミカルな押圧を用いて徐々に動かす。最も動きに拘束/制限がある部位を再評価する。治療した部位の状態がよくなっても、別の部位に問題が見つかれば、同じ手順を繰り返す。1回のセッションに3-4箇所の部位を治療するのが適切である。

肋間筋、小胸筋、前鋸筋にテンダーポイントがないか触診する(クライアントはあまり喜ばないので、迅速に的確に行うこと)。

そうして見つかったテンダーポイントをリリースするには、ポジショナル・リリース・テクニックを用いる。すなわち、施術者がクライアントの体を動かすか、クライアント自身にさまざまなポジションに体を動かしてもらうかして、テンダーポイントの痛みが減少するのを待つ方法である。ポジショナル・リリース・テクニックの手順は次のとおりである:

- テンダーポイントを特定する。
- 圧力を直接加えて、徐々に疼痛反応を引き出す(痛みは指標にすぎないことを忘れてはいけない。痛みのある場所が介入治療を行う場所ではない)。
- 自動的あるいは他動的に、ゆっくりとクライアントの体を痛みが治まる位置(ポジション)に来るまで動かしていく。そのポジションが重要であって、これはクライアントの肋骨、腕、頭を動かすことで達成される。あるいは、さまざまな部位を含む全身プロセスによって、痛みが減少するポジションを達成する。
- 最大30秒間、あるいはクライアントがリリースを感じるまで、そのポジションを維持する。そのあいだ、クライ

アントに横隔膜を動かして呼吸するように促し、テンダーポイントを軽く監視し続ける。
- ゆっくりとクライアントをニュートラルなポジションに戻し、次に体をストレッチのポジションに動かしてテンダーポイントを調べる。
- 通常、組織を直接ストレッチする方法が最も効果的である。

クライアントが鼻をすすったり、咳やくしゃみをしたりしている最中や、大笑いを続けているあいだに、下後鋸筋が原因で背部痛が起こることがある。下後鋸筋は下位肋骨を安定させる機能を持っているため、短縮する傾向がある。線維方向のせいで、この筋は引き伸ばしにくい。

症状には、肩甲骨の真下の下後鋸筋のうずくような痛みがある。通常、局所の組織を引き伸ばしながら筋腹に押圧を加える方法で、その症状は緩和される。

普通、4-6回の集中的なセッションのあと、胸郭と呼吸機能が正常化し始めたら、簡単な呼吸運動を教えるのが望ましい。

この節で挙げた筋の特定の評価とリリース法は、マッサージと組み合わせることが簡単なので、以下に説明しておく。筋の運動緊張度と長さの正常化に用いられる介入治療には、できれば筋腹に抑制圧力を加え、筋腹にアクセスしにくい場合には、筋の付着部に抑制圧力を加える方法を用いる。問題のある筋に効果的に押圧を加えられるように、クライアントをポジショニングする。

特定のリリース

頭痛や頸部の疾患が起こるとき、決まって機能不全を起こす重要な筋がいくつかある。そうした機能不全の部位にはたらきかける主な手法は、主に筋腹か筋の付着部に抑制圧力を加えることである。こうした特定の処置ではた

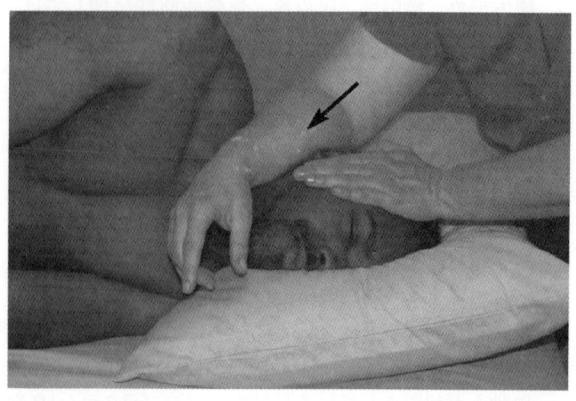

図8.10 斜角筋のリリース

らきかける筋は、長さが短いうえに、より深層の組織層に存在することが多いため、いっそうアクセスするのがむずかしい。

筋リリースを行う前後に、一般的なマッサージを行う。

筋の付着部にアクセスするほうが簡単でないかぎり、筋腹に最も抑制力の強い圧力を加える。筋の谷に90°の角度で圧力を加えるのではなく、筋の山に45°の角度で圧力を加える。ただし、90°という指定がある場合は別である。左側の筋をリリースしたら、たとえ緊張しているのが片側だけと検査でわかっていても、必ず右側の同じ筋をリリースしなくてはいけない。

斜角筋(図8.10)

症状：症状の大半は、肩甲骨中央付近の胸郭中部の痛み、胸痛といった症状を伴う、腕神経叢または頸神経叢のインピンジメントと関連がある。腕の痛みは手根管症候群と間違われることが多く、ときには痛みが頭に放散して、目の奥が痛むこともある。

評価：評価に最適の体位は、側臥位と背臥位である。触診して症状を再現する。上部僧帽筋と胸鎖乳突筋のあいだの部位に組織的に平らに圧力を加える。関連痛パターンを再現するのに充分な圧力を用い、頭蓋骨の付け根から始めて、鎖骨のほうへ下向する。関連痛パターンが再現できれば、その評価は決定的である。

通常、痛みは収縮した斜角筋が原因で起こるが、それと関連している連鎖パターンには、腰部の屈筋群や側方湾曲がよく関係している。方形筋や腰筋が関係していることも多い。

処置：できればポジショナル・リリース・テクニックを用い、下半身の位置を利用して快適なポジションを達成する。

- クライアントを側臥位にさせ、セラピストはクライアントの頭側に立つ。
- 押圧を加えて諸症状を再現する。クライアントに、反対側の斜角筋群などの並置する拮抗筋パターンを作動させて、相反抑制を起こさせる。
- 筋が軟らかくなれば、緊張のある部位を特定する。緊張のある部位は、周囲の組織よりも強く張りつめているように見えるはずである。次に、クライアントに脈動的マッスルエナジー・テクニックを実行させる。保持されている押圧に反発して、問題の筋とその拮抗筋の両方を動かしてもらう。
- 15秒ごとくらいにクライアントを休ませて圧力を弱める。再開して、緊張が軽減するまで続ける。ただし、施術時間は1分間を越えてはならない。60秒たってもそ

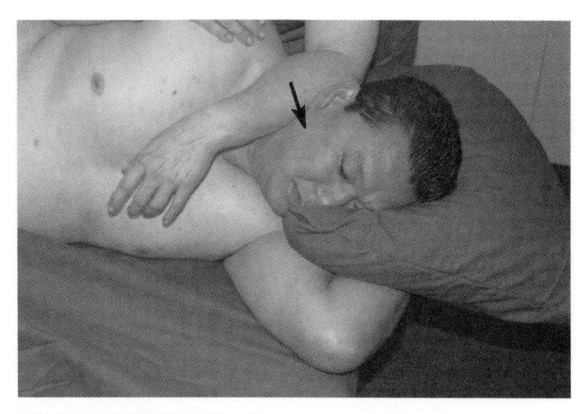

図8.11 後頭筋のリリース

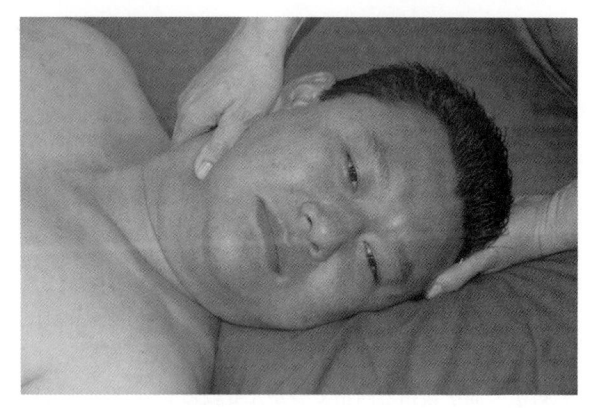

図8.12 胸鎖乳突筋のリリース

の部位がリリースされないときは、連鎖の補償パターン(上位交差症候群と下位交差症候群)に縛られている。治療はこのパターンの正常化に焦点を当てる必要があるだろう。

- 筋をリリースしたら、急性症状の場合は筋をそっと伸長させ、慢性症状の場合はストレッチする。このストレッチングは数回のセッションにわたって行われることもある。
- 触診の手を所定の位置に保持しながら、ゆっくりとクライアントの頭部と胸郭を動かしていき、触診の手が筋組織の最長になるポジションを特定したところで止める。そのポジションにあるとき、組織はぴんと張っている感触がするはずである。頭部を安定させて、胸郭から長く引き伸ばす。

後頭骨底部(図8.11)

- クライアントを側臥位にさせ、セラピストはクライアントの横に立つ。
- 前腕を使って、45°の角度で広い面積の押圧を行う。ク

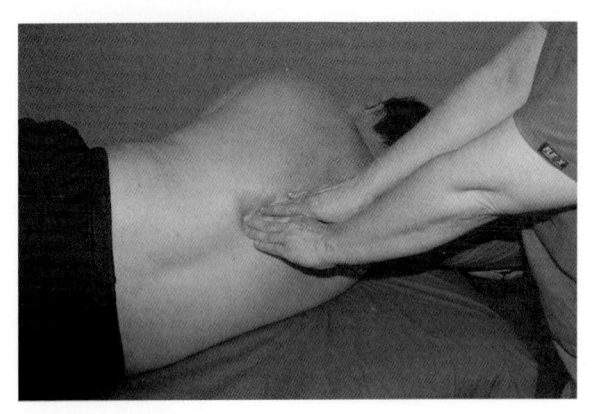

図8.13 多裂筋のリリース

ライアントが眼球を回し、セラピストはまず筋が活性化するのを感じてから、最大30秒間そのポジションを保持する。

胸鎖乳突筋（図8.12）

腰筋の前にこのリリースを行うときは、106ページで説明しているテストを使って、クライアントが腰筋のリリースも必要としているかどうか確認すること。

- クライアントを背臥位にさせ、セラピストはクライアントの頭側に立つ。
- 対象の筋を親指と四指でつかんで絞るように強く握る。上位から始めて下位へと進む。クライアントが眼球を回し、顎と両脚を上げるか、両膝を曲げるかして、胸鎖乳突筋・頸長筋のリリース中に腰筋もリリースさせてしまう。

多裂筋・回旋筋・横突間筋・棘間筋（図8.13）

1つの複合群として、これらの筋は脊柱の細かい微妙な動きをつかさどっている。連携してはたらき、小さな筋線維の群がそれぞれ全体の動きに貢献している。

症状：しばしばクライアントは背中と首を「ぽんと割って」治療してほしいと訴えるが、マニピュレーションではその慰めは与えられない。これらの筋は動き始めにこわばりがあるが、動き出してしまうと、それは軽減する。クライアントが効果的なストレッチを行ってこの筋群を刺激するのは不可能である。クライアントが感じるのは、鋭い痛みではなく、うずくような痛みである。

評価：触診が唯一の効果的な評価法である。これらは基本的に椎骨間に位置する小さな深層筋である。これらの筋に問題を持つクライアントは、長期間にわたって座位や、固定した立位を続ける生活をしていることが多い。

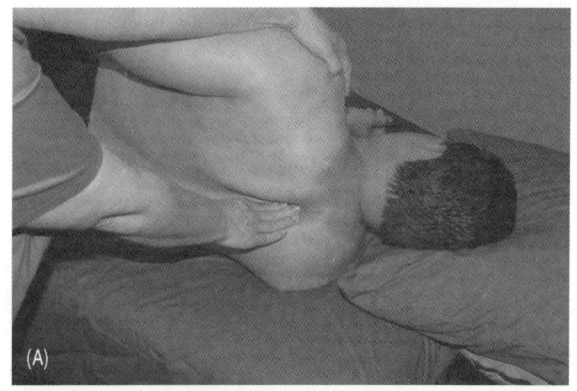

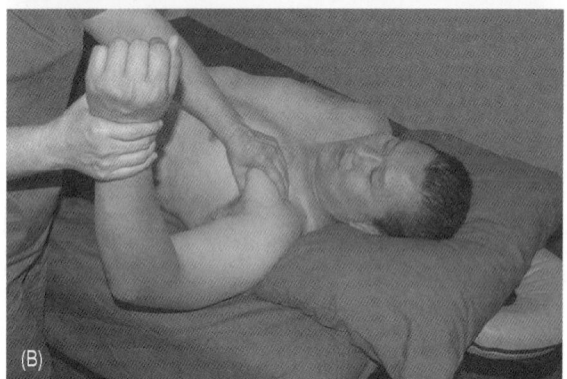

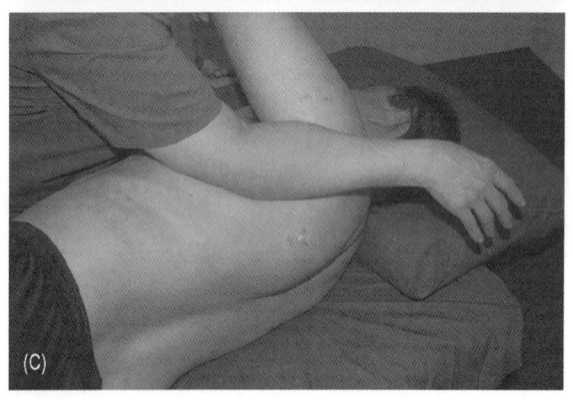

図8.14 （A）菱形筋のリリース　（B）大胸筋のリリース
（C）前鋸筋のリリース

椎骨間のすきま深くに触診を行うと、症状が再現されて、硬い組織の帯があるのが明らかになる。効果的な触診は、問題の筋群に接触し、脊柱起立筋の下に潜り込むくらい深く行わねばならない。

処置：硬くなった筋の帯への慎重なフリクションと、押圧を用いた組織のストレッチを合わせて行うことが求められる。それを始める前に、脊柱起立筋と関連の筋膜を軟化・伸長させておく必要がある。

- 患部を上にして、わずかに他動的伸展をさせた状態で、クライアントを側臥位にさせる。機械的力を効果的に加えやすくするには、セラピストがテーブルにのったり、スツールを使ったりする必要があるかもしれない。
- 脊柱と隣接する溝に、ぴんと伸ばした四指を45°の角度で差し入れる。指先に棘突起を感じるまで押し込む。
- 患部に加えた押圧をしっかりと保持し、クライアントに伸展から屈曲へと患部をゆっくりと前後に動かしてもらう。次に、クライアントにわずかに伸展した状態を保たせているあいだに、セラピストは深くえぐるような動きで手を脊柱に沿って下向させ、それから、すくい上げるか掘るようにして手を溝の外に出す。
- 問題の筋がさらに柔軟になったら、押圧をしっかりと保持したまま、クライアントに背骨をごくゆっくりと屈曲させてもらい、やがてその組織が張りつめるのを感じたら、そこで患部をストレッチする。組織が軟化するまで、そのポジションを保つ。

菱形筋・大胸筋・前鋸筋（図8.14）

症状：一般に、クライアントが肩甲間部に痛みを訴えるとき、背中はこわばり、疲労しているように感じられる。ときには菱形筋上部に、特定のテンダーポイントや、うずくような痛みが存在している場合もある。背中のストレッチをしているというクライアントも、見てみると、実は胸部を伸ばしているだけということがよくある。そんな場合、呼吸は上胸部が動くパターンだったり、制限されていたり、あるいはその両方であったりする。

評価：最もよく見られる症状は、大胸筋と前鋸筋の緊張の増大である。これらの筋を触診してテンダーポイントを探す。たいていクライアントはテンダーポイントの存在に気づいていない。肩甲骨が内側へ引き寄せにくい状態で、肩のほうへの前方回転があると予想される。両腕を前方に出したまま、コンピューターでの作業など小さく筋を動かす仕事をしているクライアントによく見られる。腕を前方に突き出したり、引き下げたりする動作を求められる活動は、症状を誘発したり悪化させたりする。

処置：大胸筋と前鋸筋の緊張を軽減し、その長さを回復させれば、菱形筋の緊張は緩和される。胸部のテンダーポイントに圧力を持続させると効果的な場合が多い。テンダーポイントのパターンが習慣化つまり慢性化しているときは、胸部の筋膜を引き伸ばす必要がある。

- できれば、クライアントを側臥位か腹臥位にさせて、触

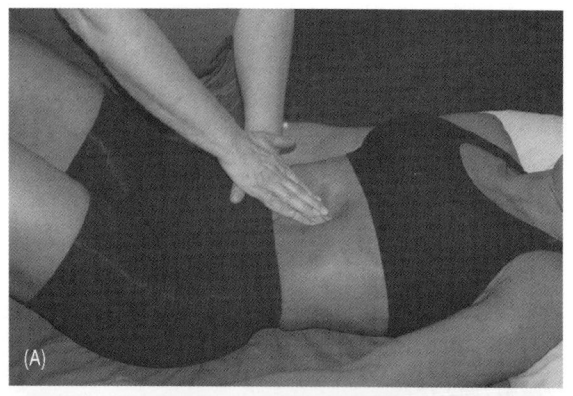

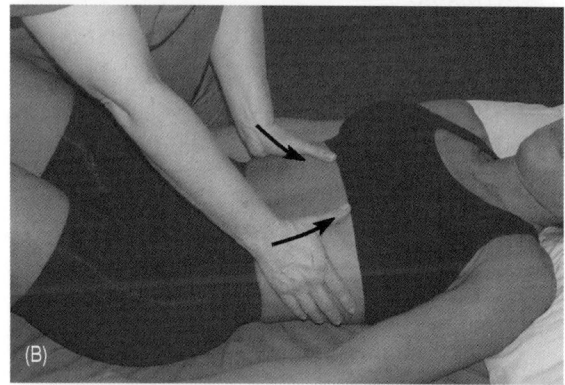

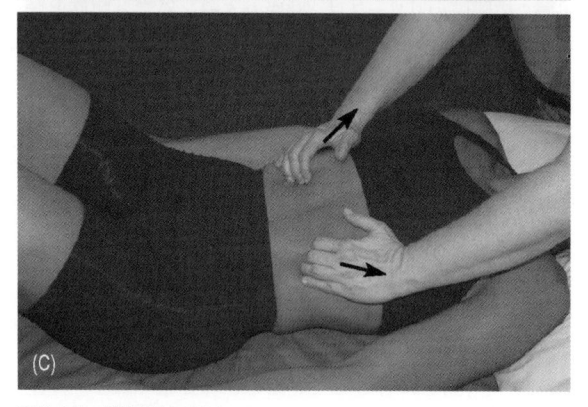

図8.15　横隔膜のリリース

診でテンダーポイントを見つける。片手を菱形筋の部位に当てて、大胸筋や前鋸筋を含む胸部に加えた圧力の相互作用を指先で感じとるとよい。大胸筋と前鋸筋はどちらも肩甲骨を前方に引っ張っている。問題の部位を押圧してテンダーポイントの場所を特定する。

- テンダーポイントが特定できたら、菱形筋に対してさまざまな角度から圧力を加え、リリースのポジションを見つける。見つからない場合は、クライアントの体をゆっくりと回転させて探す。見つかれば、ポジショナル・リリース・テクニックに従うか、第6章で述べた処置に続

合する。

- 上記の方法がうまくいかない場合は、両手ではさむようにして圧力を加えながら前後に揺さぶって、圧痛が減少するのを待つ。患部を引き伸ばすことが重要である。患部のストレッチは、クライアントを側臥位にさせて、手で肩甲骨を背骨のほうへ動かすことで実現できる。クライアントに肩甲骨を引き寄せてもらう方法か、菱形筋に強力な叩打法を反射的に施して、収縮反射を起こさせつつ、肩甲骨を背骨のほうへ押す方法を使えば楽にできる。

横隔膜（図8.15）

症状：クライアントは、首と肩の緊張とうずくような痛みや、胸部と腰部の接合部位の引っ張り感を訴えることが多い。体にぴったりした衣服を着たり、腹をへこませたりといった、腹部を抑制することをすると症状は悪化する。クライアントが訴える症状は、呼吸パターン異常の兆候を示していることもある。

評価：呼吸パターン異常の評価をすべて行う。さらに、胸郭端に沿って横隔膜のある部位を触診し、圧痛や硬直がないか調べる。

処置：横隔膜のリリースは、呼吸パターン異常と腰筋と腰方形筋への処置と合わせて行うべきである。

- クライアントを背臥位にさせて膝を立ててもらう。胸郭縁を探り当てたら、両手を重ねてぴんと伸ばした指でコンタクトするか、あるいは片手の小指側の側面を反対側の手で支えながらアクセスする。
- クライアントが息を吐くとき、手をゆっくりと肋骨の下に沈み込ませる。抵抗が感じられたら、クライアントに片腕を上げて頭の上に持っていかせ、それから息を吸わせ、次に息をゆっくりと大きく吐かせる。
- 息を吐く動きに合わせて、指をぴんと張ること。押圧力の方向は約25°の角度で、胸郭の下を胸郭の輪郭に沿って進む。背骨に向かって直接押し下げてはいけない。クライアントに、息を吐ききったところで息を止めさせ、息を止めたままで、自分の筋を使って、施術の手を押し出すようにしてもらうとよいかもしれない。高血圧の人は、長時間息を止めることには注意が必要である。
- そっと、かつ、しっかりと胸郭を押したり離したりして、下位肋骨の付着部にリズミカルな広範囲の押圧を加える。剣状突起に圧力を加えてはいけない。胸郭の輪郭に沿って胸郭の下へ行う押圧は、正中線の近位から始

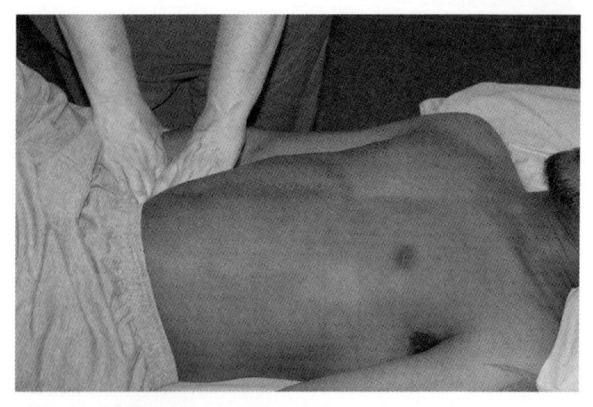

図8.16 腰筋のリリース

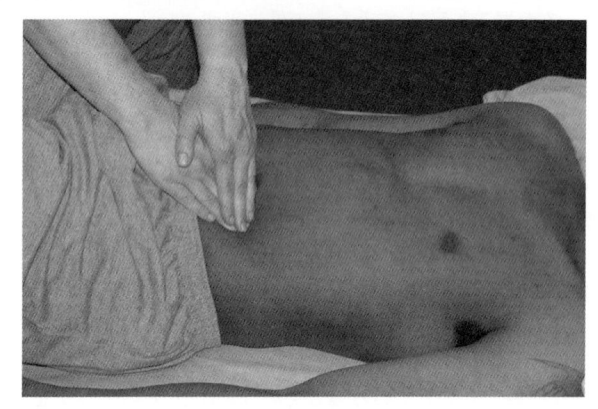

図8.17 腰筋にアクセスする手の位置

め、必要なら左右の胸郭の下縁全体を網羅するように繰り返す。

腰筋（図8.16、図8.17）

症状：クライアントが訴える症状は以下のようなものがある。
- 一般的な腰部の痛み
- 太腿の付け根の痛み
- 咳や、くしゃみをしたときの腰の痛み
- うつぶせで横になるときの痛み
- 仰向けで横になるときの痛み
- 首の凝りと、うずくような痛み

評価：
- 腰筋が短い側の脚の歩幅が著しく短縮している。
- 腰筋が短い側の脚が外旋している。
- 座ったり立ち上がったりするとき、両手で体を支える。
- 下記の背臥位で行う「テーブルの端テスト」と同様に、脚が完全伸展できない。
- 前方に傾いた骨盤。

注意：腰筋の機能不全は、しばしば方形筋群と大腿筋膜張筋の緊張または短縮（あるいはその両方）を伴っているので、腰筋にはたらきかける前にそちらにはたらきかけるほうがよい。

1. テーブルの端テスト：このテストでは、クライアントにテーブルの端に坐骨結節をのせてもらい、片脚を胸に引き寄せて、テーブルに仰向けに寝てもらう。脚が胸にぴったりとついていると、もう一方の脚はテーブルと水平に伸びているはずである。もし、テーブルの上に浮いていれば、そちら側の腰筋が短縮している。
2. 腹筋テスト：クライアントはテーブルに背臥位を取って両膝を立てる。両腕は天井のほうへ少し斜めに伸ばす。次に、クライアントは天井に向かって手を伸ばしながら胴体をテーブルから起こす。施術者はクライアントの両足を押さえるか、観察する。腰筋が短縮している側の足が先にテーブルから浮き上がる。

処置：マッスルエナジー・テクニックの伸長とストレッチを、すべてのポジション——テーブルの端、背臥位、側臥位、腹臥位——で行う。

1. ポジショニング：

   a. **テーブルの端で背臥位のポジショニング**：必ず骨盤をテーブルにしっかりと固定し、反対側の膝を曲げてできるだけ胸に近づける。抵抗力と伸長のための手は膝より上の位置に置く。
   b. **背臥位のポジショニング**：クライアントはテーブルの端近くに横たわり、端から遠い側の膝を曲げる。腰筋にはたらきかけ、アクセスするには、クライアントに脚をテーブルの端から垂らしてもらい、伸長とストレッチを達成する方法を取る。骨盤は必ず固定し、安定していなくてはならない。
   c. **側臥位のポジショニング**：クライアントは下の脚を胸のほうに引き上げ、施術者はクライアントの背後につく。胴体は固定させておき、腰部も安定させる。クライアントが上の膝を曲げ、その太腿を施術者が片腕でかかえるように支える。すると、上の脚がわずかに内旋・外旋・伸展する。
   d. **腹臥位のポジショニング**：骨盤はテーブルに固定する。施術者の位置は、はたらきかける側と反対側。施術者に近い側の脚はまっすぐに伸ばしておく。ターゲットの脚の膝を90°以上曲げると、腰が少し内側に旋回し（足が少し外側に落ちるためにそうなる）、そちら側が伸長されストレッチされる。施術者はクライアントの体越しに手を伸ばして、相手の大腿前部を片腕でかかえ、上に持ち上げてから、背を反らす。

注意：この4つのポジションのどれが最も効果的かは、クライアントの意見と、施術者に対するクライアントの体の大きさ次第である。

2. 手または拳（あるいはその両方）を使った、腰筋への直接アクセス：

- クライアントは背臥位で、両膝を少なくとも110°の角度に曲げる。両足はテーブルに平らにつける。施術者は、はたらきかけを行う側に立つ。平らにして固定した手か、軽く握った拳を用いる。どちらを使うかは、クライアントの体の大きさと心地よさで決まる。施術者は、拳のほうがより長い治療時間に耐えられるだろう。
- クライアントは膝を曲げて側臥位を取り、施術者はクライアントの前にひざまずいて、上体を前に傾け、固定した手か軽く握った拳を用いる。脚を使ってクライアントを圧力のほうへ引っ張ることもできる。
- 腰筋は、腸骨稜と臍のあいだの正中で最もうまくアクセスでき、通常、中手指節関節を腸骨稜に当てて場所を見つけることができる。四指をまっすぐに保ち、その指先で筋のある位置を特定する。腰筋は、腰椎と胸椎下部の前面に近い深部に位置している。下腹部へはゆっくりと慎重な押圧が求められる。回腸の下には卵巣がしまい込まれているので、押圧してはいけない。腸大動脈は触診すると脈動として感じられるが、これも押圧してはいけない。下向きに力を加えると、小腸と大腸は波のような動きで、違う場所へ滑るように移動する。正確な位置が特定できたかどうかは、クライアントに脚を曲げさせて確認する。
- 平らな、持続した押圧を加えるのに合わせて、クライアントに頸椎を前や横に曲げさせたり、首を回転させたりする。そうした動作は腰筋の動きを促進し、まず筋を収縮させて、次に弛緩させるはたらきをする。クライアントが顎を天井に向けてわずかに上げ、後頭部をテーブルに押しつけて、首の伸筋を活性化させると、腰筋は抑制できる。腰筋への収縮を維持しながら、首の屈曲と伸展を交互に行うのは有益である。そうした首の動きのすべてに、目の動きを追加することができる。つまり、首が前屈しているときは下に、側屈しているときは横に、伸展しているときは上に、目を向けるのである。
- さらに、クライアントがゆっくりと片足のかかとを外側に滑らせて、脚をまっすぐにする。脚がまっすぐになったところで、殿部を収縮させると、腰筋はさらに抑制され

る。次に殿筋をゆるめ、かかとをできるかぎり殿部の近くへ滑らせて、腰筋を抑制する。押圧を維持したまま、この動作を繰り返す。

- 腰筋を末端部の付着部でリリースさせる。腹部から腰筋にアクセスしにくいときは、腰筋が恥骨を横切っているときに、末端部の付着部近くへ抑制圧力を加えることが可能である。通常、抑制圧力を保持しているあいだに、脚をイーズかバインドの位置に移動させる。
- 腰筋への押圧は、腰筋を伸ばしてストレッチするはたらきをする。ゆえに、クライアントがテーブルからいきなりおりないように注意すること。まず横へ転がらせて、次に体を丸めさせる。必要ならば手を貸す。クライアントをテーブルに起き上がらせてはいけない。
- クライアントを腹臥位にさせると、腰筋がおだやかに伸びたポジションになる。そこで、クライアントに両手両膝をついた4点ポジションを取らせる。そのまま背中を反らしたポジションにさせ、続けて背中を丸くしたポジションを取らせる。次に、両腕を前に滑らせ、殿部を後ろに引いてハムストリングスにつけたポジションを取らせる。このポジションのとき、腰部に広い面積で押圧を加える。腰筋に激しい痛みがなければ、クライアントに頭と胸を上げて両腕をまっすぐにさせ、テーブルに骨盤をぴったりとつけさせて、ヨガで言うコブラのポーズをゆるやかに取らせる。心地がよくとも、各ポジションを維持するのは3分間までにする。再びクライアントに両手両膝をついた4点ポジションを取らせたあと、テーブルからおりさせる。

注意：どちらの方法も、より強力な相互作用と連係させて用いることができる。その目標は腰筋の緊張の軽減である。通常、緊張の軽減は組織が沈む、あるいはへこむ感覚として触診される。筋がリリースされると、クライアントはたいてい息を深く吸って呼吸のしかたを変え、リラックスする。この処置は痛みを伴う強力なものである。処置中に圧力を少し弱めてクライアントに一息つかせる必要があるが、また一から筋を動かすのはクライアントに苦痛を与えることになるので、一息つかせるときにも施術者は決して筋から手を離してはならない。

3. リハビリテーション運動

a. 先に説明したのと同じ手順をクライアントに教える。
  - 腹臥位を取る。
  - 背中を反らしたり、丸めたりする。
  - 膝と腕のストレッチ。
  - ヨガのコブラのポーズ。

b. 大きなエクササイズ・ボールや、腰部向けと言われるさまざまな運動も効果がある。

腰方形筋

症状

- 深層の局所の腰痛（片側がより重い場合がある）。
- 殿部や脚の下側から膝にかけて放散する痛み（神経絞扼）。
- 小刻みに動く、あるいは体幹側屈によって伸びる傾向がある。
- 呼吸が制限されていた可能性がある。
- 患部側の脚が短い（機能的あるいは身体的なものの場合がある）。

評価

1. クライアントを側臥位にさせる。肋骨と腸骨稜のあいだの部位を、前腕か手を使って触診する。クライアントに背筋をまっすぐに伸ばさせてから、上の脚を持ち上げる。触診中の部位は、脚が約20°の角度に上がると活性化するはずである。活性化すると、方形筋は緊張して短くなる。
2. クライアントを腹臥位にさせて両脚をまっすぐにさせ、脚の長さを調べる。脚が短くなっていたら、そちら側の腰方形筋が硬くなっている兆候である。胴体の側屈が制限されていたり、左右均等でなかったりする場合、最も制限されている側が、腰方形筋が短縮／緊張している側である。

処置

- クライアントは側臥位で、下の脚を曲げ、上の脚をまっすぐにして、腰を少し伸展させる。施術者はクライアントの後ろに立ち、最下位の肋骨と腸骨稜の上端とのあいだの部位に押圧を加える。力をかける角度は（臍の

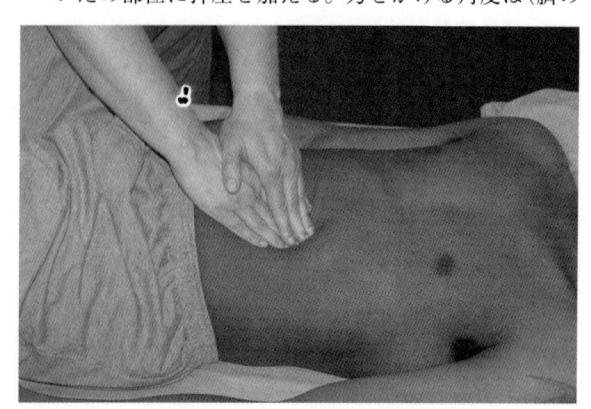

図8.18 大腸のマッサージ

ほうに向かって) 約70°。

- 筋に抵抗が感じられたら、クライアントに上の脚を上げ下げさせる。そのとき、必ず腰部は伸展した状態に保つこと。あるいは、クライアントに首と頭を前後に動かして側屈と伸展をはからせる方法もある。上記の運動はどちらも腰方形筋を促進または抑制する。この首の運動には水平の眼球運動を追加することができる。

腰方形筋はリリース後、伸長させてストレッチする必要がある。

- クライアントの上の脚をおろさせ、前よりもさらに「伸長とストレッチ」のポジションに持っていき、胸郭を安定させて伸長させる。あるいは、ストレッチのマニピュレーションを用いて、クライアントの腰から臍のほうに向けて力をかけながら、胴体と脚を伸展させたクライアントに側屈させる手もある。自分でできる方法として、両手の指を組み合わせ、手のひらをひっくり返してから、両腕を頭の上に伸ばす方法がある。
- 立った状態か両膝をついた状態で、骨盤を安定させたまま前方回転させる。側屈して、体をねじり、わずかに屈曲させる。

頭痛のための特定のマッサージ法

マッサージと他の形式の軟部組織療法は、筋収縮性頭痛の治療に効果を発揮するが、片頭痛や群発頭痛にはずっと効果が少ない。軟部組織療法は、一次性頭痛の痛みに起因する二次性の筋収縮性頭痛を和らげることができる。頭痛はストレスに誘発されることが多い。一般に、慢性頭痛疾患にはあらゆる種類のストレス管理が指示されている。マッサージと他の形式の軟部組織療法は、筋収縮性頭痛の治療に有効である。

次の2つの頭痛マッサージ法が効果的である。

血管性／液圧性頭痛 (頭の内側の圧力による頭痛)

頭痛は便秘が原因で起こることもある。その場合、腹部のマッサージが治療の選択肢の1つである (図8.18)。グルタミン酸ナトリウム (MSG) のような化学物質や、過度のアルコール摂取などが原因で起こる中毒性頭痛は、水和と血管性頭痛の治療によく反応する。しかしながら、肝臓がその化学物質を解毒して体内から除去し終わるまで、頭痛は続く。

頭蓋内に過剰な髄液があり、その髄液を頭蓋骨の外へ排出することがマッサージの目標であるという姿勢で、マッサージに取り組むこと。頭と顔へのリズミカルな押圧は、髄液を移動させるポンプのような機能を果たす。頭部に加えられる押圧力はかなり大きいので、広い面積でかけなければいけない。クライアントは頭の内側の圧力が緩和される心地よさを感じるはずである。後頭骨／前頭骨に手か前腕を平らに当て、ぎゅっと押しつけてから力を抜く。それをゆっくりとリズミカルに最大50回繰り返す。次に、側頭骨に圧力を加えて同じことを繰り返す。

副鼻腔炎性頭痛のように頭よりも顔に発現することが多い痛みの場合、リズミカルな押圧を加える部位は、こめかみ (蝶形骨)、頬 (頬骨)、鼻側部、目の上である。手のひらか、指の腹を使う。目の上に圧力を加えるときは、眼球を実際に押圧するのではなく、手のひらで包むようにして、眼球のまわりに圧力を加えるようにする。緊張性頭痛はしばしば血管性頭痛を伴う。

緊張性頭痛 (頭の外側と首の付け根の痛み)

緊張性頭痛は、筋／結合組織のバインド性頭痛とも言え

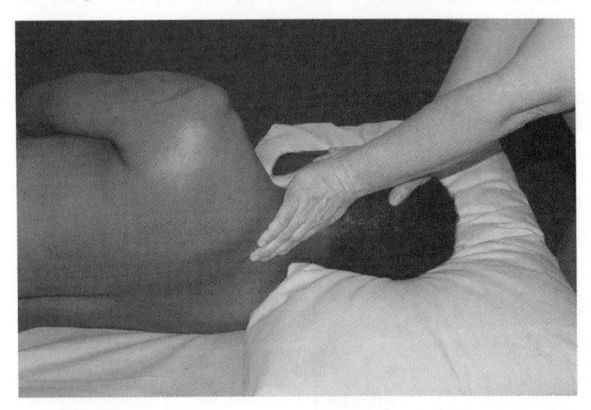

A 側臥位のクライアント。評価をしてから、圧迫を加えながらグライディングする。

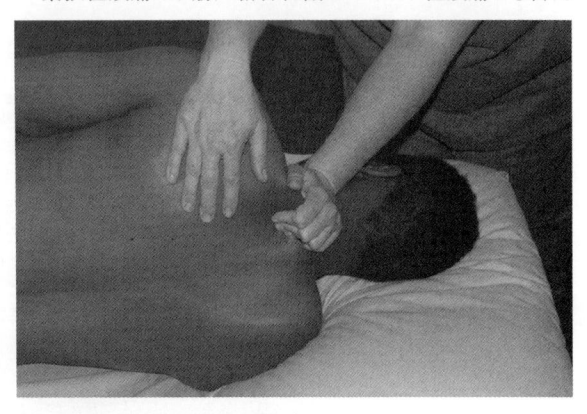

B 広範囲の筋を評価して曲げる。

図8.19　首と肩のマッサージ施術

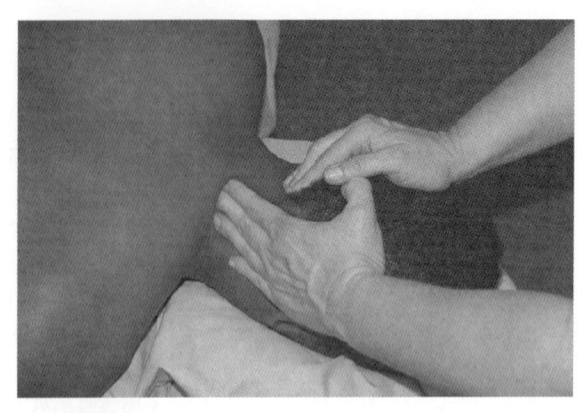

C 評価をして、組織層が癒着していないことを確認してから剪断する。

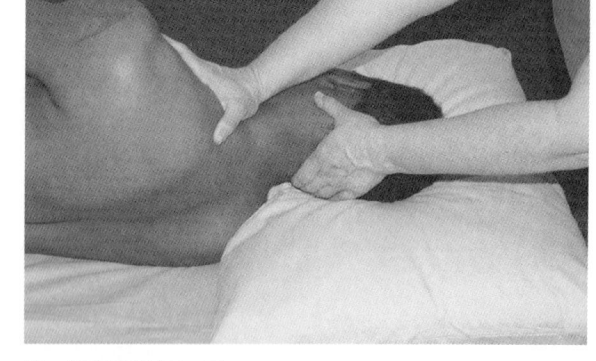

D 筋筋膜のリリース

図8.19つづき 首と肩のマッサージ施術

る。後頭筋・前頭筋・側頭筋・耳介筋（耳筋）といった頭皮の筋に、抑制圧力を用いる。クライアントに、眉毛を動かし、歯を食いしばり、耳を動かすよう指導すれば、マッスルエナジーとポジショナル・リリースのテクニックが使える。筋腹と筋の付着部の両方に注意しながら、筋領域全体をマッサージする。圧力のレベルは頭痛の症状を再現できるだけの強さにする。後頭下筋、斜角筋、胸鎖乳突筋、僧帽筋の緊張が原因で、神経インピンジメントが生じ、関連痛が発現することがある。マッスルエナジー・テクニックや筋伸長の諸処置と一緒に抑制圧力を、頭痛の症状を引き起こしている筋に用いる。

顔面側により多く発現する頭痛は、咀嚼の筋あるいは眉

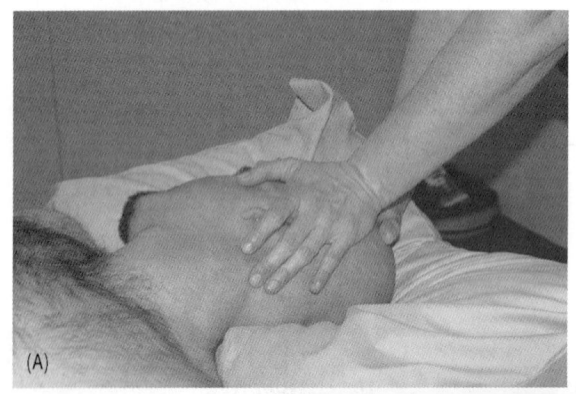

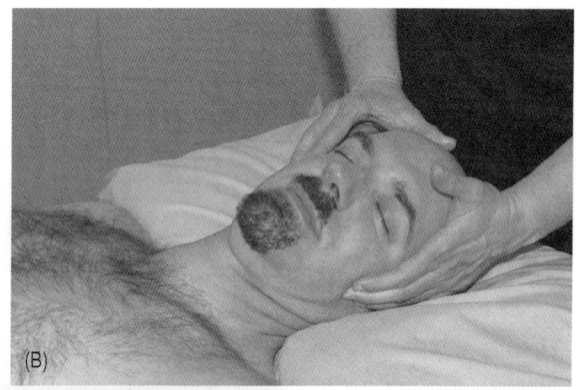

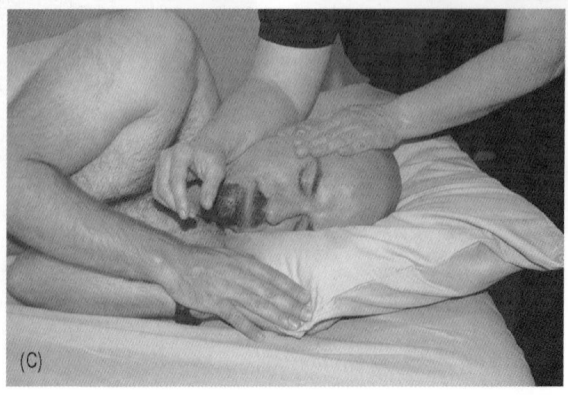

図8.20 頭痛のためのマッサージの例

毛の動きを調節する筋に起因している可能性がある。これらの筋には先に説明したようにはたらきかける。

　圧力のレベルは頭痛の症状を再現できるだけの強さにする。その圧力は、一般のリラクセーション・マッサージで通例用いられる圧力よりもずっと大きい。力の強さはクライアントに警戒反応を起こさせるほど強くてはだめで、痛いといっても「気持ちのよい痛さ」と感じられるものでなければならない。

　頭皮にはかなり多くの結合組織構造があり、頭皮を固定している腱や筋膜の靱帯が短縮することがある。通常、マッサージ中にそうした組織構造に加える力は、剪断力と屈曲力に局所的な引張力を加えたものである。他の結合組織マッサージと同様、そうした力を、バインドに出入りするように、ゆっくりとリズミカルに加える。この場合もやはり、力の強さのレベルは一般のマッサージで通常用いられる力よりも大きいが、圧力を加える強さも位置も、クライアントにとって「ぴったりだ」と感じられるものにするべきである。

できれば、髪を引っ張って筋と結合組織をストレッチする。頭皮近くで髪を大きな束にしてつかみ、均等にぐいと引っ張る。抵抗を感じた時点で、方向はバインドに出入りするように変えてかまわない。そのプロセスを連続して頭全体に繰り返す。引っ張る力は強くても、クライアントに心地よく感じられるものでなければならない。髪がない、もしくは髪がかなり短い場合、頭蓋骨の上で頭皮をバインドに出入りするように転がしたり、ねじったりすることができる。次に、すべての頭蓋縫合に沿って円を描くようにフリクションを行い、しっかりとマッサージする。

　眼筋が頭痛の要因の1つとなることもある。クライアントに、目の上に指の腹を当てて、眼球に押圧をゆっくりと加えさせる。次に、その押圧を維持したまま、円と8の字を交互に描くように両眼を動かしてもらう。首と肩の筋はじっくりとマッサージして、頭痛の症状を再現するすべての部位にはたらきかける（図8.19）。

　頭蓋骨から仙骨までの結合組織構造は、たとえ短くても、頭痛を起こすことがある。組織の柔軟性を高め、バインド

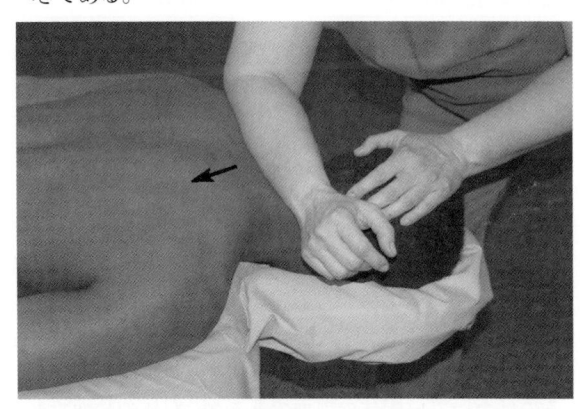

A　グライディングする（引張力）

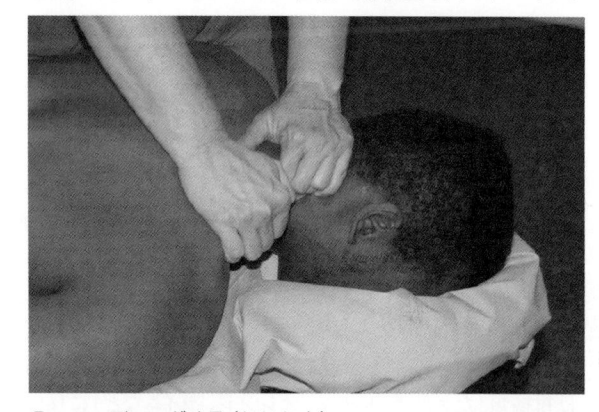

B　ニーディングする（ねじれ力）

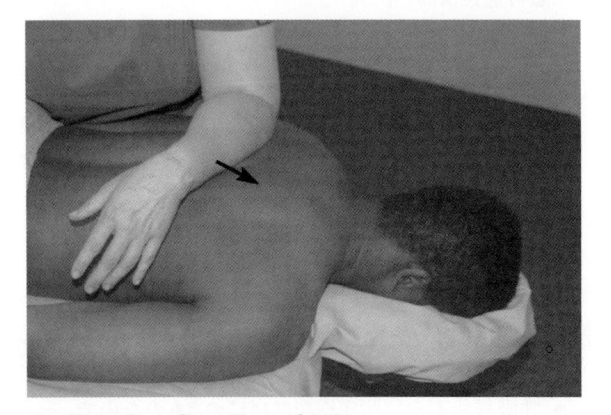

C　首のほうへグライディングする

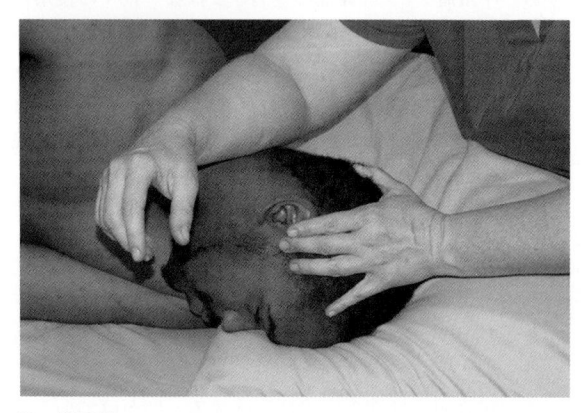

D　押圧法

図8.21　頭と首のマッサージの例

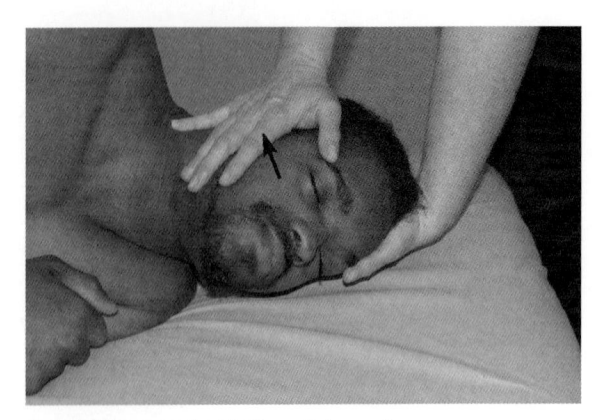

E　脈動的マッスルエナジー・テクニック
図8.21つづき　頭と首のマッサージの例

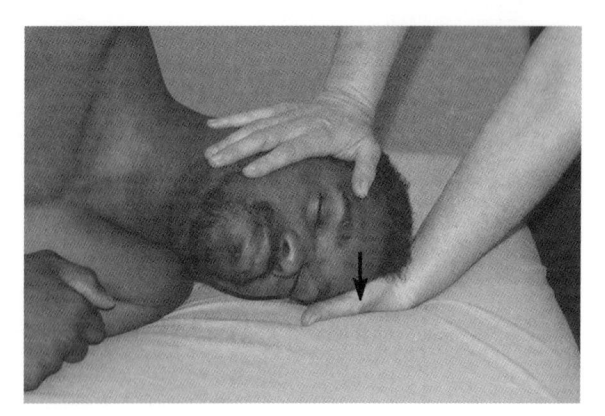

F　脈動的マッスルエナジー・テクニックつづき

を軽減するために、これらの組織構造にはたらきかける必要がある。機械的力を生む結合組織の手法と、頭皮から背部の正中線を通り、仙骨まで充分な牽引を行うスキン・ローリングのアプローチが効果的である（図8.20）。

両タイプの一般的な頭痛に対する付加的アプローチには、リフレクソロジー、とくに母趾へのリフレクソロジーと、指圧がある。

エッセンシャルオイル

メントールやペパーミントをベースにした、清涼感があって反対刺激剤のはたらきをする軟膏を首の付け根、こめかみ、額へ塗布するのは、あらゆるタイプの頭痛に効果的である。エッセンシャルオイルは、綿ボールにつけてビニール袋に入れ、クライアントに匂いを嗅がせることもできる。副鼻腔炎性頭痛はユーカリに反応する傾向がある。緊張性頭痛はペパーミントとラベンダーに反応し、中毒性頭痛は柑橘類（たとえば、レモン、オレンジ、ライムなど）に反応する。片頭痛タイプの頭痛の場合、多様なアロマの使用は症状を改善する可能性もあれば、悪化させる可能性もある。オイルの使用については、クライアントの意向に従うべきだろう。頭痛を緩和する薬物は多様であるから、マッサージ・セラピストはクライアントに薬物使用の有無を確認し、それに応じてマッサージを調節する必要がある。

頭痛のセルフケア

（頭部の内側の）血管性タイプの頭痛は、タオルや伸縮性のある包帯を頭にきつく巻きつけたり、きつい帽子をかぶったり、頭のてっぺんに米袋のような重石をのせたりといった、外部からの圧迫に反応する。

筋収縮性頭痛は筋の圧迫に反応する。ばかげているように聞こえるし見えるかもしれないが、プラスチックのハンガーを頭の、頭痛の症状を起こしている筋の上にはめてみるとよい。そうすると痛みがいくぶん緩和されるはずである。ハンガーが頭を押す部分にはパッドを当てたほうがよい。砂袋や米袋も効果がある。

急性頸部痛のマッサージ治療（図8.21）

側臥位と背臥位が望ましい。腹臥位の場合は、腹と足首の下にピローを置いて支える。クライアントを長時間（最大で15分間）腹臥位にさせるときは、必ずフェースピローを使って、首のニュートラルなポジションを維持すること。

痛みをコントロールするメカニズムをターゲットとする。クライアントが警戒したり、ひるんだり、息を止めたりするような手法や、強い施術は絶対に行ってはいけない。痛みや症候的な筋緊張が最も強い部位には、グライディングやニーディングと併用してロッキングや軽いシェイキングを行う。痛みの原因である筋緊張や軟部組織の問題が生じるのはたいてい胴体の前面であるが、胴体の後面でも起こる可能性は高い。

マッサージを用いる亜急性治療
発症後24-28時間

- 一般のマッサージに即して急性のマッサージ施術を繰り返すが、第2層や第3層の筋の短縮、結合組織の柔軟性、発火パターンへのはたらきかけを始める。
- 常にクライアントの警戒反応を監視しつつ、腰筋、腰方形筋、傍脊椎筋群、中でも多裂筋に直接、抑制圧力を加える。それらの筋にはたらきかけているあいだ、クライアントに目と頭を円を描くように動かしてもらう。絶対に警戒反応を起こさせてはいけない。
- 呼吸機能不全は頭痛や頸部痛につきものなので、それに対するマッサージ施術も加える。
- 治療をやりすぎてもいけないし、クライアントを疲労さ

発症後3-7日

- 一般のマッサージに即して亜急性のマッサージ施術を引き続き行い、許容限度内でマッサージの強度を上げる。さらに、筋の発火パターンと、上位・下位交差症候群の短縮した筋を正常化する必要がある。自動的あるいは他動的な運動中に、クライアントが痛みを感じることがないように注意する。
- ポジショナル・リリース・テクニックと、特定の抑制圧力をテンダーポイントに加える方法を用いることができる（その圧力は症状を再現するが、症状を増加させることはない）。
- 最も中央にあるトリガーポイント、最も近位にあるトリガーポイント、最も痛みのあるトリガーポイントに対処する。潜在性トリガーポイントにはたらきかけたり、3-5箇所以上の部位を扱ったりしてもいけない。
- 呼吸機能へのはたらきかけを続ける。
- クライアントは軽いストレッチや、適当な治療的エクササイズを行うべきである。

マッサージを使った亜急性期後の治療

- 一般のマッサージを引き続き行い、症状が続いている筋にはたらきかける。
- 急性の頸部痛の発生に関連する、身体全体の不安定さや補償パターンなどの評価を始める。
- 呼吸パターン異常の正常化を続ける。
- 慢性の痛みには、亜急性期後の治療を引き続き行い、呼吸の再教育を含むリハビリテーション運動の補助をする。

全身マッサージ

以下のマッサージのプロトコルは、頭痛と頸部痛の症状に適している。提示したプロトコルは、頭痛と頸部の機能不全の評価と治療を、一般のマッサージの施術に統合する方法の一例にすぎない。評価に基づいて、必要であれば、先に説明した特定の頭痛と頸部痛の治療に適切な方法をマッサージに導入するとよい。ここでは、まず体の部位ごとに手順を段階的に説明する。文章による解説のあと、3つのポジションでのマッサージの例を写真で順番に示す。この2例を合わせれば、具体的に頭痛と頸部痛をターゲットとするマッサージの基盤となるはずである。

顔面と頭部

顔面へのはたらきかけは人をリラックスさせる。したがって、まず顔面から施術を始めれば、心を落ち着かせるマッサージのお膳立てになるし、顔面の施術を最後に行えば、マッサージを穏やかに終えられるだろう。

- 軽く、組織的に顔面をストロークし、多方向にマッサージを行って、体温や、組織の質感の変化、組織のイーズとバインドの方向を調べる。
- 組織のバインド部位へ流れ込む血液量を増加させ、神経系反応を切り替えるため、皮膚をイーズの方向へいろいろと動かして、快適なポジションに最大30-60秒間保持する。
- 筋組織構造にはたらきかける。問題のある部位にはたらきかけるには、弱から並みの押圧力が適している。
- 人はストレスを感じると、歯を食いしばる筋（咀嚼筋）が短縮することがある。咀嚼筋が正常に機能しているかを確認する。咀嚼筋にはトリガーポイントがいくつもある場合が多い。屈曲力を用いて、トリガーポイントのある組織をイーズのポジションに保持し、それからバインドの方向へ動かして、患部を引き伸ばす。グライディングとゆるいニーディングを用いる。
- 顔面への施術の最後に、初めに用いたリンパ排出式の軽いストロークに戻り、患部の体液循環を促進する。

頭部の一般的なマッサージは、評価プロセスから始まる。頭部の結合組織は、腰背筋膜（胸腰筋膜）に接続している。頭部の結合組織のバインド部位は腰部のバインド部位と関連していることがあるので、両方の部位をマッサージすることが重要である。

- 通例、髪の毛が邪魔になって、スキン・ドラッグ触診法は使えない。しかし、頭皮はイーズとバインド位置の方向へ動かせるので、筋を触診してトリガーポイント症状を評価することができる。
- マッサージ中に治療するのが適当と特定された軟部組織の機能不全は、いかなるものも最初に押圧法ではたらきかけるのが最も簡単であり、次に結合組織マッサージで、頭皮がイーズとバインドの方向へ動くことを利用し、徒手によるストレッチを行う。
- クライアントの中には、マッサージ中に髪を優しく撫でたり引っ張ったりしてもらうのを好む人もいる。髪を大きな束にしてゆっくりと規則的に引っ張ることでも、組織を引き伸ばすことができる。
- 頭皮をひっかくような動きを加えて両側頭部と前・後頭

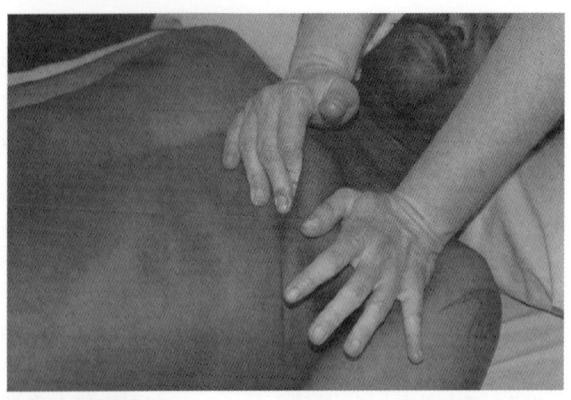

A　胴体前面のマッサージ——屈曲力とねじれ力を用いた評価

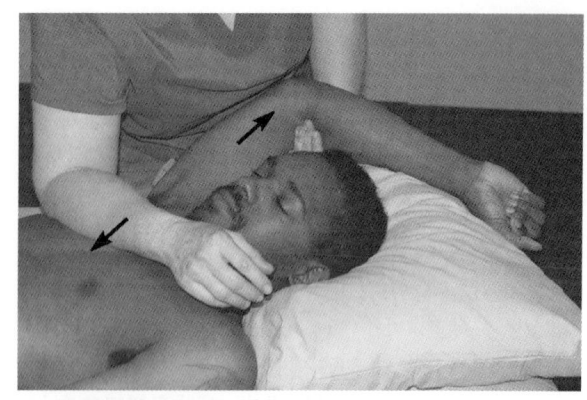

B　筋膜のストレッチング（引張力）

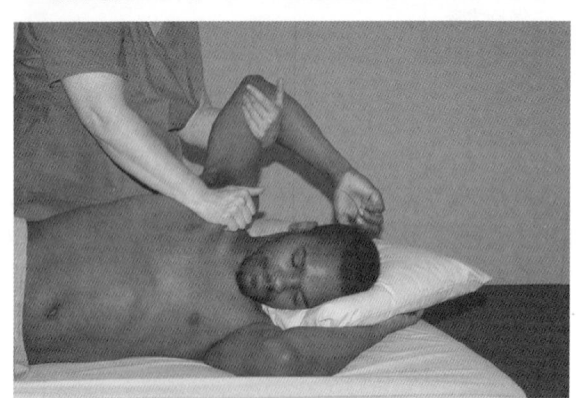

C　大胸筋と胸部筋膜へのはたらきかけ

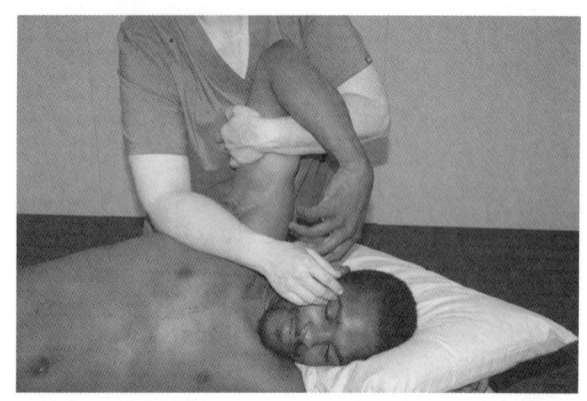

D　グライディング

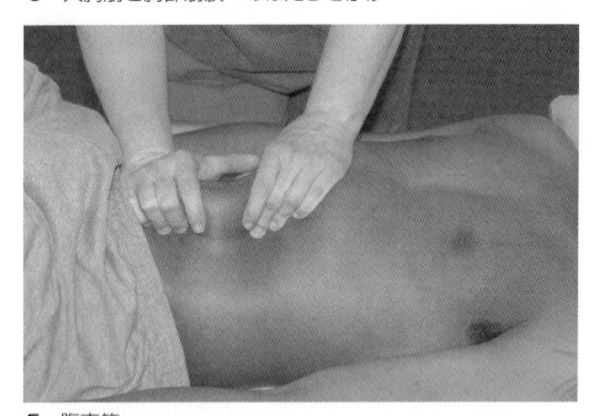

E　腹直筋

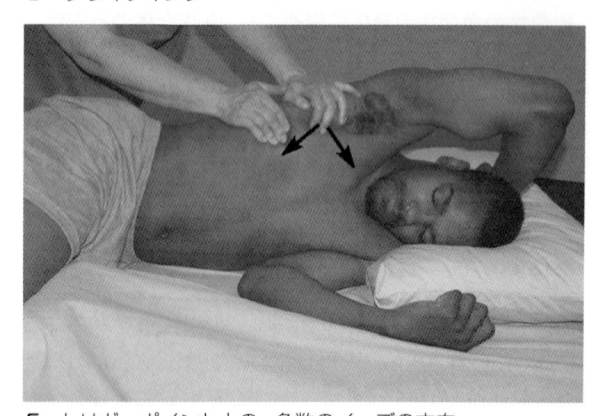

F　トリガーポイント上の、多数のイーズの方向

図8.22　胴体前面のマッサージ施術

部を圧迫すると、かなり心地よいはずである。

頸部

頸部へのはたらきかけは、クライアントを腹臥位、側臥位、または座位にさせて行う。

- 細かい調査（スキャニング）やスキン・ドラッグといった評価法も交えながら、この部位を組織的に軽くストロークする。それから少し圧力を高めて、組織をイーズとバインドの方向へゆっくりと動かす。
- 症状のパターンを左右している可能性がある潜在的な部位を特定する。とくに、結合組織構造と、上位・下位交差症候群のパターンの傾向を特定する。
- 押圧法の要素を加えたグライディングを用いて、後頭部の真中にある僧帽筋の始点から始め、僧帽筋の付着点

の肩峰突起と、鎖骨の外側3分の1へとゆっくりと組織を牽引する。
- クライアントを腹臥位にさせ、再び頭部から肩峰のほうへグライディングする。そのあと、方向を逆にして、遠位から近位へ引張力を加えながらストレッチする。
- 次に、筋線維を横断するようにニーディングとグライディングを行う。その際、屈曲力、剪断力、ねじれ力は心地よい感覚を生じさせる以上の強さにならないように注意して、組織に変化がないか調べること。
- マッスルエナジー・テクニックまたは直接圧迫法（あるいはその両方）を使って抑制をしたあと、短縮した筋と結合組織を伸長させる。
- 必要ならばニーディングの強度を上げて、局所組織をさらにストレッチしてから、再び引張力を加え、今度は自動的あるいは他動的な関節運動法と患部のストレッチを行う。
- 呼吸正常化のための特定の手法と統合する。
- 患部の可動域を優しくリズミカルに揺さぶる方法（振動）を用いて、引き続きリラックスをはかる場合もある。

胴体前面（図8.22）

体のこの部位をマッサージするときは、通例、呼吸のメカニズムをターゲットとする。呼吸機能不全と、頭部・頸部の痛みと機能不全は相互に関連しているからである。マッサージ・セラピストは、その部位の軟部組織の可動性を維持し、交感神経と副交感神経の自律神経系機能の均衡を保つことで呼吸に影響を与える。それを実現するにあたっては、一般のマッサージのリラクセーション効果に力点が置かれるのが普通である。

マッサージは表層から始め、深層へ進んだあと、表層の施術に戻って終わる。マッサージ中は、多種類の触診、関節運動法、筋評価を行って、組織変化を調べる。

- 押圧法の要素を加えたグライディングを用いる。肩から始め、上腕にある大胸筋の付着点から胸骨のほうへ、筋線維の方向に沿って進めていく。これは背臥位か、あるいはクライアントを回転させて側臥位にして行う。
- 3-4回繰り返し、そのたびに牽引を強め、速度を落とす。短縮した筋の位置が特定できれば、マッスルエナジー・テクニックを用いて筋伸長を促すことができる。
- この部位のさまざまなテンダーポイントの治療には、ポジショナル・リリース・テクニックがとくに効果的である。
- そのあと、方向を逆にして、遠位から近位へ引張力を加えながらストレッチする。
- 次に、筋線維を横断するようにニーディングとグライディングを行う。その際、屈曲力、剪断力、ねじれ力は心地よい感覚を生じさせる以上の強さにならないように注意して、組織に変化がないか調べること。
- 呼吸機能不全が長期間（3カ月以上）続いている場合、結合組織の変化がよく見られる。その場合は集中的な結合組織マッサージの施術が効果的である。
- 軟部組織がより正常な状態になれば、胸郭の穏やかなモビライゼーションを行うのが適当である。胸椎と肋骨の動きが制限されているときは、オステオパシー、カイロプラクティック、その他の関節マニピュレーション法が適切かもしれないので、専門家への照会を指示する。
- 呼吸機能不全のための前胸部への手法をすべて取り入れる。
- 腹部に移って、線維方向を横断するようにゆっくりとニーディングを行う。常に、頭痛や頸部痛に関連した機能不全を確かめ、それから病歴と結果目標に基づいて治療が適切かどうか判断する。
- この部位ではスキン・ドラッグ触診法はくすぐったくて使用しないことが多いが、発熱の有無をスキャニングすることはできる。
- このとき、抑制圧力を筋腹に加えたり、マッスルエナジー・テクニックとストレッチングを用いたりして、腰筋の評価と治療を行うことができる。ターゲットは頸部痛の部位であるから、腰筋に施術を行うあいだ、クライアントに頭と首を円を描くように回してもらうのもよいだろう。
- 胴体前面全体へのリズミカルな押圧は、リンパ液の流れ、血液循環、リラックスした呼吸を促す。
- 治療を施した部位や機能に変化がないか再評価する。

胴体後面（図8.23）

胴体後面へのはたらきかけは、クライアントを腹臥位か側臥位にさせて行う。この部位は、頭痛や頸部痛に関連する呼吸機能障害と関連がある。
よく問題を起こす筋は以下のとおりである：

- 上後鋸筋と下後鋸筋
- 肩甲挙筋
- 菱形筋
- 広背筋
- 脊柱起立筋と傍脊柱筋群、中でも多裂筋
- 腰方形筋

先に述べたとおり、マッサージは表層から始め、さらに深層へ進んだあと、表層の施術に戻って終わる。
- スキン・ドラッグ触診とスキャニングから始め、組織に

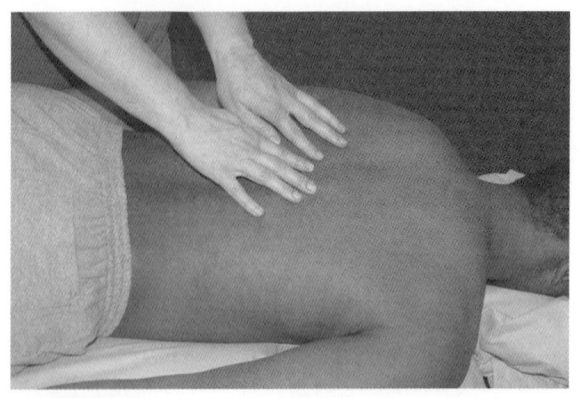

A 表層のストロークによる評価

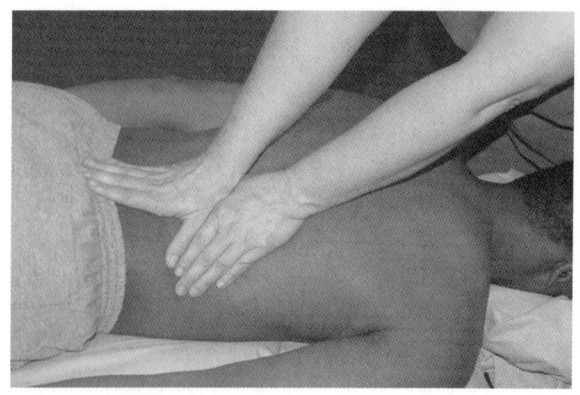

B リンパの排出

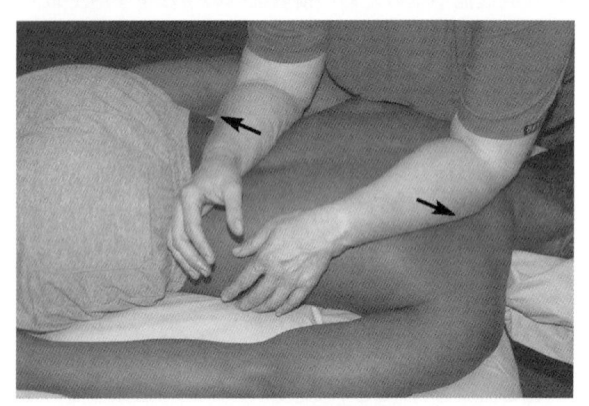

C バインド部位にはたらきかける筋筋膜リリース

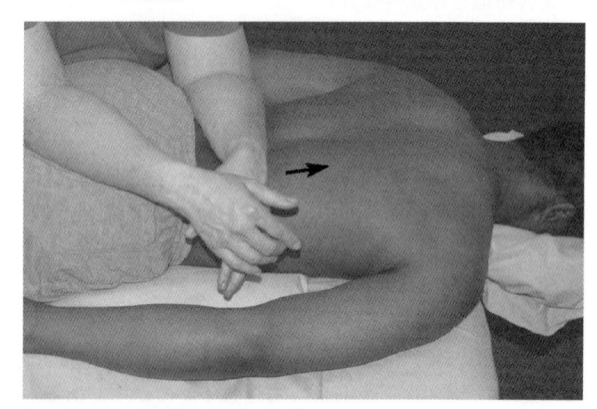

D 腹臥位でのグライディング

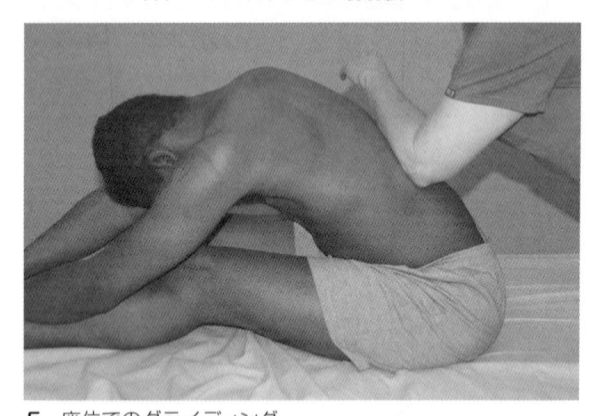

E 座位でのグライディング

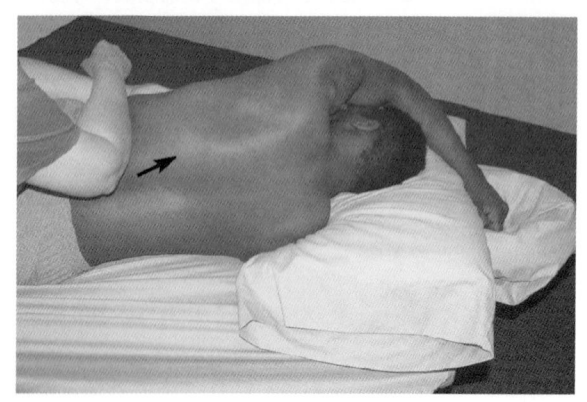

F 側臥位でのグライディング

図8.23 胴体後面のマッサージ施術

何か変化がないか確かめる。
- 押圧法の要素を加えたグライディングを用いて、腸骨稜からマッサージを始め、広背筋の筋線維の方向に沿って斜めに進み、腋窩で終わる。
- 3-4回それを繰り返し、そのたびに牽引を強め、速度を落として、より深層の組織層に対処する。
- 組織のバインド部位、発熱、ヒスタミン反応の増加、筋の「こぶ」を特定する。
- 胸腰部の接合部に移り、下部僧帽筋で同じ手順を繰り返す。
- 次に肩の先端近くから始め、胸部中央へ向かってグライディングし、中部僧帽筋にはたらきかける。
- 3-4回それを繰り返し、そのたびに牽引を強め、速度を落とす。

- 再び肩峰付近から始めて、上部僧帽筋にはたらきかけ、グライディングのストロークを1-2回行って、表層部のマッサージ治療を完了する。

短縮した筋にはたらきかけるとき、マッスルエナジー・テクニックとストレッチングを用いることもできる。

- 方向を逆にして、遠位から近位へ引張力を加えながらストレッチする。
- 筋線維を横断するようにニーディングとグライディングを行う。その際、屈曲力、剪断力、ねじれ力は心地よい感覚を生じさせる以上の強さにならないように注意して、組織に変化がないか調べること。
- ニーディングの強度を上げて、トリガーポイントのある部位の局所組織をさらにストレッチしてから、再び引張力を加え、今度は自動的あるいは他動的な関節運動法と患部のストレッチを行う。
- もう一度、問題の部位にニーディングを行い、血液循環を促進し、神経系反応を切り替える。
- 後頭骨底部から仙骨へスキン・ローリングを行う。多数のイーズの方向へ皮膚を動かして、快適なポジションに最大30-60間秒保持する。適切であれば、リンパ・ドレナージ法を用いる。
- 患部の可動域を優しくリズミカルに揺さぶる方法を用いて、引き続きリラックスをはかる場合もある。
- クライアントを腹臥位にさせ、胸椎間関節の左右に（脊椎の両側に）押圧を加えて、肋骨の硬直度を特定する。胸椎間関節付近に押圧力を維持しつつ、第7頸椎付近から始め、下位肋骨のほうへ下向する。
- この部位へのリズミカルな押圧によって、体液移動のさまざまな面が促され、リラックスした呼吸が保たれて、この部位のマッサージは終了する。特定の介入治療を行った部位や機能に変化がないか再評価する。

肩部、腕部、手部

この部位のマッサージは、クライアントを背臥位、腹臥位、側臥位、座位にさせて行う。胴体と首のマッサージから自然に肩と腕と手へ移る。腕神経叢が関係している場合、腕にインピンジメント症候群があるかもしれない。

- まずクライアントを腹臥位にさせて、マッサージは表層から始め、さらに深層へ進んだあと、表層の施術（たとえば、ニーディング、押圧、グライディング）に戻って終わる。
- この部位への血液循環を促進し、神経系反応を切り替えるため、多数のイーズの方向へ皮膚を動かして、快適なポジションに最大30-60秒間保持する。

- 組織をバインドの方向へ動かし、患部を引き伸ばす。
- 自動的あるいは他動的な関節運動法か、グライディングとニーディングを組み合わせた直接的組織マニピュレーション法か、どちらかより効果的なほうを用いてストレッチする。ストレッチングの手法を組み合わせて用いるのも効果的である。

次に、手の内在筋にはたらきかける。

- 指のあいだの軟部組織、親指の水かき、手のひらに、押圧法とグライディングを用いて組織的に施術を行う。
- 手のひらにもリンパ管網があるので、リズミカルに押圧するとリンパの移動が促進される。

腰部と殿部

腰部と殿部のマッサージは、腹臥位と側臥位で行う。胴体のマッサージから自然に腰部と殿部のマッサージへ移る。表層から始め、さらに深層へ進んだあと、表層の施術に戻って終わる。

- この部位への血液循環を促進し、神経系反応を切り替えるため、多数のイーズの方向へ皮膚を動かして、快適なポジションに最大30-60秒間保持する。
- 胴体後面から始め、殿部と接続している腰部にはたらきかける。この部位は、胴体のマッサージ時にはたらきかけているが、今度は腰と殿部との関連でマッサージを行う。大殿部へ何度もストロークを行う。
- 腰の機能との関連で、もう一度、広背筋のマッサージを行う。肩から始め、反対側の大殿筋まで一気にストロークを行う。
- ニーディングをはさみながら、グライディングを組織的に繰り返し、より深層の組織層にはたらきかける。
- ニーディング、ゆっくりしたグライディング、結合組織マッサージ法を用い、直接に組織をマニピュレーションしてストレッチする。マッスルエナジー・テクニックとストレッチングを使う手もある。
- 腰部と殿部全体にグライディングとニーディングを施して終わる。

大腿部、下腿部、足部

この部位は、すべての基本体位でマッサージを行うことができる。殿部のマッサージから自然にこの部位のマッサージへ移る。他の部位と同様に、マッサージは表層から始め、さらに深層へ進んだあと、表層の施術に戻って終わる。

- この部位への血液循環を促進し、神経系反応を切り替えるため、多数のイーズの方向へ皮膚を動かして、快

適なポジションに最大30-60秒間保持する。
- 圧力を少し強めて、もう一度、この部位全体にグライディングとニーディングを行う。ニーディングをはさみながら、組織的にグライディングを繰り返し、より深層の組織層を評価して組織変化を調べ、適切に治療する。
- 他動的に殿部と膝を屈曲、伸展、内旋・外旋させて動かし、関節機能に制限がないか調べる。ハムストリングスが短ければ、その結果として生じる姿勢のゆがみが首の位置に影響を与え、頸部痛や頭痛の一因となる可能性がある。ハムストリングスは、さまざまなマッスルエナジー・テクニックを用いて伸長させることができる。
- トリガーポイントの活性化には、押圧法とマッスルエナジー・テクニックではたらきかけることができる。関節の拘縮には、間接的な機能法（イーズの方向へ動かし、最大60秒間保持してから、バインドの方向へ動かして、バインドをちょうど越えたところまでストレッチする方法）と、結合組織マッサージ法を用いることができる。
- 自動的・他動的関節運動法を用いて、再評価を行う。
- 大腿部、下腿部、足部全体にグライディングとニーディングを施して終わる。
- いろいろなポジションで、軽いシェイキングや振動を付け加える。

次に、足の内在筋にはたらきかける。側臥位が最良。

- 足の裏の軟部組織に、押圧法とグライディングを用いて組織的に施術を行う。
- 足の裏にもリンパ管網があるので、リズミカルに押圧するとリンパの移動が促進される。
- 仕上げに、軽いシェイキングや振動、押圧迫、他動的関節運動法を用いる。

再評価

マッサージ中にはたらきかけた特定部位は、結果を再評価し、それによって得られた情報を次回のマッサージのセッション計画に取り入れなくてはならない。再評価には、最初の評価で用いたのと同じ方法を用いる。

マッサージと、頭痛・頸部痛の予防

マッサージは、機能不全の予防に最も効果的な手段の1つとも言える。原因因子が頭痛や頸部痛を引き起こすほど重症化しないうちに、それらにはたらきかけることができるからである。

一般の全身マッサージに、多様な組織のタイプや層を持つ軟部組織への応用法も取り入れれば、血液循環と代謝機能不全も、より正常な状態に変えられるかもしれない。軟部組織の機能不全を起こしやすい筋は、より柔軟性のある伸長した状態で維持できる。

軟部組織は、一般のマッサージ中に変化がないか何度も調べるので、トリガーポイントが発現したり、線維化したり、サテライト・トリガーポイントを誘発したりする前に正常化させることができる。

マッサージは、仕事中や日常の娯楽活動中の最適でない使用パターンが原因で姿勢のゆがみが生じる傾向に対処できる。またマッサージには、呼吸パターンと自律神経系のバランスをより正常な状態で維持する効果もある。

マッサージが効果を発揮するためには、定期的にマッサージを受ける必要があるだろう。週1回のセッションが理想だが、最低でも月1回は受ける必要がある。

キー・ポイント
- 筋層を貫いて組織的にはたらきかけ、表面組織に広い面積の接触を保ちつつ、より問題のある、さらに深い組織構造に届くように、加える圧力をしだいに大きくしていく必要がある。
- 頸部の姿勢筋群と、頸部表層の相動性筋群は、しばしば運動緊張度を高めて不安定な関節を安定化させる。これは実によくできた補償作用である。マッサージ後に痛みが完全に緩和されることを期待して、過度にはたらきかけてはいけない。現実的な目標は、痛みが50%軽減し、可動域が広がり、残っている感覚が痛みよりも凝りに近いと判断されるものになることである。
- 活性トリガーポイントが筋腹にあるとき、短縮性収縮した短い筋にあるのが普通である。これらをマッサージ中にターゲットとするべきトリガーポイントとみなすのは、これらが頭の痛みや圧迫感、頸部の機能不全と関連している場合だけである。
- 一般に、付着部付近にあるトリガーポイントは、短縮性収縮した筋の拮抗筋として作用する長期抑制された筋に、異常なパターンで存在する。普通、このトリガーポイントはそっとしておくのが一番である。
- どのセッションでも過度に治療はしない。クライアントが悩んでいる症状を再現する軟部組織の機能不全だけにはたらきかける。それはとくに、特定の筋リリースと、トリガーポイントの治療に言えることである。
- 充分な強さで押圧したとき、とくに頸部を押圧したと

き、トリガーポイントや痛みのある筋と感じられるものがあれば、すべて記憶しておく。
- 最も痛みのあるトリガーポイント、最も中央にあるトリガーポイント、最も近位にあるトリガーポイント、クライアントの症状を再現するトリガーポイントだけにはたらきかける。それ以外のトリガーポイントはそっとしておき、3-4回のマッサージのセッションにわたって観察を続け、改善が見られるかどうか確認する。
- 特定の筋リリースを行う際は、マッサージ中にはたらきかける筋を1-2個選択し、効果を観察する。
- 最初に首、肩、胸の短い組織の症状にはたらきかけるのが最善策である。通例、前部組織は短く、後部組織は長い。「伸びた筋」や付着部に現れた軟部組織の機能不全が、姿勢や筋の相互作用の正常化とともに消失するかどうか、しっかりと確認する。
- マッサージ中に用いるマッサージ手法と（自動的・他動的）関節運動法は、いずれもゆっくりと慎重に施さねばならない。突然の速い動きは、痙攣をもたらすことがあり、筋緊張を高めてしまう可能性も高い。後頭骨底部の付着部分は小さいので、頭を梃子として用いてはいけない。それよりも、頭はしっかりと安定させておき、できるかぎり肩と腕を使って動かす。
- シェイキングやロッキングといった振動の動作は、過活動の筋、とくに防御態勢にある筋の運動緊張度を弱めるのに効果的である。頭痛と頸部痛の原因になっている筋の大半を振動させるのは簡単ではないので、全身を持続してリズミカルに大きく揺り動かす方法が効果的かもしれない。マッサージ中に、クライアントを優しく断続的に1-2分間揺さぶってから、マッサージのストロークに戻る。頭痛に悩んでいる人は、内耳の前庭の活性化に敏感で、めまいや吐き気を起こすことがある。そのような症状が痛みのパターンの要素になっていないか、クライアントに質問する必要がある。
- 評価中に、頭部と頸部の結合組織構造の変化は、短縮あるいは肥厚として確認されることが多い。胸腰筋膜、腸脛靱帯とそれに関連した大腿部の筋膜、前胸部の筋膜組織が、通例は関係している。これらの組織の柔軟性が増すと、頸部の凝りの諸症状が軽減すると見られている。短縮化にはその部位の安定性を高めるという一面があるので、結合組織をマッサージする力加減には注意する。
- 症状に持続可能な改善が現れるまでには、マッサージのセッションを12回続ける必要があると考えておくこと。
- マッサージ後、体がぐらぐらするようにクライアントが感じる場合で、とくに頭と首のバランスが取りにくく、翌日さらにその症状が悪化したときは、マッサージによってその部位の適応補償のメカニズムを不安定化させてしまったおそれがある。おそらく施術が強引すぎて、防御反応が反射的に強まったものと思われる。そのあと3-4日間で症状は改善していくはずである。マッサージの強度を下げて、一般のリラクセーション反応をターゲットとするべきである。
- 結合組織マッサージ法で重視すべき点は、垂直・水平方向への加圧は実際に組織を動かし、引張力、ねじれ力、剪断力、屈曲力を生じさせるということである。こうした力は基質の変化を促し、やがてそこにエネルギーが作り出されて基質を軟らかくする。
- 結合組織パターンの発達度は個人差が大きいため、厳密なプロトコルや手順に従うシステムは、複雑なパターンを扱うときにはあまり効果的でないことが多い。
- マッサージでは皮膚をしっかりとつかむことが大事なので、ローションやオイルは使わない。手あるいは前腕を使ってつかんだり、皮膚との接触をより強くするためにタオルを使って施術することもある。
- 組織はイーズの方向（それが動きたがるほう）やバインドの方向（それが動きたがらないほう）へ動かせるので、数秒間その位置に保持して組織を軟化させる。マッサージ・セラピストが問題の組織をイーズに保持しているあいだに、クライアントは筋を収縮またはリラックスさせて組織を動かすとよい。組織をバインドに保持したままで、この手順全体を繰り返してもよい。
- マッサージは、頭部と頸部の機能不全の評価と治療の多様な選択肢を取り入れたり融合させたりすることで、有効なアプローチとなりうる。
- 一般に、マッサージは患者／クライアントに好まれているので、治療のコンプライアンスは向上すると思われる。
- たとえ患者／クライアントに、原因因子にはたらきかけるのに必要な行動変化を行う気がなくても、マッサージは症状管理の面では申し分のない、治療の選択肢となりうる。
- 頭痛と頸部痛のためのマッサージは、結果重視のプロセスにあり、多様な様式と手法を取り入れて、疼痛管理、可動域の増加、軟部組織の構造と機能の正常化といった特定の目標の実現をめざすものである。
- 結果重視のマッサージ法を実行するには、マッサージの目標を定めるために適切な評価を行うことが必要である。
- 通常、マッサージは、タッチの質と、体の構造と機能

- に影響を及ぼす機械的力の応用のしかたを表現することで説明できる。
- 一般化した全身マッサージの適用で、症状を軽減することができる。そこには疼痛管理、結合組織の正常化、呼吸機能の正常化も含まれる。
- 特定のマッサージ法は、短縮した筋、線維症や癒着を起こしている部位、関節の機能不全といった、局所の機能不全にはたらきかけることができる。
- 急性痛のためのマッサージ手法は、慢性痛のためのものよりも一般的で、さほど特定的なものではない。
- 慢性の頭痛と頸部痛に的を絞ったマッサージは、症状管理法であると同時に、原因因子を方向転換させるものでもある。
- マッサージは、頭痛と頸部痛を抑制する、あるいはそれらが起こる頻度を減少させる予防プログラムという、効果的な側面を持つものである。

参考文献

Acolet D 1993 Changes in plasma cortisol and catecholamine concentrations on response to massage in preterm infants. Arch Dis Child 68:29–31.

Chaitow L, Bradley D, Gilbert C 2002 Multidisciplinary approaches to breathing pattern disorders. Churchill Livingstone, Edinburgh.

De Domenico G 2007 Beard's massage: principles and practice of soft tissue massage, 5th edn. WB Saunders, Philadelphia.

Ferel-Torey A 1993 Use of therapeutic massage as a nursing intervention to modify anxiety and perceptions of cancer pain. Cancer Nurs 16:93–101.

Field T 1992 Massage reduces depression and anxiety in child and adolescent psychiatry patients. J Am Acad Child Adolesc Psychiatry 31:125–131.

Freeman LW, Lawlis GF 2001 Mosby's complementary and alternative medicine: a research-based approach. Mosby, St Louis.

Fritz S 2009 Fundamentals of therapeutic massage, 4th edn. Mosby, St Louis.

Gehlsen G, Ganion L, Helfst R 1999 Fibroblast responses to variation in soft tissue mobilization pressure. Med Sci Sports Exerc 31: 531–535.

Lederman E 1997 Fundamentals of manual therapy physiology, neurology, and psychology. Churchill Livingstone, New York.

NCCAM 2004 Manipulative and body-based practices: an overview. Publication No. D238. Online. Available: nccam.nih.gov.

Oschman JL 1997 What is healing energy? Pt 5: gravity, structure, and emotions. J Bodywork Mov Ther 1:307–308.

Puustjarvi K 1990 Effects of massage in patients with chronic tension headaches. Acupunct Electrother Res 15:159–162.

Sandler S 1983 The physiology of soft tissue massage. Br Osteopath J 15:1–6.

Xujian S 1990 Effects of massage and temperature on permeability of initial lymphatics. Lymphology 23:48–50.

Yahia LH, Pigeon P, DesRosiers EA 1993 Viscoelastic properties of the human lumbodorsal fascia. J Biomed Eng 15:425–429.

Yates J 2004 A physician's guide to therapeutic massage, 3rd edn. Curties-Overzet, Toronto.

推薦文献

Chaitow L 2006 Breathing patterns, connective tissue and soft-shelled eggs. Naturopathy Digest. Online. Available: www.naturopathydigest.com/archives/2006/jan/chaitow.php.

Lum L 1994 HVS: physiological considerations. In: Timmons B, Ley R (eds) Behavioural and psychological approaches to breathing disorders. Plenum Press, New York.

Mehling WE, Hamel KA, Acree M, Byl N, Hecht FM 2005 Randomized, controlled trial of breath therapy for patients with chronic low-back pain. Altern Ther Health Med 11:44–52.

Timmons B, Ley R (eds) 1994 Behavioural and psychological approaches to breathing disorders. Plenum Press, New York, pp 118–119.

第9章

頭痛・頸部痛のための補助療法：ほかに知っておくべきことと役立ちそうなこと

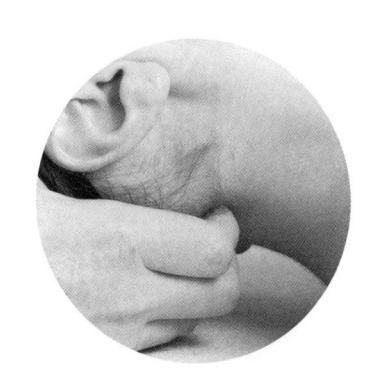

章目次

適応についての再確認　121
一般的な適応の進行　122
何が役に立つのか　123
適応プロセスの理解を基本とした統合目標　123
相互作用する、さまざまな原因　124
背景　126
感作モデル　126
何をすべきか　128
さまざまな補助的アプローチ　129
まとめ　142

　ここまでの各章では、マッサージ／マニュアル・セラピーの観点から頭痛と頸部痛をどのように理解し、管理するかについて、詳細を多く加えながら包括的なあらましを提示してきた。

　この章では、頭痛と頸部痛および関連疾患をかかえる患者／クライアントを管理・治療するに当たって、頭痛の原因とタイプごとに考慮すべき、さまざまな追加的アプローチについて説明する。

　臨床上、相互に関連のある、これらの重要なトピックを多数取り上げる前に、介入治療の持つ役割を明確にするため、適応の基本的プロセスについてもう一度取り上げる必要がある。

適応についての再確認

1. 健康上のあらゆる問題には、かかえている適応負荷（すなわち、生活上のあらゆるストレス）を減らすことが有効である。適応負荷には以下のようなものがある：

   - 生体力学的なもの（悪い姿勢、身体的ストレスの多い活動、軟部組織や関節の制限や弱化、呼吸機能不全など）
   - 生化学的なもの（アレルギー、毒性、欠乏症、感染症、ホルモン失調など）
   - 心理社会的なもの（不安、恐怖、うつなど）（図9.1）

2. さらに、健康上のあらゆる問題には、血液循環・可動性・体力・神経機能・呼吸・バランス・姿勢などの機能性を改善することが有効である。

3. 全体として適応負荷が減る、またはさまざまな機能が改善する、あるいはその両方が起こると、体の持つ自己調

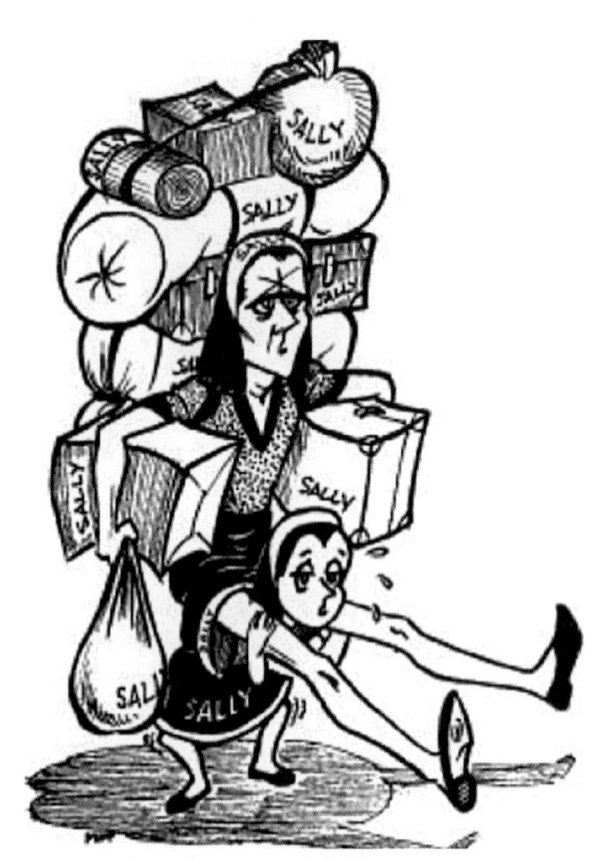

図9.1 サリーにはひどい慢性頭痛をはじめとするさまざまな健康上の問題がある。多数の適応負荷をかかえており、その中には身体的なもの、心理／精神的なもの、生化学的なもの（栄養不足など）がある。これらの適応負荷をできるかぎり除去するために助けが必要であり、除去できないものをかかえていくための援助も必要だ。そのためには、徒手的な支援（身体の調整、姿勢の改善、呼吸の改善、トリガーポイントを減らすことなど）が欠かせないと同時に、彼女のかかえる化学的・心理的負荷の除去または軽減のための特異的な介入治療も欠かせない（*Journal of Bodywork and Movement Therapies* 1(2) p.107-116より許可を得て複写）。

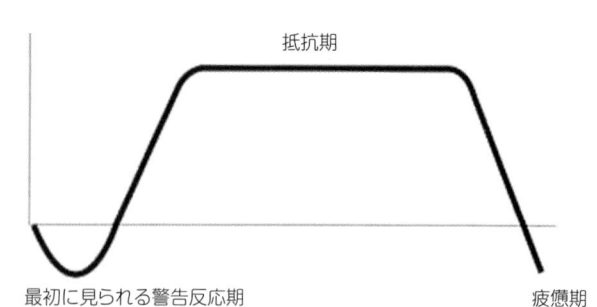

図9.2 最初に見られる警告反応期（図9.3を参照）のあと、ストレスが多かれ少なかれ不可避的に続く場合、汎適応症候群（GAS）で言う抵抗期が始まる。これは何年間も続くことがある。時間の経過とともに、凝り、制限、虚弱、平衡障害、さまざまな程度の痛みなど、機能的変化が現れる。潜在的適応力がついに枯渇して疲憊期が始まると、さらに明らかな諸症状に悩まされる。この段階になると、ホメオスタシス／自己調節機能はもはや有効に働くことができず、ヘテロスタシスの状態が存在する（図9.4Bを参照）。ホメオスタシスを修復し、潜在的適応力、つまり自己調節機能の向上を取り戻すには、なんらかの手だて（治療や、行動パターンの改善など）が必要である。だが、これは必ずしも可能とは言えない。というのは、関節炎などの損傷が進行しすぎていて、わずかな改善しかできない場合もあるからだ（出典：Selye 1943）。

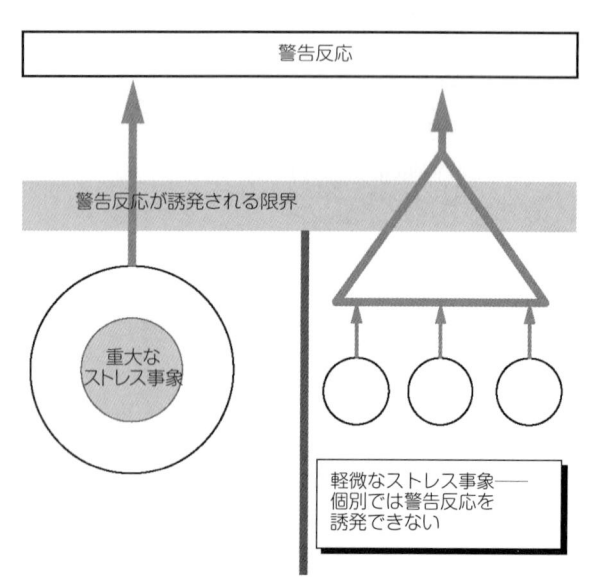

節／修復システムやさまざまなメカニズムが、より効果的に機能できるようになる。

一般的な適応の進行（図9.2）

セリエによる汎適応症候群（1943）では、先天的にも後天的にもそれぞれ固有の特徴を持つ人が、変化する多数の適応負荷あるいは持続性の適応負荷に反応しようとするプロセスが説明されている。まとめると以下のようになる：

- 最初に見られる警告期。例として「闘争逃走」（交感神経興奮）反応があるが、これには単一のストレス事象あ

個別では汎適用症候群における警告反応を誘発できないような、軽微なストレスが複数組み合わさって持続されると、警告を始動するのに充分な適応負荷が生み出される。線維筋痛症においては通例、生化学的・生体力学的・心理社会的な大小のストレッサーが組み合わさって同時に作用しているように見える。

図9.3 警告反応

るいは、同時に抱える多数の軽微なストレスが引き金となる（図9.3）。ストレス要因が作用すれば、身体の防衛反応は以下のように進行する。

- 適応期は、体の補償能力が使い尽くされるまで続く。ここまで来ると、ホメオスタシスの枯渇とか、ヘテロスタシスの段階などと呼ぶことができ、潜在的適応力がなくなった状態である（ゴムひもを伸ばすと擦り切れ始め、最後にはぷつんと切れる様子を思い浮かべるとよい）。これが起こると、次の段階の疲憊期に達したことになる。
- 疲憊期。人が自己調節／自己修復を行う潜在的な力が使い尽くされ（または酷使され）、続いて慢性的な症状や明らかな疾患が現れる。この段階ではホメオスタシスの各メカニズムが機能しなくなる場合があり、補償作用喪失のさまざまな兆候が現れ、その進行を遅らせたり修正したり逆行させたりするための治療が必要になる（図9.4）。

治療の選択肢は次のものに限られている。適応負荷を減らす治療、体のシステムが持つ適応負荷の処理能力を向上させる治療、症状を治療する手法のいずれかである。

何が役に立つのか

セラピストはさまざまな手法、様式、テクニックをうまく利用して、適応作用への影響を軽減したり、よりよい対処ができるように働きかけたりすることができる。

頭痛と頸部痛に関連して、この章後半で考察する方法には以下のものがある：

- 鍼療法（知っておくべきこと）
- アロマセラピー
- 感情／ストレスの管理とリラクセーション法
- 人間工学
- 高速マニピュレーション（知っておくべきこと）
- 水治療法

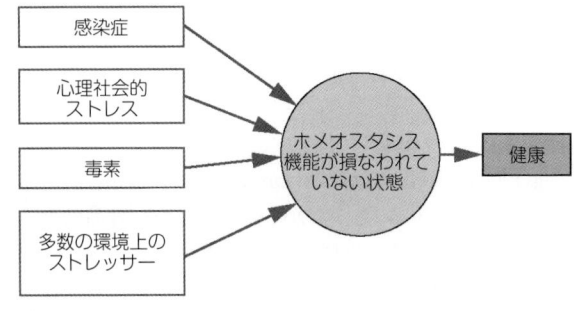

図9.4A ホメオスタシス

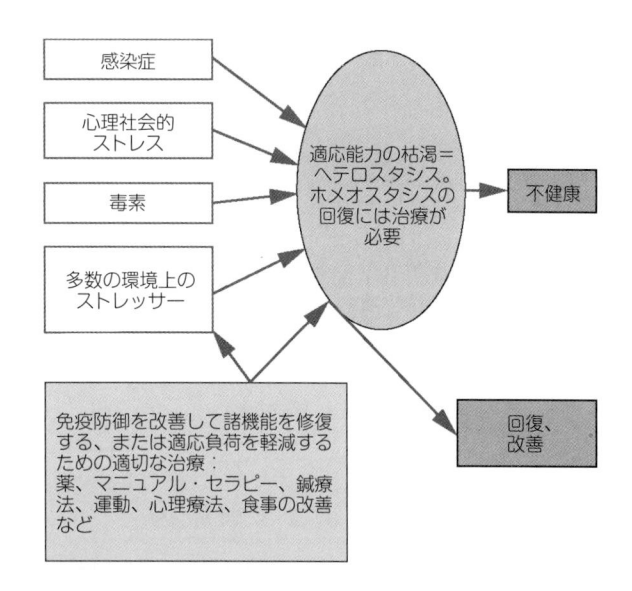

図9.4B ヘテロスタシス

- 栄養摂取や運動などのライフスタイルの改善
- 姿勢
- 呼吸に関する問題
- セルフケア（バランス訓練など）
- 軟部組織マニピュレーションの様式

実践範囲の違いから、セラピストによってはこれらの手法の中に利用できないものがあったり、患者／クライアントに明確に助言ができないものがあったりする（たとえば、患者の症状に栄養が及ぼす影響について、など）。だが、これらのトピックを知っていることが重要である。そうすれば、何かそれに当てはまりそうな事例に出くわせば、少なくとも適切な専門家に照会することはできるからだ。

適応プロセスの理解を基本とした総合目標

以下のことが必要である：

- 適応負荷を特定し、患者がそれを軽減できるように援助すること。適応負荷とは、機能不全状態を作り出す（または悪化させたり維持したりする）のを助長しているさまざまな生活習慣であり、その機能不全状態がもとで、軽微な引き金因子が集まってさまざまな症状を活発化させるのである。
- 姿勢・呼吸・可動性などを改善することで機能性を向上させること。
- 患者の適応負荷を増大させることなく諸症状を緩和すること。患者がいかに敏感で傷つきやすいかを常に認

識しておくことの大切さを忘れないようにする。
- 自己修復・自己再生・自己治癒のプロセスをサポートすること。
- ライフスタイル・習慣・態度・行動など、その人全体を考慮に入れるようにし、諸症状だけを見ないこと。
- 状態が複雑であるほど、また患者が敏感で具合が悪い（あるいはその両方である）ほど、いつのときも治療としてすべきことは少なくなるということを心に留めておくこと。
- 原因に注目するように心がけること。
- 何よりも、害になることをしないこと。

相互作用する、さまざまな原因

　頭痛や頸部痛もその例だが、病気がただ1つの原因から起こることはほとんどない。だからといって、「引き金となった」単一の事象が特定できないというわけではない。エアコンからの通風、特定の食物、頭／首の部分が適切に支えられない状態での睡眠など、その他あらゆるものが頭痛を引き起こしうる。だが、覚えておくとよいのは、同じ誘発事象が同じ人にいつも必ず頭痛を引き起こすわけではないし、別の人にはまったく引き起こさない場合もある、ということである。

　この単純な例から、次の事実がわかる。頭痛や頸部痛などの症状は一般に、相互に作用するさまざまな環境や影響という背景から発現するものであり、その背景のもとに、痛みを始動させる誘発事象が起こる状況が用意されるということである。

　頭痛や頸部痛の発現に関連した寄与要因の例には、以下のようなものがある：

- 女性であること。片頭痛も緊張性頭痛も、女性のほうが発現率が大きい（Buchgreitz et al 2006）。
- 悪い姿勢や悪い使用パターン（酷使、誤用、微視的損傷など）が、頭・首・肩部分の組織に頻繁または反復的にストレスをかけ、筋内に筋・靱帯の緊張が蓄積されて、必然的に筋筋膜トリガーポイントが発現し、頭と首に関連痛を引き起こす（Giacomini et al 2004）。最も一般的な症状としては、筋が普段より張った「硬くなった」感じ（Ashina et al 1999）や、頭が前に出た姿勢（Moore 2004、Zito et al 2006）などがある（図9.5、9.9、9.10を参照）。
- むち打ち症などの重い外傷後に起こる、関節や軟部組織状態に影響を及ぼすような構造・機能上の慢性的後

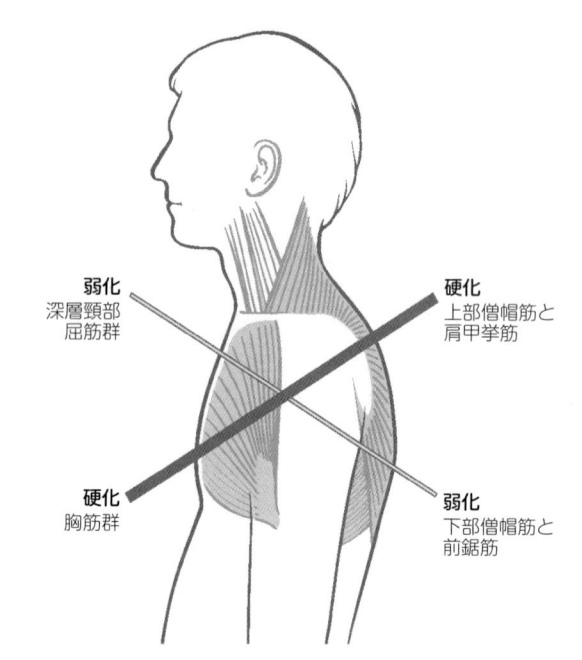

図9.5　ヤンダによる上位交差症候群の説明図（1996）

遺変化、または筋の過度の緊張／「硬さ」をはじめとする変形性関節症などの退行性変化（Kashima et al 2006、Zito et al 2006）。
- 怒りとうつ（Materazzo et al 2000）、またはうつ（Lipchik & Penzien 2004）などの、断続的または持続的な精神的苦痛はすべて、頭痛発生率の増加にかかわっている。いくつかの研究調査により、精神的症状は頭痛そのものよりもその随伴症状（消化器官の不調、睡眠障害、疲労など）に、より関係が深いことがわかっている（Mongini et al 2006）。
- アレルギー。湿疹などのアレルギーを持つと同時にひどい慢性頭痛に悩まされている人が「抗ヒスタミン」食事療法を行ったところ、アレルギーの面でも頭痛の面でも改善が見られた。この食事療法は、アルコールや、ヒスタミン含有量の多い熟成・発酵食品（熟成チーズ、燻製魚、燻製ソーセージなど）、イースト含有のパン製品、ほうれん草やトマトなどの野菜、柑橘類などヒスタミン遊離作用のある果物を避ける方法である（Maintz et al 2006）。
- 栄養バランスの悪さ（毒性、欠乏症）。
a.アレルギーに有効だとわかっている食事が、小児片頭痛を改善することがわかった。避けたい食品はチーズ、チョコレート、柑橘類、フランクフルトソーセージ、グルタミン酸ナトリウム、アスパルテーム（人工甘味料）、高脂肪食品、アイスクリーム、カフェインとアルコール飲

料（とくに赤ワインとビール）などである。食事を抜くことなく、バランスのよい食事を取ることが推奨される（Millichap & Yee 2003）。

b.研究により、健康的な食習慣を多く持っているほど頭痛の頻度が低いことがわかっている（腰痛と頸部痛についても同じ）。これはつまり、頭痛などの症状を訴えることが多い人ほど、健康な食習慣を実行している数が少ないことを意味している。1,600人以上について調査した結果、健康的な摂食とは「全粒粉のパン・新鮮な果物・野菜・サラダを毎日食べ、菓子・清涼飲料・肉・卵・ソーセージは毎日は食べないようにすること」と定義された（Reime et al 2000）。

- ホルモン因子。エストロゲンやプロゲステロンなどのホルモンは、おそらく遺伝的素因によるものとしてよく知られている片頭痛の、引き金の1つだと昔から考えられてきた（Colson et al 2006）。
- 隠れた病気。糖尿病や高コレステロール（高コレステロール血症）は、頭痛と深い関係にあることがわかっている（Davila & Hlaing 2007）。
- 妊娠、とくに高血圧が一因子として併存する場合（Facchinetti et al 2005）。
- 感作。持続的または周期的な、さまざまな適応負荷に組織が反応するにつれて、ある程度の感作が起こることがあり、あらゆる軽微なストレス因子によって痛みが誘発されるようになってしまう。中枢性感作として知られるこの兆候は、頭痛と頸部痛などのあらゆる種類の慢性疼痛に共通のもので、これについてはこの章で後述する（Bendtsen et al 1996）。
- 呼吸パターン異常。よくある上胸部呼吸の習慣は、斜角筋・胸鎖乳突筋・上部僧帽筋などの呼吸補助筋に身体的ストレス（酷使）を負わせるだけでなく、広範な生化学的変化と情緒的変化を生む（図9.6）。不安定な呼吸が睡眠に結びつくと、直接的に頭痛につながる（Chervin et al 2000）。ジェナムとジェンセン（2002）は、「不眠症などの主な睡眠障害は、睡眠時呼吸障害も含め、どれもが頭痛に関係があり、頭痛を引き起こす場合がある」と述べ、閉塞性睡眠時無呼吸症候群（OSAS）が起床時の頭痛につながるとしている。

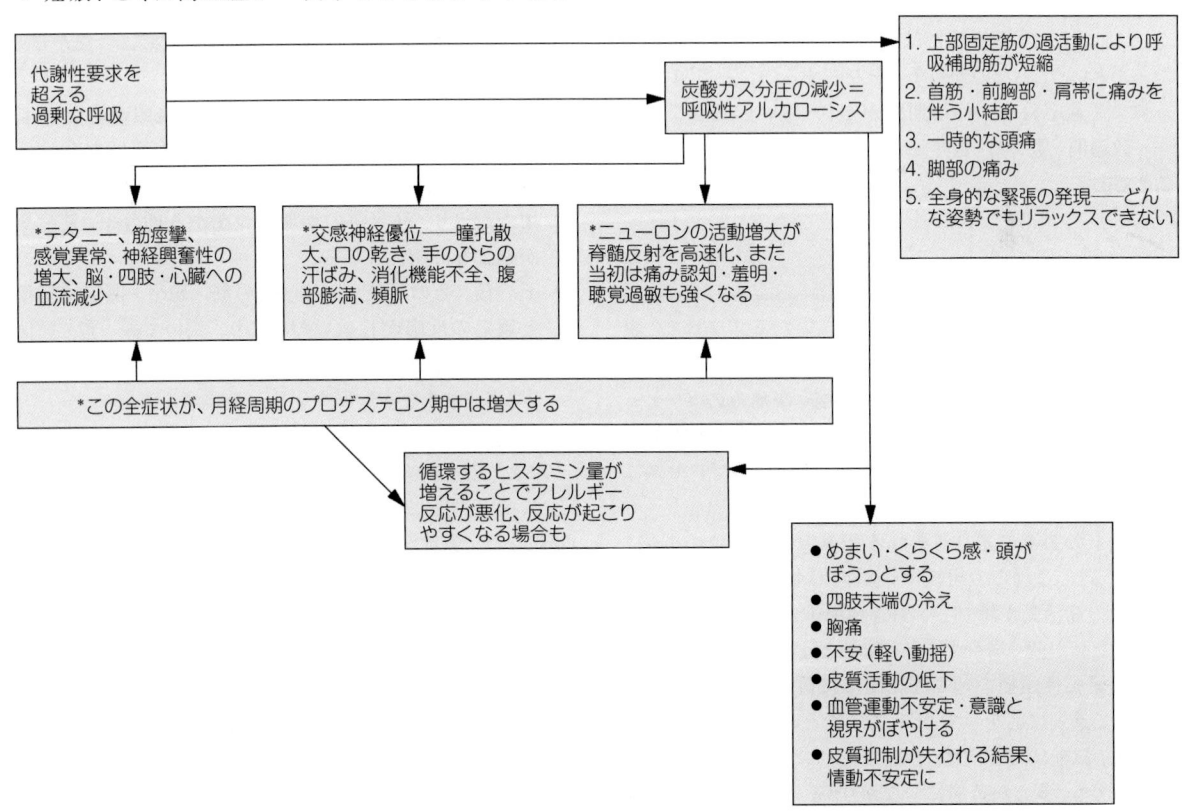

図9.6 過換気などの異常呼吸パターンが健康に及ぼす、さまざまな負の影響

背景

　頭痛とその随伴症状が出現する背景を見ると、非常に多様なストレッサーが関係しており、それが個人固有の遺伝的・生体力学的・生化学的・心理社会的な特徴と相互に作用していることがわかる。

　誰しも、体のシステムが多様なタイプ・レベル・程度の補償と適応に対処している最中は、さらなる多様なストレス因子による刺激を受けやすくなることは明白である。このようなストレス因子、つまり「引き金となる」事象や影響の例としては、さらなる身体的緊張または心理的緊張（あるいはその両方）、気圧の変化（雷雨の前に起こるものなど）、エアコンからの通風、感染症、アレルギー反応などがあり、ほかにも多くの可能性がある。

　このような状況で頭痛が起こった場合、真の原因はどれになるのだろうか？　真の「引き金」は何か。その引き金は本当に「原因」なのか、それとも最後の一撃になったというだけなのか。あるいは、相互作用する多数のストレスがどれも「原因」なのか。つまり、局所（たとえば頸部の筋群）およびその人全体が適応しようとしている生化学的・心理社会的・生体力学的諸因子が、あと1つストレス（引き金）が加われば、頭痛または頸部痛を起こしうる段階にいたったということなのか。多くを左右するのは、ストレッサーによる適応負荷の作用期間がどれくらいの長さなのか——数週間・数カ月・数年・一生涯のいずれなのかということである。

感作モデル

　ベントセン（2000）は、緊張性頭痛にいたるプロセスを説明するモデルについて述べている。彼は、遠くにある筋筋膜組織内の痛覚受容器（侵害受容器）が痛みのメッセージを砲撃のように持続的に発したあと、脊髄組織と頭蓋骨膜組織の両方で起こる「中枢性感作」（促通）のプロセスに注意を向けている。

　脊柱上の組織に送り込まれる痛みの情報がこのように増加すると、これらの組織は「感作」（「促通」）を受けて頭蓋骨膜の筋活動が増加し、引き金因子が正常化したあとまでもそれが続く場合があり、結果として反復性または慢性的な緊張性頭痛を起こす。簡単に言うと、神経が刺激に対して過剰反応を示すようになったということであり、その結果、以前にはまったく苦痛を感じなかったような軽微な刺激でも、多大な苦痛につながりうるのである。これは、患者が想像で痛みを作り出しているという意味ではなく、脳に到達する感覚が、感作以前の「正常な」状態下で感じたであろう感覚よりもずっと強いものとして解釈されるという意味である。

　このモデルを支持する研究では、可逆的な疾患が時間をかけていかに固定化し慢性化するのかを理解する必要がある、としている。

　いったん促痛／感作部位が現れると、その部位は身体的・化学的・心理的なものなどあらゆるタイプのストレッサーの刺激を受けるようになると思われる。その感作部位への直接的または明らかな刺激がない場合でもである（Bendtsen & Ashina 2000）。

適応の例：脚の長さと頭痛との関係？

　ヤンダ（1988）は、有意な程度に（たとえば2cm）片脚が短いことによる適応の変化について、以下のように説明している：

- 片脚が短いと、骨盤の位置に必然的に変位が起こる。
- このため仙骨底部が平らでなくなり、脊柱側弯症につながる。
- 脊柱が適応するにつれて相次いで補償作用が起こり、頸部と頭蓋部の接合部での関節機能障害につながりやすい。
- この結果、頸後頭部の小さな筋群（小後頭直筋など）に必然的に補償作用が起こり、頭の位置が変位する。
- 首の筋組織のほとんどを巻き込んで、さらなる補償作用が起こり、筋緊張の増加につながる場合や、筋痙攣が起こる可能性もある。
- その後、その部位にある多くの筋・靱帯・関節で補償と適応の反応が相次いで起こり、続いて頭・首・顎関節・肩・腕（のいずれか、あるいはその全部）に起こりうるさまざまな症候群や症状が発現する。

　ヤンダの主張の要点は、補償作用がすべて起こったあとに、最も明らかな頸部の制限や局所の軟部組織の組織変化など、患者が痛みや可動域の減少を認めている部位を治療しても、限られた効果しか得られないだろうということである。

　片脚の短さが解剖学的なものでも機能的なもの（すなわち、腸骨の位置を変位させるような仙腸関節の一次的機能不全があり、そのために明らかな脚の長さの変化が起こっている場合）でも、ヤンダが述べているさまざまな変化は生じる。両者の違いは、機能的変化の場合、仙腸関節の問題を是正すれば適応変化の連鎖反応を軽減するこ

裏に上げ底をするなど）（脚の短さに起因する脊柱側弯症をかかとの上げ底で矯正した例として、図9.7を参照）。

もう1つの例

リーム（2004）は、ある程度の不正咬合、例として、歯を合わせると左の第1大臼歯で早期接触が起こることが原因で生じる一連の反応について説明している。

図9.8では、この明らかに軽微な構造上のバランスの悪さに起因する適応の連鎖反応について、一定の説明がなされている。ここでは頭蓋が変位して、この歯の不整合によるストレスを吸収し、続いて体全体の筋と筋膜が適応し、さらに左鎖骨・上腕骨・橈骨・腸骨・膝蓋骨・脛骨・足の骨にも変化が起こっている。

したがって、この人は足・膝・骨盤・脊柱・首・頭（のいずれか、あるいはその全部）にかかわる一連の症状を示す可能性がある。頭痛が症状の1つであるかどうかは確実ではないが、そうでないとすれば驚きである。適応部位への治療を行うと、これらの症状を短期的に軽減できるかもしれないが、本来バランスの悪かった部位である不正咬合への対処がなされないかぎりは、治療成果はほぼ間違いなく短期的なものになるだろう。

ヤンダの適応例と顔面痛

ヤンダ（1982）は、上部僧帽筋・肩甲挙筋・斜角筋・胸鎖乳突筋・舌骨上筋・外側および内側翼突筋・咀嚼筋・側頭筋に変化があるなどの、顎関節（TMJ）の疾患をかかえる人に見られる典型的な姿勢パターンについて説明している。以下に述べるこのパターンにおいては、これらの筋すべてに緊張の傾向が見られたり、痙攣・圧痛・トリガーポイント発現の傾向が強まったりする。

したがって、顎関節（TMJ）の機能不全にかかわる姿勢パターンには、以下のようなものが含まれる：

1. 膝の過伸展
2. 骨盤の前傾増加
3. 股関節部の屈曲
4. 腰部の脊柱前弯過度
5. 猫背と翼状肩甲症（肩甲骨が回旋し外転する）
6. 頸部の脊柱前弯過度
7. 上部僧帽筋と肩甲挙筋の補償的な過活性
8. 頭の位置が前に出る結果として、口が開き下顎が引っ込む
9. 頸椎での椎間関節圧迫
10. ……そして、ほぼ確実な頸部痛と頭痛

顕著な触診所見

- ○ 局所的な圧痛
- ● 局所的な痛み
- ∽ 痙攣の誘発
- × 凝りのある部分
- ⋎⋎ 可動性過剰な部分
- ||| 深部の肥厚
- ✺ 隆起した部分
- ⊙ 押し下げられた部分
- p 周辺部に痛みを誘発
- ps 周辺部に感覚異常を誘発

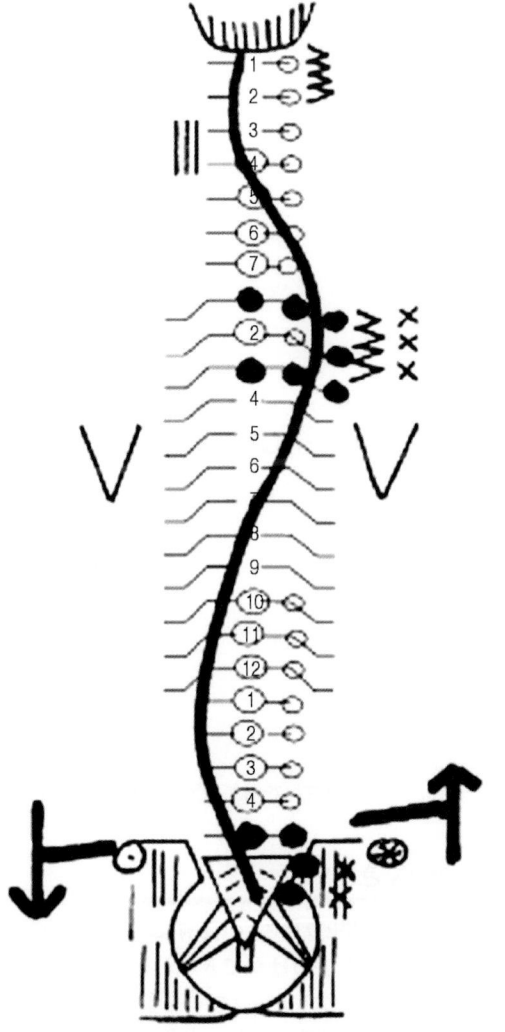

図9.7 骨盤が横に傾いて右側が上がり、骨盤から後頭部にかけて右側だけに背面痛のある、若い女性の触診所見の図解（背面）。彼女の慢性症状は、単に片側のかかとを上げただけで、実質上12日以内にすべてなくなった。注意：脊柱側弯症の程度は誇張してある（*Journal of Bodywork and Movement Therapies* 6 p.187より許可を得て複写）。

とになるのに対し、解剖学的に本当に脚が短い場合は、選択肢がずっと限られることである（たとえば、かかとと足

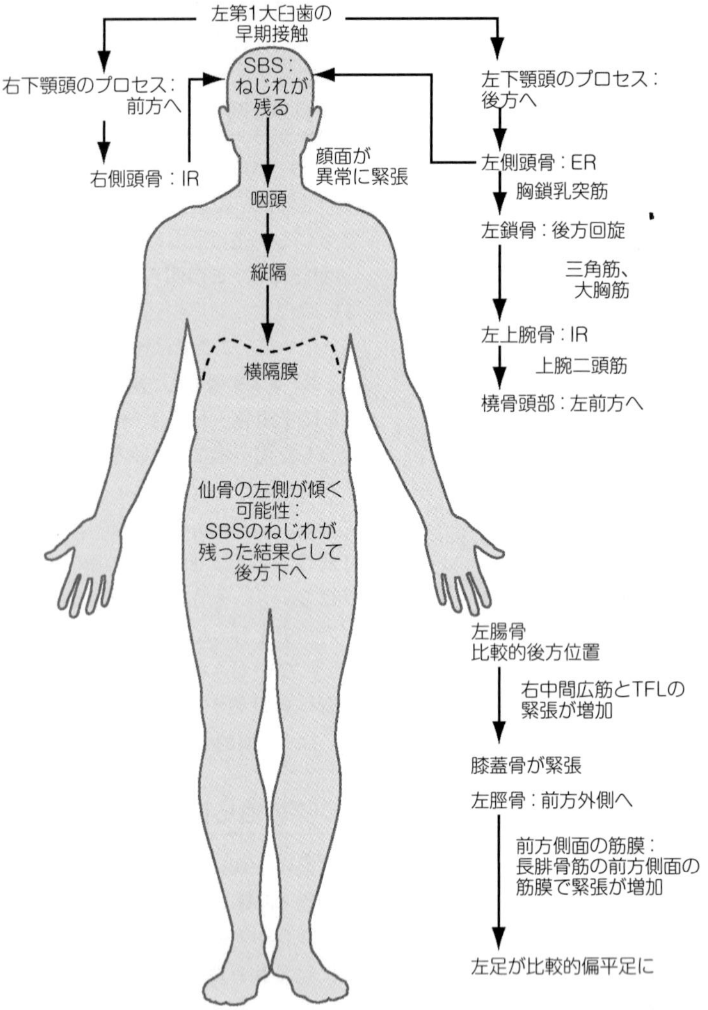

図9.8 左第1大臼歯の不正咬合に反応して起こる、全身にわたる適応(Liem 2004より許可を得て複写)。ER：外旋、IR：内旋、SBS：蝶形後頭底結合、TFL：大腿筋膜張筋

　これらの例から引き出すことのできるメッセージとしては、機能不全のパターンをまず特定する必要があるということである。そののちに、それが患者の痛みや制限の状態にどうかかわっているかが評価可能になる。また、機能不全のパターンが特定されてこそ、適切な治療を行って成果を上げることもできるのである。
　どこが短いのか。どこが緊張しているのか。どこが弱いのか。どこがゆるんでいるのか。周囲の組織に悪影響を与えているのは何か。これらの変化の原因は何であり、それに対して状況を悪くせずにどんな対処ができるのだろうか？

何をすべきか

　どんな場合でもセラピストの役割は、今ある頭痛を和らげるためにどんな手助けができるかを特定していくこと(これまでの各章およびボックス9.1を参照)だけでなく、さらなる症状発現の可能性を減らすために役立ちそうなことや患者にできそうなことを特定していくことである。
　ここまでに見た適応例では、生体力学的ケアモデルを使い、マッサージと適切な軟部組織マニピュレーションの様式(ボックス9.1を参照)とリハビリテーション法(姿勢・呼吸など)を組み合わせれば、必ずや軟部組織の状態の変化／改善の助けになり、血液循環とリンパ排出を促し、また場合によっては、頭痛の一因と考えられるトリガーポイントの不活性化に力添えすることになる。

ボックス9.1 臨床管理手順における軟部組織マニピュレーションの様式

1. 発現している諸症状の原因となっていそうな局所および全身のバランスの悪さを特定する(姿勢・使用パターン・局所的機能不全)。
2. マッサージや、場合によりマッスルエナジー・テクニック(MET)、ポジショナル・リリース・テクニック(PRT)、筋筋膜リリース・テクニック(MRT)などを使って、過活動で硬くなった筋を特定し、リラックスさせてストレッチを行う。
3. 制限のある関節を動かす(場合によりMETやPRTを使う)。
4. 弱化した筋を円滑にし、強化する。
5. 動作パターン、姿勢、呼吸機能(のいずれか、あるいはその全部)を運動や訓練などで再教育する。

この手順は、正しい生体力学的原理に基づいており(Jull & Janda 1987, Lewit 1999)、頸部痛または頭痛の原因になりうる筋骨格の問題をかかえた患者の治療やリハビリテーションにおいて、有用な基礎となるものである。このモデルには、軟部組織を正常化させるためのさまざまな手法を取り入れることができる(DiGiovanna 1991, Greenman 1989)。

上位ケアモデル

ボックス9.1で概説している生体力学的モデルは、このような問題に対処する1つの方法である。筋骨格の機能不全に対する効果的なケアモデルとしてほかに提案されているものには、身体的側面に加えて行動的側面も取り入れられている。たとえばランジュヴァンとシャーマン(2006)は、筋骨格の機能不全全般に対するさらに広範な治療アプローチが理解できるようなモデルを説明した。これは、行動的側面と構造的側面の両方を取り扱う「機構的統合」モデルであり、同時に痛みの心理学・姿勢制御・神経可塑性も取り扱っている。

このモデルの多くの場面で強調されているのは、個人の特定のニーズに応えるような多分野にわたる治療プロトコルが必要だということである。このプロトコルでは、マッサージなどの直接的で生体力学的なマニュアル・アプローチ、動作の再教育、心理社会的介入などを組み合わせ、さらに必要な場合には、薬物治療または栄養治療(あるいはその両方)の手法や様式も取り入れる。

同様に、長期的な予防的アプローチには以下のものも含めることがある:

ボックス9.2 別の形のストレスとしての治療

忘れてはならないのは、マニュアル・セラピーであろうとなかろうと、鍼療法での鍼の挿入にはじまってライフスタイルや食事の改善、サプリメントや植物性物質の摂取、マニュアル・テクニックの適用にいたるまで、あらゆる形態の治療が、体のシステムや組織からの反応を要求する、ということである。したがって、適切に施された治療はすべて、厳密に言えば、「治療ストレス」(Selye 1943)と呼ぶことのできる形態に入る。

プラスの恒常性反応を得るため、侵襲性が最小限で、最も適切な形態の治療ストレスを使うことを常に目標にしなければならない。適応をさらに要求されるようなこと、すなわち副作用は、できるかぎり少ないのが理想である。

- 直立姿勢・座位姿勢・睡眠姿勢の改善。
- 仕事時およびレジャー活動時の姿勢と体位(人間工学)に以前よりも注意を払うこと。たとえば歯科・理髪・建設・マッサージ・住宅塗装・自動車修理・配管工事・造園・看護・家事・ランニング・跳躍・投げること・登ることなどに携わっている人たちに見られる、長時間にわたることの多い体位のゆがみや緊張を考慮する。また、このような状況では、反復または継続する(あるいはその両方の)ストレスが、すでに障害が起こっている組織にさらなる負荷を負わせているかもしれないことにも配慮する。そのような組織では、現在のストレス・パターンの負荷がかかるずっと以前に、組織が短縮または弱化(あるいはその両方)、線維化、硬化など、なんらかの意味で機能不全を起こしている場合がある。
- 呼吸リハビリテーション法。
- 睡眠パターンの改善。
- リラクセーション・テクニックの習得など、ストレス管理(ボックス9.2を参照)。
- それが適切な場合には、カウンセリングや心理療法。
- 制限のある頸部および胸部構造のモビライゼーション。自助的方法など(下記を参照)。
- 収縮した関連筋組織のストレッチ。自助的方法など(下記を参照)。
- 栄養摂取または薬物嗜癖(あるいはその両方)の改善。

さまざまな補助的アプローチ

この章の残りの部分では、頭痛や頸部痛をかかえる患者の諸症状を管理する際にその有用性が認められるであ

ろう、さまざまな補助的アプローチに焦点を当てる。

　忘れてはならないのは、目標は「適応負荷を軽減」して、機能性つまり可動性・柔軟性・安定性・バランスを向上させることであり、さらに当然ながら、不快な諸症状を緩和したり除去したりすることだということである。この章の残りの部分を占めるさまざまなトピックに焦点を当てながら、直接的な徒手的介入も行えば、これらの目標に到達する助けになるだろう。

　だが、治療やエクササイズの形態が有用だからといって、それに起因する必然的な変化に対する「反応」がないとは言えないということも忘れてはならない。治療によって生じる適応変化を体の組織や心が処理することを考えれば、患者が虚弱で敏感であればあるほど、いつにおいてもすべきことは少なくなる。

　もう1つ覚えておくとよいのは、すべてが治療可能なわけではないということである。治療は常に自己調節を強化する目的で行われているが、中にはささやかな改善や必然的な衰えを遅らせることしか望めないような慢性的な変化もある。たとえば、変形性関節症や、循環器系統や軟部組織への老化による影響である。このような場合には、現状を維持することが現実的な治療目標になるかもしれない。

鍼療法（知っておくべきこと）

　痛みの軽減のための鍼療法は、理学療法士（訳注：日本では理学療法士は鍼治療できない）、マニュアル・セラピーの医師、そして当然、鍼師によって現在広く使われている。使用される手法としては、使い捨ての非常に細いステンレス製鍼を体の特定の「点」に挿入する（通常まったく痛みは感じない）ことが挙げられる。挿入の深さは非常に浅い場合もかなり深い場合もあり、体のどの部分が対象かによって異なる。従来の鍼師の中には、鍼を回転させるように操作し、組織内に重い感覚を生じさせる者もいる。最近の鍼師には、鍼に留め金を取りつけ、それを通じて弱い電流を流すことで同様の効果を得る者もいる。

　痛みのある組織に影響を与える手法ではそのほか、鍼を温めることがある（灸療法として知られている）。鍼を挿入しておく時間はせいぜい数秒間のこともあれば20分以上のこともあり、鍼師がどんな効果を得ようとしているかによって違う。

　西洋医学では、鍼療法が痛みに対して大きな効果を持つのは、脳への痛みメッセージを遮断するからだと考えられている。東洋の概念では、エネルギーのバランスが取り戻されるからだという。考え方や適用法はさまざまではあるが、鍼師たちは口をそろえて、鍼療法は痛みの軽減に最も効果的な手法の1つであると言い、研究でもそれが確かめられている。だが、痛みの原因にも同時に対処しなければ、軽減は一時的なものに終わってしまう。

　指圧やタイ式マッサージで使われる指圧法（Palanjian 2004）では、鍼療法と非常によく似た効果が得られる。

アロマセラピー

　プラセボ対照臨床試験において、主症状はうつだが二次的症状として睡眠障害と慢性頭痛がある被験者たちに、マッサージとエッセンシャルオイル（ベルガモット・クラリーセージ・レモン・ラベンダー・カモミールローマン・ゼラニウム・ローズ・サンダルウッド・ジャスミンから選択）を使った治療を病院環境下で行った（Lemon 2004）。

　対照群は、グレープシード・オイルを使ったマッサージを受けた。治療群には、選んだエッセンシャルオイルを事前に見せておき、提示条件に効果を持たせた（Lawless 1994）。

　病院環境下でのこの研究からわかったことは、以下のとおりである：

　うつと不安の症状緩和のために処方されただけでなく、その患者のために特別にブレンドされたエッセンシャルオイルを使うと、睡眠障害や頭痛などの他の症状にも効果が見られた。結論として、アロマセラピーを身心一体的に使用すると、うつや不安の症状がかなりある患者に対し、有益な治療効果が得られるということが、この研究で統計的に証明された。

感情／ストレスの管理とリラクセーション法

　ストレス管理を行うと、反復性または慢性の頭痛／頸部痛などの症状について適応負荷の緩和に役立つことがあるが、これには専門家による助言または治療（あるいはその両方）が必要になる。しかし、慢性的な精神的ストレスの影響を和らげたり、減らしたり、最小限にしたりするために、幅広いシンプルな方法が存在する。これらは疾患の主症状にはたらきかけるものではないにもかかわらず、非常に助けになり、害もまったくない。

　アイゼンバーグほか（1998）によれば、頸部痛をかかえる人のうち57%が過去12カ月のあいだに補完代替医療（CAM）を利用しており、3分の2が専門家のもとを訪ねていた。カイロプラクティック、マッサージ、リラクセーション・テクニックが最もよく利用されており、患者たちは「とても助けになる」と認識していた（Wolsko et al 2003）。

以下に説明するニュートラル・バス、漸進的筋弛緩法、自律訓練法の各手法はすべて、危険なく家庭で利用でき、有益な効果が得られる可能性がある。
注意：これらの手法は、精神的ストレスの潜在原因には明らかにはたらきかけていないが、その効果によって安全なやりかたで慰めを与えてくれるようである。理想を言えば、たとえば慢性的な不安が生活の特徴となっているような人は、専門家による適切な助言や援助を求めるべきである。

深いリラックス／睡眠の改善をもたらすニュートラル・バス（不感温度浴）

　ニュートラル・バスは、体温と同じ温度の湯につかる入浴法である。そうすることで神経系へのリラックス作用が生まれる（19世紀にはこれが、精神病院で興奮した精神障害の患者を落ち着かせるための主な手段だった）。

適応症：あらゆるケースの不安、ストレス感、慢性痛または不眠（あるいはその両方）。
準備するもの：浴槽、湯、風呂用温度計
手法：浴槽に、36.1°Cにできるだけ近い温度の湯をできるだけいっぱいに入れる。絶対にそれより高い温度にはしないこと（この入浴法では、湯温が体温に近いことで効果が出る。高くも低くもないこの温度の湯につかると、リラックスと鎮静に大きな効果がある）。
手順：
- できれば両肩がつかるようにして浴槽に横になる。
- タオルかスポンジに頭をのせる。
- 風呂用温度計を湯に入れておき、湯温が33.3°Cより下がらないようにする。
- ときおり湯を足してよいが、36.1°Cの限度を超えてはならない。
- 入浴時間は30分から2時間とする。リラックス効果に関するかぎり、時間は長いほどよい。
- 入浴後は軽くたたくようにしてすばやく体をふき、横になって休む。

注意：ニュートラル・バスはたいていの人に適しているが、水によって悪化する皮膚疾患や重篤な心臓疾患がある場合には禁忌である。

漸進的筋弛緩法（所要時間：約20分間）（Carroll & Seers 1998）

　自律訓練法と（エリクソンの）漸進的筋弛緩法は、線維筋痛症の患者に効果があるという評価を得ている（Rucco et al 1995）。研究者たちの報告は以下のように報告している：

　53人の線維筋痛症の患者を対象に無作為抽出による対照臨床試験を行い、この自己催眠法（自律訓練法）をエリクソンのリラクセーション訓練法と比較した。その結果、後者のアプローチのほうが線維筋痛症の患者に、より適しており、よりすみやかな諸症状の緩和につながることがわかった。

手順：
- すきま風の入らない部屋のカーペット敷きの床に、腕と脚を伸ばして楽な姿勢で横になる。
- 利き手でぐっとこぶしを握り、10秒間しっかりと握り続ける。
- こぶしをゆるめ、解放感を10秒間味わう。
- これをもう一度繰り返したあと、もう一方の手でも同じことをする。
- 今度は利き足の爪先を膝に向けて引き上げ、筋を緊張させる。これを10秒間保持する。
- ゆるめて10-15秒間リラックスしてからもう一度繰り返し、その後、もう一方の足で同じことをする。
- 同じ一連の動きを、以下のうち少なくともあと5箇所について行う（体の両側について行うものは、左右合わせて1箇所と数える）：
  - 下肢の裏側を伸ばしながら、今度は爪先を伸ばす
  - 上肢については、膝頭を腰に引きつける
  - 殿部を寄せて引き締める
  - 息を吸って止め、同時に肩甲骨を引き寄せる
  - 腹部をぐっと引っ込める
  - 上腕を脇にぐっと押しつける
  - 目と口周辺の顔の筋を緊張させる、つまり、思いきり顔をしかめる

　これ以外の筋も、その筋を緊張させるトレーニングで収縮させることができる。
　極度の緊張を保ったあとにゆるめることで、緊張とリラックスの対比が意識されるようになり、それによって筋緊張が蓄積するのに気づくようになり、早いうちにそれを止めることができるようになる。
　これを毎日1回か2回、約1週間続けたあと、筋群を連動させることを始める。両側の手／腕全体を緊張させてから一気にリラックスさせ、続いて顔と首、そのあと胸と肩と背中、最後に両脚と両足という順に行う。
　さらに1週間続けてから、エクササイズの中の緊張の部分をやめる。すると、ただ横になって各部位に意識を集中させ、それらが緊張しているかどうかを感じ、リラックスするように指示を出すことができるようになっているはずである。頭部／頸部にこれを行えば、緊張性頭痛の諸症

状を必ず緩和することができる。
　効果はすぐに得られるはずだが、それはエクササイズをきちんと定期的に行った場合に限られる。

自律訓練法 (Rucco et al 1995)

毎日10分間、以下のエクササイズを行う：

- 楽な姿勢で横になり、頭にクッションを当て、両膝を曲げ、目を閉じる。
- 利き手／利き腕に意識を集中させ、それが右だとすると、心の中で「右手（または右腕）が重い」と言う。
- その腕がリラックスして重くなっているのを感じ取る。その重さを意識する。1分ほどのあいだ、「手／腕が重い」と心の中で数回繰り返し、その重さにできるだけ意識を集中させ続ける。
- ときおり思考が散漫になり、意識の集中がとぎれるかもしれない。これは普通のことなので気にせず、腕とその重さに意識を戻すようにする。
- この重いという感覚とともに感じられる、解き放たれた感覚を味わおうとする。
- 次に左手／左腕に意識を集中させ、まったく同じことを約1分間行う。
- 左脚へ、そのあと右脚へ移り、それぞれについて約1分間同じメッセージを送り、それぞれに約1分間意識を集中させる。
- 右手／右腕に戻り、今度は「右手／右腕が温かい（または熱い）」というメッセージを送る。
- 1分後に左手／左腕へ移り、そのあと左脚、最後に右脚に移り、それぞれについて「温める」メッセージを送って意識を集中させる。温かさが感じ取れたら、それが広がるのを感じて味わう。
- 最後に額に意識を集中させ、そこがひんやりして爽快だと念じる。1分間ほどそう思い続ける。
- 両方のこぶしを握り、肘を曲げ、腕を伸ばして終わる。これでエクササイズ完了。

　一連のエクササイズを少なくとも1日1回繰り返せば、それぞれの部位と感覚に対する意識の集中が徐々に持続できるようになる。

痛みの緩和に自律訓練法を利用する

　いったん集中の持続方法を身につければ、筋緊張に関連した痛み（頭痛など）がある場合に、これらの手法を使って「重い」や「軽い」や「温かい」という考えをその部位に集中させることで緊張を軽減できる。痛みが循環の悪さに関連している場合には、「温かい」という指示を使ってそれを改善できる。炎症がある場合には、その部位が「ひんやりしている」と「考える」ことで緩和できる。
　こわばった関節がゆるんで動く様子を思い浮かべたり、

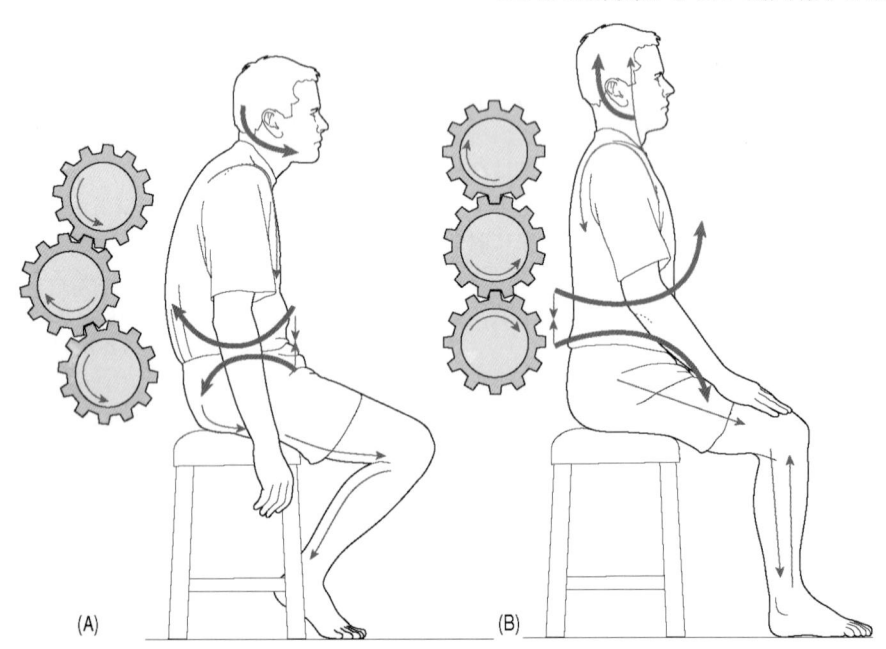

図9.9 座位姿勢でかかるストレスを、はたらいている力の方向を示す歯車を使って図示したもの。(A) は姿勢が悪いとき、(B) はバランスの取れた姿勢のときである (*Journal of Bodywork and Movement Therapies 3* p.148より許可を得て複写)。

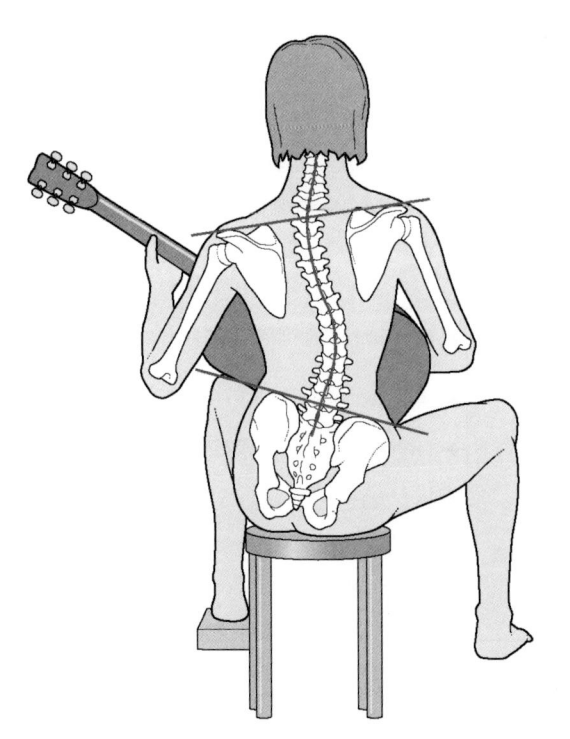

図9.10 ギター演奏に関連した姿勢上のストレス（Kapandji 2000）

鬱血して腫れた部位が元に戻る様子をイメージしたりなど、どんな部位にでも意識を集中させることができる。

頭痛に関して言えば、片頭痛などのように循環系の影響があるのか、あるいは筋が緊張している兆候が見られるのかにより、温かい・重い・ひんやりしているなどの適切な「メッセージ」を送り始めることができる。

呼吸で痛みを軽減する

この章で後述する口すぼめ呼吸を練習すれば、すぼめた口からゆっくりと息を吐き出す——止める——鼻から吸う、というパターンを数分間繰り返したあとに、穏やかで安らいだ感覚が生じるはずである。

人間工学

座位姿勢が悪い、たとえば長時間続けて机に向かって座るなどすると、全身に多大なストレスがかかり、それが頸部と頭部に非常に重大な影響を与える（Cranz 2000）（図9.9）。

人の生体力学的デザインがどのように進化したか、また生体力学の向上にはどんな介入が可能かを理解するには、与えられた負荷に対する特異的な適応という概念が不可欠である。介入の方法には治療、ストレッチプログラム、矯正運動や結果重視のエクササイズがある。たとえば腰クッション・足置き・手首クッション・ヘッドレストなどの支持具に関する助言をすることで、1つの姿勢で1日数時間座り続けることによる痛みと不快感を最小限にできる場合がある。

施術者は、仕事時およびレジャー活動時の姿勢や活動内容について質問をする必要がある。さらに、睡眠時・運転時・直立時の姿勢についても必ず評価し、助言をするか、適切な訓練を受けて資格を得た専門家に照会して、そうした助言を求めなければならない。図9.10は、ギターを演奏する人にとって避けがたいと考えられる姿勢を示している。ストレスを受けて弱った組織を治療し、家庭で行うストレッチのアドバイスをすれば、このような姿勢を長時間取り続けることによる軟部組織の変化が効果的に軽減されるはずである。

高速マニピュレーション（知っておくべきこと）

カイロプラクターや整骨医、それに一部の理学療法士は、高速低振幅（HVLA）と呼ばれるマニピュレーションを使用する。通常は安全だが不適切な使い方をすると危険がある、これらの手法を使用するには、適切な訓練を受けていることを示す資格が必須である。

HVLAの治療効果は図9.11にまとめてある。

安全性

HVLAの使用に関連する安全問題のほとんどは、頸椎にかかわるものである。HVLAを使用している専門家たちの報告によれば、通院者のほぼ33％について軽い副作用（局所的不快感、頭痛、疲労感、放散性の不快感）が起こるが、通常、24時間以上長引くことはない（Malone et al 2002）。

頸部マニピュレーションによる大きな合併症は、まれ（40万件から100万件に1件：Shekelle et al 1992）だが、深刻なものになる恐れはある（Coulter et al 1996）。

知っておくとよいのは、他形式の頸部痛治療に起因する合併症のうち、データ入手可能なものを見ると、たいていがマニピュレーションに起因するものより発症率が高いと評価されているということである。ハルデマンほか（2002）は、ほぼ400症例の脊椎脳底動脈解離について精査した結果、症例の大半において、原因活動と考えられるような特異的な頸部の動き・マニピュレーションのタイプ・外傷を特定することはできなかったとしている。

*Canadian Journal of Neurological Sciences*の論説（Hill 2003）には、こう書かれている：

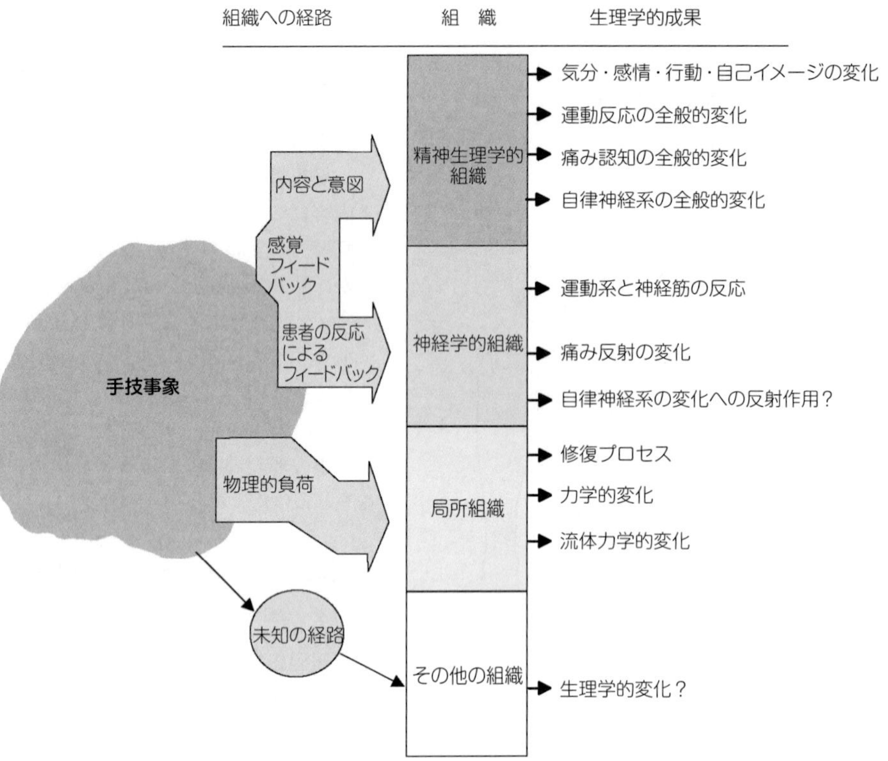

図9.11 マニピュレーションの生理学的モデル（Lederman 1997より許可を得て複写）

状況的な報告や意見が顕著であるにもかかわらず、カイロプラクティックの頸部マニピュレーションなどによる頸部の軽い外傷が原因で脊椎動脈や頸動脈の解離が起こるということの確定的な証拠は得られないままである。さまざまな論文の大部分は症例報告であるか、臨床上の証拠としては非常に弱いものを羅列して示したものにすぎない。

結論：適切な訓練を受けて資格を得た専門家が、標準的な安全上の諸注意を守って、充分な評価と観察ののちにHVLAマニピュレーションを実施した場合、その手順が安全だということは証拠が示している。

水治療法

後出の小見出し「自己療法」の中の「マスタードのフットバス」、および、この章に前出の小見出し「感情／ストレスの管理とリラクセーション法」の中の「ニュートラル・バス」も参照のこと。

健康のための水治療法（Blake 2006、Watrous 1996）

健康のための水治療法（CH）には、非特異的な「バランス調整」効果がある。数週間、毎日続けることで、リラックスを促し、慢性痛を軽減し、免疫機能を強化し、治癒を促進する。

全身的な効果があるため、はっきりした評価がつかない場合にもCHは治療として（また自己療法として）理想的である。その効果は例外なく有用で、明らかな禁忌はないからだ。

以下に説明する手法は、家庭で行う場合に合わせたものである（注意：CHの適用には補助者が必要）。

準備するもの：

- 2つ折りにしたダブルベッド用シーツ1枚、またはシングルベッド用シーツ2枚
- 毛布1枚（できればウール製）
- バスタオル2枚（2つ折りにしたとき、肩幅と肩から腰までが覆えるもの）
- ハンドタオル2枚（2つ折りにしたバスタオルと同サイズのもの）
- 湯と水

手順：

1. 服を脱ぎ、掛けシーツと毛布の下に仰向けに寝る。
2. 温めて2つ折りにしたバスタオル2枚（すなわち、蒸しタオルが4層になったもの）を、肩から腰までを覆うように胴体にのせてもらう。
3. タオルの層をシーツと毛布で覆ってもらい、5分間そのままにする。
4. ハンドタオルを1枚は温め、もう1枚は冷やして、持ってきてもらう。
5. 温めたハンドタオルを 体の上の4層のバスタオルの上にのせてもらい、全部まとめて「ひっくり返して」、ハンドタオルが肌に当たるようにする。使用済みのバスタオル2枚は片づけてもらう。
6. すぐに、温めたハンドタオルの上に冷やしたハンドタオルをのせてもらい、もう一度ひっくり返し、冷やしたタオルが肌に当たるようにする。温めたタオルは取り除いて片づけてもらう。
7. 全身をシーツで覆ってもらって10分間、または冷やしたタオルが温まるまで、そのままにする。
8. 冷やしたタオルが温まったものを取り除き、うつぶせになる。
9. 手順の2から8を、背中についても繰り返す。

注意：
- ベッドを使う場合は、ベッドを濡らさないように予防措置をする。
- ここでの「湯」とは、手を5秒しか入れていられないくらいの高温のものを指す。
- 「冷たい」タオルを浸す水は、水道から出る最も冷たい水が適当である。気温の高い日には、温度差がいやでなければ、タオルを絞るための水に氷を加えてもよい。
- 冷たいタオルを当てたあとで寒さを感じる場合は、毛布とタオルの上から背中や手足のマッサージをしてもらい、温める。
- 頭痛やその他の痛みが慢性の場合は、毎日1回または1日に2回行う。
- 健康のための水治療法には、禁忌はない。

栄養摂取や運動などのライフスタイルの改善

ライフスタイルには、仕事時とレジャー時の活動が含まれる。どのくらい運動し、睡眠を取るか。何をどのくらい、どんな頻度で食べたり飲んだりするか。そのほか、ほとんどすべての行動がこれに含まれる。経済的なことを考慮せずに言えば、ライフスタイルは自分で選択できる度合いが高いということである。

職場環境や経済状況など自分ではどうにもならない事情に影響されないかぎり、人は身に着けるものを選ぶ（ハイヒール、締めつけのきつい下着など）。何をどんな頻度で食べたり飲んだりするか、ゆっくりと飲食するか急いですませるか、飽和脂肪と糖分の多い食事にするか、それとも体によい結果を得やすい食事にするかを選ぶ。アルコールや高カフェイン飲料、炭酸入りで化学物質満載の液体を飲むか、ただの水を飲むかを選ぶ。運動するかしないかを選択する。姿勢や呼吸パターンも、たいていは自分の選択した習慣の結果である。

30年ほど前、自然療法学博士でカイロプラクターのボリス・チャイトーは次のように書いて、今強調した問題点の多くを要約している：

人類が進化していたとき、食べていたものは果物、木の実、全粒の穀物、草木、根菜類、ハーブ、それにおそらくは小動物で、どれも栄養的に無加工で、高効率・エネルギー・無病のために体が必要とする必須要素、とくにアミノ酸類・微量元素・ビタミン類・酵素類などが豊富だった。

今日の西洋人の食事は、動物性の高たんぱく質が過剰で、加熱済みで、こってりして脂っこいものが多い。炭水化物は高レベルで、精白粉パン、パン、ケーキ、ビスケット、ペストリー、プディング、パイ、それに白砂糖、菓子、チョコレート、砂糖漬けやジャムなど、精製した材料で作られたものがほとんどだ。それに、精製・加熱したポリッジ(粥)、加工済みシリアル、白米、アイスクリーム、また、紅茶・コーヒー・ココア・アルコール・人工甘味料を使ったボトル入り合成飲料などの液体、油で揚げたり、ピクルスにしたり、保存料を入れたり、スモークしたり、塩漬けにしたり、缶詰にしたりした肉や魚、それに、低温殺菌されてゆがめられた乳製品。これらすべてが、有害物だらけで栄養は不足した食生活を作り出し、今日の悲劇的な不健康状態を生み出しているのである。そのうえ、さらに多くの文明化された食べ物が着色料・香味料・保存料・甘味料・塩・化学物質によって「手を加えられ」、全体的に加熱過剰で、「食べ物の本質を失った」物質が生み出され、研究所の実験では、それらがラットの毛や歯を失わせ、流産させ、怒りっぽく好戦的にさせ、共食いをさせている。そして、ばかげているが深刻なことに、痛みに苦しんでいる人間は、そうした食べ物のせいで体がたるみ、不機嫌になり、髪が抜け、歯がぼろぼろになり、目がどんよりし、アルコール漬けになり、出血性痔核になり、それでも食べることの意味をま

ったくわからないでいるのだ(Chaito 1980)。

……それに、間違いなく頭痛にも悩まされる。

患者／クライアントが筋骨格系疼痛（頸部ほか）または頭痛（あるいはその両方）など、なんらかの慢性的な健康問題をかかえている場合、ここまでに述べた問題が生み出した適応負荷に対して、その人が反応している可能性がある。栄養摂取とライフスタイルに関する適切な助言（運動、睡眠、人間工学、食事などについて）をするか、そうした助言のできる医療提供者に照会するべきである。

低血糖と頭痛(Brostoff 1992)

頭痛の誘因としてよくあるものの1つに、低血糖症状の発現がある。

これが引き金かどうかを確定するには、施術者は次のような簡単な質問をしなければならない。「食事を抜くと気分がすぐれませんか？」「食前の1時間ほどは元気がなくなりますか？」今の2つの質問への答えがどちらもイエスの場合は、「頭痛はそのようなときに始まるのではありませんか？」と、はっきりと尋ねるとよい。もしそうならば、解決策としては規則正しく食事を取り、食事ごとに必ず良質のたんぱく源を摂るようにし（とくに朝食時）、さらに1、2カ月のあいだはクロム（ブドウ糖耐性因子）サプリメント200μgを毎朝摂取するとよい(St Amand 1996)。

繰り返すが、このような症状が見られる場合は必ず、医療提供者（栄養士、自然療法医、臨床栄養学の資格を持つカイロプラクターなど）に照会して助言を求めるべきである。

姿勢

ヤンダ(1982)やルウィット(1999)などの姿勢機能障害の専門家は、「交差症候群」そして「レイヤー症候群」と言われる姿勢パターンを発見した。これらの交差パターンは、特定の姿勢筋の過活動が原因になって拮抗筋が抑制されるときに起こる、バランスの悪さをはっきりと示している。その結果、頸部や後頭骨下部の痛みや機能不全にストレスが加わって痛むという状況が生み出される。これらの部位の症状に対する頭部／頸部の生体力学的な影響が示唆されるような姿勢変化があるが、そのうち最もはっきりと観察できるものは、突き出した肩（「猫背」）、頭が前に出た姿勢であり、一般に顎も前に突き出している。

このような痛みや機能不全のリハビリテーション（下記を参照）における主な課題の1つは、これらのバランスの悪さをできるかぎり正常化し、短縮しすぎて硬くなったすべての筋をリリースして引き伸ばし、抑制されて弱化した

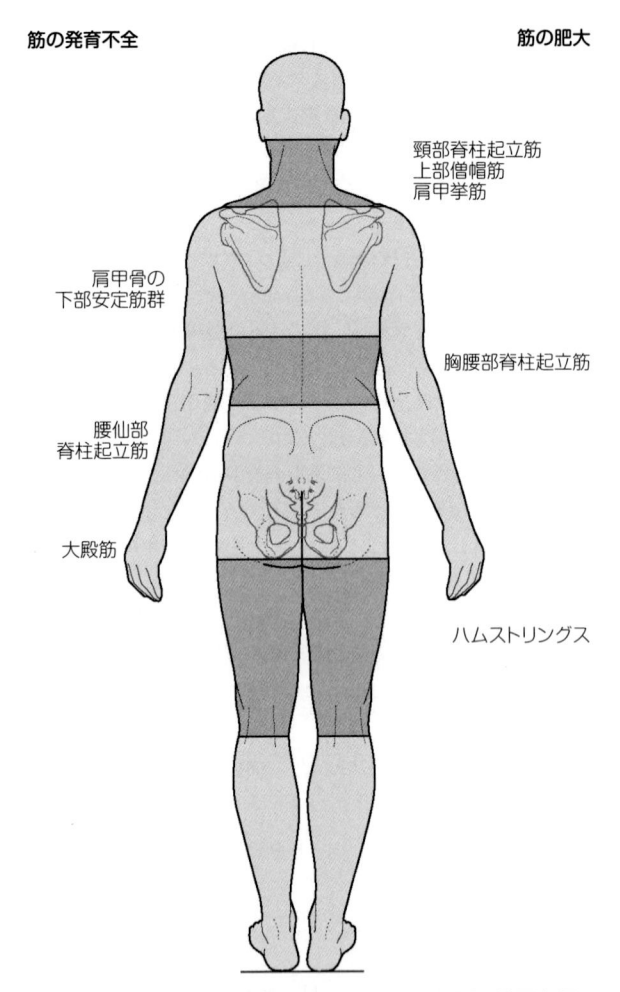

図9.12 レイヤー症候群(Jull & Janda 1987より許可を得て複写)

筋群の正常な緊張を促すことである。

上位交差症候群（図9.5を参照）

この場合に変化する筋には以下のものがある：

- 短縮：頸部伸筋、後頭下筋、回旋腱板筋、上部僧帽筋、肩甲挙筋、胸筋
- 伸長／弱化／抑制：深層頸部屈筋、前鋸筋、下部および中部僧帽筋

下位交差症候群（図6.7を参照）

この場合に変化する筋には以下のものがある：

- 短縮：腸腰筋、脊柱起立筋、大腿筋膜張筋、梨状筋、腰方形筋、ハムストリングス、広背筋
- 伸長／弱化／抑制：腹筋、殿筋

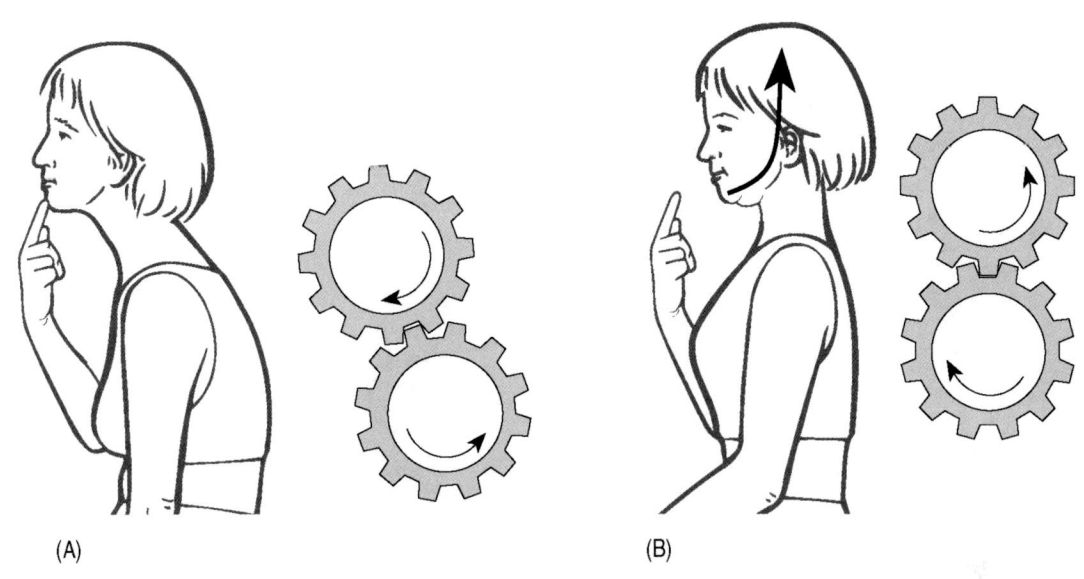

図9.13 チンタック——初級ポジション（*Journal of Bodywork and Movement Therapies* 6 p.68より許可を得て複写）

レイヤー症候群（図9.12）

この場合に変化する筋には以下のものがある：

- 短縮：ハムストリングス、胸腰部脊柱起立筋、上部僧帽筋、肩甲挙筋、後頭下筋、股関節屈筋（大腿直筋と腸腰筋）
- 伸長／弱化／抑制：大殿筋、上胸部脊柱起立筋、下部／中部僧帽筋

姿勢のリハビリテーション

姿勢のリハビリテーションとは、外傷・よくない使用習慣・病気を通じて失われた正常な状態に個人を戻すことを意味する。多くの役目を兼ねるのがリハビリテーションの特徴だが、その中でもとくに挙げておきたいのは以下のものである：

- 異常な緊張や線維症などの軟部組織の機能不全を正常化すること。治療手法にはマッサージ、神経筋テクニック、マッスルエナジー・テクニック、筋筋膜リリース・テクニック、ポジショナル・リリース・テクニック、またはアーティキュレーション／モビライゼーション、またはヨガなどの他のストレッチング処置（あるいはその全部）が含まれる。
- 活性化している筋筋膜トリガーポイントを不活性化させること。場合によりマッサージ、神経筋テクニック、マッスルエナジー・テクニック、筋筋膜リリース・テクニック、ポジショナル・リリース・テクニック、スプレー＆ストレッチを使用する。適切な訓練を受けて資格を得

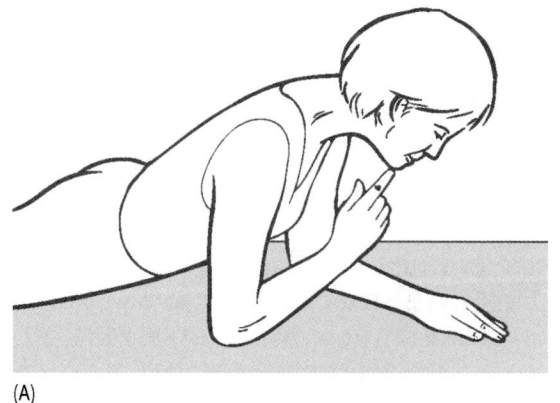

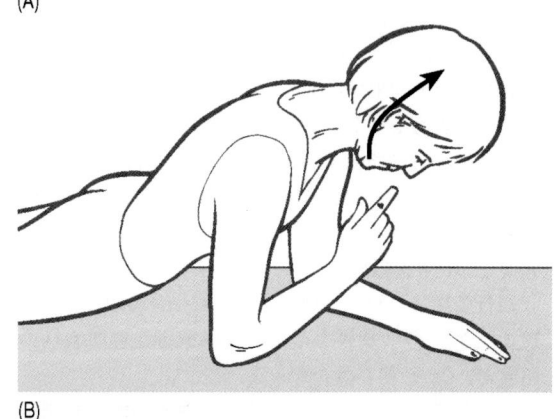

図9.14 チンタック——中級ポジション　A：開始ポジション　B：終了ポジション（*Journal of Bodywork and Movement Therapies* 6 p.68より許可を得て複写）

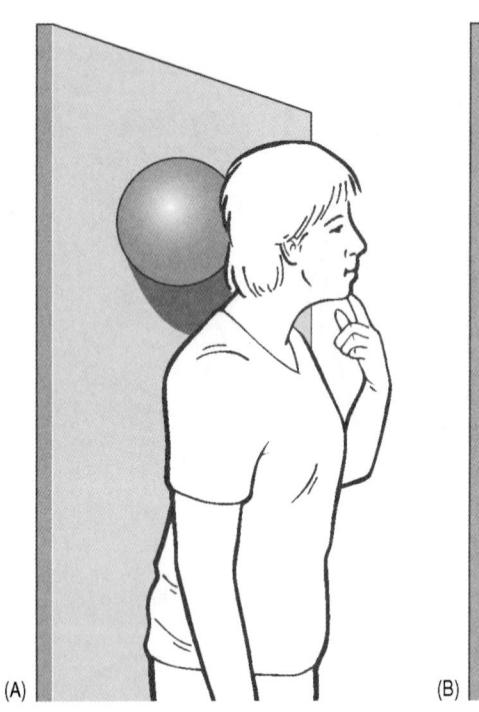

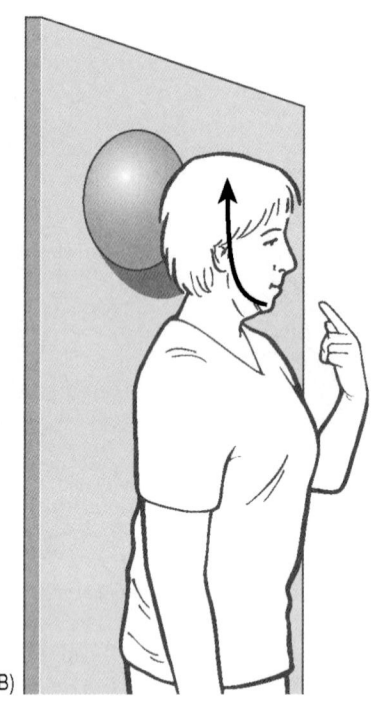

図9.15 チンタック——上級ポジション（壁とボールを使って首を伸ばす）　A：開始ポジション　B：終了ポジション（*Journal of Bodywork and Movement Therapies* 6 p.68より許可を得て複写）

た専門家の場合、トリガーポイントを不活性化させるのに注射、ドライ・ニードリング、鍼治療を使うこともある。
- ピラティスなどのエクササイズやリハビリテーション手法を使い、弱化した組織を強化すること。
- 固有受容性を再教育すること。マニュアル・セラピーの手法（たとえばバランスの再教育——下記を参照、またはバランスサンダルやワブルボードの使用、あるいはその両方）だけでなく、脊柱安定化エクササイズや、フェルデンクライス、ハンナ、ピラティス、トレガーなどが考案した手法を利用する。
- 姿勢の再教育をすること。アレクサンダー法（この手法専門の指導者に照会することを推奨）に加えて、呼吸の再教育（下記を参照）、ヨガ、太極拳、そのほか類似のシステムを使う。
- 人間工学、栄養摂取、ストレス管理法（上記を参照）。
- 認知行動療法などの心理療法、カウンセリング、疼痛管理のテクニック。訓練を受けて資格を得た専門家への照会がとくに必要な場合もある。
- 健全な対処メカニズムを活性化し、機能的能力を測定し、自信と生活の質をより高いレベルに戻す助けになるような活動を増やすことに特化した作業療法（Lewthwaite 1990）。
- 体調不良克服のための適切な運動法（Liebenson 1996）。以下のチンタック（顎引き）・エクササイズを参照（図9.13-9.15）。

専門家への照会や協力によって最善の成果が得られる場合には、姿勢のリハビリテーションに対するチーム・アプローチが必要である。

頭が体の前方に出ている人のための頸部の特別なエクササイズ——クライアント／患者向けの手順
チンタック・エクササイズ1
- 顎の前に指を1本置き、指から離れていくように顎を引く。
- こうすることで硬くなった筋が伸びるので、首の後ろが軽く引っ張られるように感じるはずである（図9.13）。
- 顎を引いたまま3-4秒間保持し、ゆっくりとゆるめる。
- これを3-4回繰り返し、1日に何度も行う。

チンタック・エクササイズ2
- 図9.14に示したように、スフィンクス・ポジションを取る。
- 顎の前に指を1本置く。
- 指から離れ、天井に向かって引き上げられるように顎を引く。

- 顎を引きながら、上背を弓なりに丸めて床から離す。
- これを8-10回繰り返し、顎を引いた姿勢を毎回3-4秒間ずつ保つ。
- このエクササイズを1日に2回行う。

チンタック・エクササイズ3
- 背中を壁につけて立ち、空気を入れた小さなボールを図9・15のように頭の後ろにはさむ。
- 顎を引き、頭をボールに押しつけて「はい」とうなずくことでエクササイズになる。
- ボールはわずかに回転して壁沿いに上へ動く。
- 注意：エクササイズ実施中は下を見ないこと。
- これをゆっくりと10-12回繰り返す。顎を引いた姿勢は3-4秒間ずつ保つ。
- このエクササイズを1日に2回行う。

呼吸に関する問題

　過換気などの呼吸パターン異常の結果、さまざまな負の影響や負の干渉につながり、以下の3つのサブシステムをそれぞれに変化させる可能性があることが立証されている(Chaitow 2004a)。

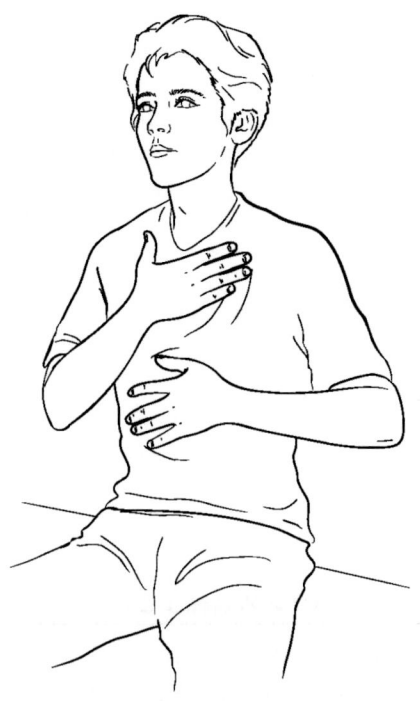

図9.16　ハイ・ロー式、上胸部呼吸パターン・テスト
(Chaitow 2004bより許可を得て複写)

- 過呼吸つまり上胸部呼吸は、呼吸機能について実際には補助的なはたらきしかしない筋に過剰な負荷をかける。この筋が呼吸プロセスに含まれるのは、走るときなど負荷の高まったときだけのはずである。したがって、習慣的な呼吸パターン異常が存在すると、これらの補助筋（上部僧帽筋や胸鎖乳突筋など）は酷使状態になり、酷使による影響がすべて出て、筋筋膜トリガーポイントも発生する。このトリガーポイントは活性化すると、痛みを直接、頭部に差し向けることがある(Simons et al 1999)。
- 呼吸パターン異常（その極端な形が過換気）があると、自動的に不安レベルも増大し、それだけで運動制御が変化してバランスに重大な影響が及ぶこともある(Balaban & Thayer 2001)。
- 過換気が原因となって呼吸性アルカローシスが起こり、その結果として脳など各組織への酸素供給が減少し、平滑筋が収縮し、痛み認知が高まり、脊髄反射が加速され、皮質脊髄系の興奮性が増大し(Seyal et al 1998)、運動系軸索と感覚軸索の刺激感受性が過剰になり、カルシウムとマグネシウムの血中濃度が変化し、筋筋膜トリガーポイントの発生が助長される(Simons et al 1999)。このことが、あるいはこのうちのいずれもが、筋骨格の正常な運動制御をなんらかの形で変化させる可能性がある。

　このような状況では、全般的な体幹の安定性とくに脊柱支持が損なわれ、頸部の安定性と機能にも影響が及ぶ(Hodges et al 2001)。したがって、頸部を含む脊柱の痛みを訴える人については必ず呼吸パターンに注意を払うことがきわめて重要である。観察の際には、呼吸周期5、6回分を見ることが推奨される。

座位での評価
1. 患者は片手を上腹部に当て、もう一方の手を上胸部に当てる。患者が5、6回、普通に息を吸って吐くあいだ、両手を観察する(図9.16)。上側（胸側）の手が前に動くというより上に動き、腹部の手よりも動きが大きいようなら、これは異常な「上胸部」呼吸のパターンを示している。
2. 座った患者の後ろに立ち、両手を上部僧帽筋のあたりにそっとのせ、指先を鎖骨の上面に置く。患者が息を吸っているあいだ、両手が上に大きく動くかどうかに注目する。もしそうなら、斜角筋が酷使されており、ストレスがかかった結果、短縮している可能性を示している。
3. 診療台の端に座った患者と向き合って立つか、かがむかして、両手を患者の下位肋骨に置き、それぞれの手の指が左右から背面を包むようにする。息を吸ったとき、

両手が横ずれするかどうかに注目して、動きの対称性を評価する。

背臥位での評価

1. 呼吸パターンを観察しながら、次のように自問しなければならない。『息を吸ったときに腹部は前に動くだろうか、それとも、胸の上部が先に不適切に動いて腹部が引っ込むだろうか？』後者の場合、これは奇異呼吸のパターンなので、呼吸の再教育が必要である。
2. また、下位肋骨の正常な横ずれがあるかどうかも観察する。
3. 背臥位で観察できるすべての呼吸筋について、短縮がないかどうかを評価する。これらの筋は呼吸にかかわっているか、または、短縮すると正常な呼吸機能を妨げる恐れのあるもので、大胸筋、広背筋、斜角筋、上部僧帽筋、胸鎖乳突筋、腰筋（これは横隔膜とつながっているため）などである。

上胸部呼吸パターンが示された場合、次に進まなければならない。数週間かけて、短縮した筋群をリリースしてリラックスさせ、患者をよりよい呼吸法へと導く必要がある（以下を参照）。

再教育エクササイズ

口すぼめ呼吸を横隔膜呼吸と組み合わせると、肺の効率が向上する。

- 患者を座位か背臥位にさせ、図9.16のように利き手を腹部に、もう一方の手を胸に当てさせる。
- 鼻から息を吸い、すぼめた口から息を吐くように指示する。息を吸うときに、手を当てた腹部がほんのかすかに動いていれば、横隔膜の関与が確認できる。
- すぼめた口から息を吐くときは、ゆっくりと行う。これは、そうすることで呼吸困難（息の短さ）が緩和され、呼吸率がゆるやかになり、1回換気量が増え、横隔膜機能の修復が促されることがわかっているからである（Tisp et al 1986）。

手順：

- 楽な姿勢で座るか寄りかかるかして、すぼめた口からゆっくりと息を吐ききる（口から約15cm離れたロウソクの炎に向かって、息を細く吹きかけるイメージで）。
- 無理はせずに息を吐ききったら、息を止めて「1つ」数え、そのあと鼻から息を吸う（完全に吐ききると「反動」が生まれるので、より簡単で自動的に息が吸えるようになる）。
- 息を吸ったあと、息を止めて待たずに、すぼめた口からゆっくりと細い息を吐ききる。無理なく息を吐ききったら、息を止めて「1つ」数える。
- 吸ったり吐いたりを少なくとも30回は繰り返す。

毎日実施して数週間たてば、吸い込みが2-3秒間、吐き出しが6-7秒間、無理なく続くようになる。吐き出しはゆっくりと持続的に行う必要がある。このエクササイズを行えば、不安な感情は弱まっていくはずである。

プロセス全体を1日2回行い（朝晩が理想的）、不安を感じたりストレスが増したりしたときには1時間ごとに数分間（6サイクルで約1分間かかる）エクササイズを繰り返す。起床時と就寝前に実施し、可能であれば食前にも行う。

呼吸エクササイズ中の肩の動きを減らす

呼吸の再教育中は、息を吸うことと呼吸補助筋活性化との連結を断つような方法を患者が使うことが重要である。呼吸補助筋にストレスがかかると、頸部の不快感が増したり、頭痛につながるトリガーポイントの活性を増大させたりする恐れがある。

以下は、呼吸エクササイズの指導と同時に与えるべき指示事項である：

- 肘掛けつきの椅子に座り、肘と前腕が肘掛けで充分に支えられるようにする。
- すぼめた口からゆっくりと息を吐いたあと、鼻から息を吸うとき、肘掛けをそっと下に押すようにして肩の筋を「固定し」、息を吸うとともに肩が上がるのを防ぐ。
- 息を吐きながら、下に押していた力をゆるめる。
- エクササイズの実施中、息を吸うたびにこれを繰り返す。

または、次のようにする：

- 肘掛けつきの椅子がない場合は背筋を伸ばして座り、両手を組み、手のひらを上に向けて膝に置く。
- 息を吸うとき、指の腹を手の甲に軽く、かつ、しっかりと押しつける。
- ゆっくりと息を吐くとき、押していた力をゆるめる。
- こうすることで、肩より上の筋が収縮する傾向が減少し、肩が上がりにくくなる。
- エクササイズの実施中、息を吸うたびにこれを繰り返す。

自己療法（バランス訓練など）

片脚立ちバランス・テスト（Bohannon et al 1984）

姿勢や全身の安定性は、最適なバランスを確実に保つことで向上する。バランスが最適でないと姿勢上の適応が起こりやすく、筋骨格系全体にストレスが加わり、頭／

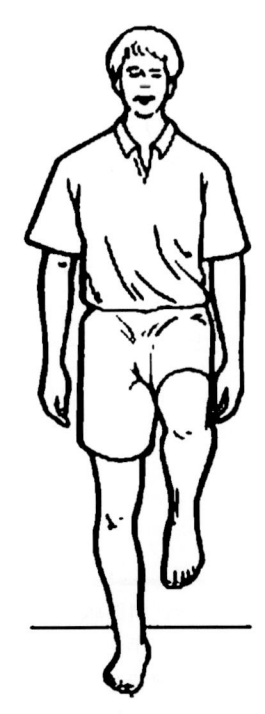

頭痛・頸部痛のための補助療法：ほかに知っておくべきことと役立ちそうなこと　　141

図9.17　片脚立ちバランス・テスト（Liebenson 2001より許可を得て複写）

首の位置に自動的に影響が及ぶ。
　以下に説明するのは、自己のバランス／安定性に関する情報を得るための確実な方法であるだけでなく、（必要な場合には）再教育にも有効な、タイマー以外に器具のいらない手法である（図9.17）。

手順：

- 素足で立って、片足を上げ、支えているほうの脚にその足が触れないようにする。
- 膝の高さは自分の楽な高さでよい。
- 最大30秒間、目を開けたまま片脚でバランスを取ろうとする。
- こうして一方の脚で立ったあと、もう一方の脚でも立ってテストする。
- 目を開けたままの片脚立ち30秒間がうまくいったら、向かいの壁に何か特徴／しみなどを見つけ、目を閉じてそれを思い浮かべる。
- 30秒間バランスを取ろうとする。そのあと脚を替え、同じエクササイズを繰り返す。

記録方法：

　以下のうちいずれかが起こったら、その時間を記録する：

- 上げた足が床に着くか、もう一方の脚に軽くとは言えない程度に触れる。
- 立っているほうの足の位置が変わる（ずれる）か、爪先が上がる。
- 立っているほうの脚で跳ねる。
- 両手が自分の体以外のものに触れる。

　定期的に（毎日）このバランス・エクササイズを実施することで、目を閉じてバランスを保てる時間が長くなる。
　ワブルボードやバランスサンダルの使用など、より難しいバランス・エクササイズも、そのうち取り入れられるようになる。
　患者に対し、筋骨格状態の自己管理を改善するための家庭で行うエクササイズを課すことが重要である。バランス訓練は非常に簡単に利用でき、器具もほとんど必要ないので、自己療法には理想的である。
　太極拳のレッスン／練習に定期的に参加することも、バランスと安定性の向上を得るのに役立つ。

マスタードのフットバス

　水治療法における静圧効果は、体のある場所から別の場所へと体液が移動するのに影響を与える。充血性頭痛や副鼻腔炎などの症状を生じさせている局所的な鬱血部位の存在が疑われる状況において、治療の際にこの静圧効果を臨床使用できる。症状のある部位（頭など）に対して遠位で下位のどこかの部位（足など）で、皮膚の血管を拡張させることで、鬱血した組織の緩和に効果が見られることがある（Blake 2008）。

家庭で行う、緊張性頭痛のための水治療法の自助的手順:

これは、緊張性頭痛のための従来の自然療法における水治療法である(注意:この手法は、緊張性頭痛の痛みが定着してからではなく、早いうちに始めた場合に役立ちやすい)。

- 9Lの湯(やけどしない程度のもの)を、両足が充分に入るくらいの容器に入れる。
- 小さじ1-2杯の粉末マスタードを入れてかき混ぜ、両足を足首まで湯に入れる。
- 冷凍えんどう豆の大きな袋をタオルで包み、首の後ろに当てる(背もたれがまっすぐな椅子を使っていて、背もたれが壁沿いにある場合は、豆を包んだタオルにもたれてよい)。
- または、冷たい濡れタオル(しずくの垂れないもの)を頭のまわりに巻く。
- 少なくとも10分間この状態を保ち、そのあと横になって休む。

軟部組織マニピュレーションの様式

本書全体にわたって、マッサージとうまく統合できる軟部組織マニピュレーションの様式と手法に言及してきた。それらには次のようなものがある:

- マッスルエナジー・テクニック——ラディーによる脈動法(Greenman 1996、Ruddy 1962)など
- 筋筋膜リリース・テクニック(Mock 1997)
- 神経筋テクニック(NMT)——リーフによるヨーロッパ式アプローチ、およびアメリカ式NMT(Nimmo 1957、Travell & Simons 1992の概念に基づく)(Chaitow 2001)など
- ポジショナル・リリース・テクニック——ストレイン&カウンターストレイン、ファンクショナル・テクニック(Chaitow 2007)など

これらの様式については、すでに使用している手法の中に入っていないのであれば、訓練を開始することを推奨する。

まとめ

この章では、頭痛や慢性頸部痛をかかえる患者の治療において、各種マッサージ手法と並行して使用するためのさまざまな補助療法を要約した。参考までに取り上げただけの様式もあれば、資格を持つマッサージ・セラピストによる使用が適当だとして、適切な訓練法とともに示したものもある。

参考文献

Ashina M, Bendtsen L, Jensen R, Sakai F, Olesen J 1999 Muscle hardness in patients with chronic tension-type headache: relation to actual headache state. Pain 79:201–205.

Balaban C, Thayer J 2001 Neurological bases for balance–anxiety links. J Anxiety Disord 15:53–79.

Bendtsen L 2000 Central sensitization in tension-type headache – possible pathophysiological mechanisms. Cephalalgia 20:486–508.

Bendtsen L, Ashina M 2000 Sensitization of myofascial pain pathways in tension-type headache. In: Olesen J, Tfelt-Hansen P, Welch KMA (eds) The headaches, 2nd edn. Lippincott Williams and Wilkins, Philadelphia, pp 573–577.

Bendtsen L, Jensen R, Olesen J 1996 Qualitatively altered nociception in chronic myofascial pain. Pain 65:259–264.

Blake E 2006 Constitutional hydrotherapy: a workbook of clinical lessons. Holistic Health, Portland, OR.

Blake E 2008 Hydrotherapy. In: Chaitow L (ed) Naturopathic physical medicine. Churchill Livingstone, Edinburgh. Bohannon RW, Larkin PA, Cook A et al 1984 Decrease in timed balance test scores with aging. Phys Ther 64:1067–1070.

Brostoff J 1992 Complete guide to food allergy. Bloomsbury, London. Buchgreitz L, Lyngberg AC, Bendtsen L, JensenR 2006 Frequency of headache is related to sensitization: a population study. Pain 123:19–27.

Carroll D, Seers K 1998 Relaxation for the relief of chronic pain: a systematic review. J Adv Nurs 27:476–487.

Chaitow B 1980 My healing secrets. Health Science Press, Bradford. Chaitow L 2001 Modern neuromuscular techniques, 2nd edn. Churchill Livingstone, Edinburgh.

Chaitow L 2004a Breathing pattern disorders, motor control, and low back pain. J Osteopath Med 7:34–41.

Chaitow L 2004b Maintaining body balance, flexibility and stability: a practical guide to the prevention and treatment of musculoskeletal pain and dysfunction. Churchill Livingstone, Edinburgh.

Chaitow L 2007 Positional release techniques, 3rd edn. Churchill Livingstone, Edinburgh.

Chervin RD, Zallek SN, Lin X et al 2000 Sleep disordered breathing in patients with cluster headache. Neurology 54:2302–2306.

Colson N, Lea RA, Quinlan S, Griffiths LR et al 2006 The role of vascular and hormonal genes in migraine susceptibility. Mol Genet Metabol 88:107–113.

Coulter I, Hurwitz E, Adams A et al 1996 The appropriateness of manipulation and mobilization of the cervical spine. Rand, Santa Monica, CA.

Cranz G 2000 The Alexander technique in the world of design: posture and the common chair. J Bodywork Mov Ther 4:90–99.

Davila E, Hlaing W 2007 Co-morbidities of emergency department patients admitted with essential hypertension in Florida. Ann Epidemiol 17:726–727.

DiGiovanna E 1991 Osteopathic diagnosis and treatment. Lippincott, Philadelphia.

Eisenberg D, David R, Ettner S et al 1998 Trends in alternative medicine use in the United States: 1990–1997. JAMA 280:1569–1575.

Facchinetti F, Nappi RE, Marozio L et al 2005 Headache is a risk factor for the onset of hypertension in pregnancy. Am J Obstet Gynecol 193:S178.

Giacomini PG, Alessandrini M, Evangelista M et al 2004 Impaired postural control in patients affected by tension-type headache. Eur J Pain 8:579–583.

Greenman P 1989 Principles of manual medicine. Williams and Wilkins, Baltimore.

Greenman P 1996 Principles of manual medicine, 2nd edn. Lippincott Williams and Wilkins, Philadelphia.

Haldeman S, Kohlbeck FJ, McGregor M 2002 Stroke, cerebral artery dissection and cervical spine manipulative therapy. J Neurol 249:1098–1104.

Hill M 2003 Cervical artery dissection, imaging, trauma and causal inference. Can J Neurol Sci 30:302–303.

Hodges P, Heinjnen I, Gandevia S 2001 Postural activity of the diaphragm is reduced in humans when respiratory demand increases. J Physiol 537:999–1008.

Janda V, 1982 Introduction to functional pathology of the motor system. Proceedings of the VII Commonwealth and International Conference on Sport. Physiother Sport 3:39.

Janda V 1988 Muscles and cervicogenic pain syndromes. In: Grant R(ed) Physical therapy in the cervical and thoracic spine. Churchill Livingstone, New York.

Janda V 1996 Evaluation of muscular imbalance. In: Liebenson C (ed)Rehabilitation of the spine. Williams and Wilkins, Baltimore.

Jennum P, Jensen R 2002 Sleep and headache. Sleep Med Rev 6:471–479.

Journal of Bodywork and Movement Therapies 1997 1(2):107–116. Jull G, Janda V 1987 Muscles and motor control in low back pain. In: Twomey L, Taylor J (eds) Physical therapy for the low back. Clinics in physical therapy. Churchill Livingstone, New York.

Kapandji A 2000 Anatomy of the spine. In: Tubiana R, Camadio P(eds) Medical problems of the instrumentalist musician. Martin Dunitz, London.

Kashima K, Igawa K, Maeda S, Sakoda S 2006 Analysis of muscle hardness in patients with masticatory myofascial pain. J Oral Maxillofac Surg 64:175–179.

Langevin H, Sherman K 2006 Pathophysiological model for chronic low back pain integrating connective tissue and nervous system mechanisms. Med Hypotheses 68:74–80.

Lawless J 1994 Aromatherapy and the mind. Thorsons, London.

Lederman E 1997 Fundamentals of manual therapy. Physiology, neurology and psychology. Churchill Livingstone, Edinburgh.

Lemon K 2004 An assessment of treating depression and anxiety with aromatherapy Int J Aromatherapy 14:63–69.

Lewit K 1999 Manipulative therapy in rehabilitation of the locomotor system, 3rd edn. Butterworth-Heinemann, Oxford.

Lewthwaite R 1990 Motivational considerations in physical therapy involvement. Phys Ther 70:808–819.

Liebenson C 1996 Active rehabilitation protocols. In: Liebenson C(ed) Rehabilitation of the spine. Williams and Wilkins, Baltimore.

Liebenson CS 2001 Advice for clinician and patient: sensory–motor training. J Bodywork Mov Ther 5:21–28.

Liem T 2004 Cranial osteopathy: principles and practice. Churchill Livingstone, Edinburgh, p 340.

Lipchik G, Penzien D 2004 Psychiatric comorbidities in patients with headaches. Semin Pain Med 2:93–105.

Maintz L, Benfadal S, Allam J et al 2006 Evidence for a

reduced histamine degradation capacity in a subgroup of patients with atopic eczema. J Allergy Clin Immunol 117:1106–1112.

Malone D, Baldwin N, Tomecek F et al 2002 Complications of spinal manipulation: a comprehensive review of the literature. J Fam Pract 42:475–480.

Materazzo F, Cathcart S, Pritchard D 2000 Anger, depression, and coping interactions in headache activity and adjustment: a controlled study. J Psychosom Res 49:69–75.

Millichap J, Yee M 2003 The diet factor in pediatric and adolescent
migraine. Pediatr Neurol 28:9–15.

Mock L 1997 Myofascial release treatment of specific muscles of the upper extremity (levels 3 and 4). Clin Bull Myofascial Ther 2:5–23.

Mongini F, Rota E, Deregibus A et al 2006 Accompanying symptoms and psychiatric comorbidity in migraine and tension-type headache patients. J Psychosom Res 61:447–451.

Moore M 2004 Upper crossed syndrome and its relationship to cervicogenic headache. J Manipulative Physiol Ther 27:414–420.

Nimmo R 1957 Receptors, effectors and tonus. J Natl Chiropr Assoc 27:21–23.

Palanjian K 2004 Shiatsu. Semin Integrative Med 2:107–115.

Reime B, Novak P, Born J, Hagel E, Wanek V 2000 A study among1641 employees in the German metal industry: eating habits, health status, and concern about health. Prev Med 30:295–301.

Rucco V, Feruglio C, Genco F et al 1995 Autogenic training versus Erickson's analogical technique in treatment of fibromyalgia syndrome. Riv Eur Sci Med Farmacol 17:41–50.

Ruddy T 1962 Osteopathic rapid rhythmic resistive technique. Academy of Applied Osteopathy Yearbook, pp 23–31.

Selye H 1943 The stress of life. Revised edition, 1978. McGraw-Hill, New York.

Seyal M, Mull B, Gage B 1998 Increased excitability of the human corticospinal system with hyperventilation. Electroencephalogr Clin Neurophysiol 109:263–267.

Shekelle PG, Adams AH, Chassin MR et al 1992 Spinal manipulation for low back pain. Ann Intern Med 117:590–598.

Simons D, Travell J, Simons L 1999 Myofascial pain and dysfunction: the trigger point manual, Vol 1, upper half of body, 2nd edn. Williams and Wilkins, Baltimore.

St Amand RP 1996 Exploring the fibromyalgia connection. Vulvar Pain Newsletter 1(Fall):4–6.

Tisp B, Burns M, Kro D et al 1986 Pursed lip breathing using ear oximetry. Chest 90:218–221.

Travell J, Simons L 1992 Myofascial pain and dysfunction: the trigger point manual, Vol 2: the lower extremities. Williams and Wilkins, Baltimore.

Watrous L 1996 From nature cure to advanced naturopathic medicine. J Naturopath Med 7:72–79.

Wolsko P, Eisenberg D, Davis R 2003 Patterns and perceptions of care for treatment of back and neck pain. Spine 28:292–298.

Zito G, Jull G, Story I 2006 Clinical tests of musculoskeletal dysfunction in the diagnosis of cervicogenic headache. Man Ther 11:118–129.

用語集

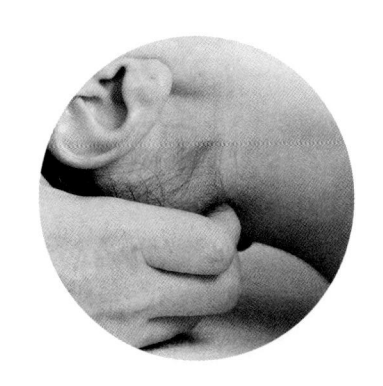

STAR
Sは敏感性（Sensitivity）（あるいはT「さわると痛い」（Tenderness））を示す：軟部組織の機能不全があるところには、ほぼ常にこの特質がある。Tは組織の質感（Texture）の変化を示す：問題の組織にはたいてい「違和感」がある（たとえば、張っている、線維化している、腫れている、熱い、冷たいなど、普通とは「違う」感じがある）。Aは非対称性（Asymmetry）を示す：たいていは、一方と比べてもう一方にアンバランスが見られるが、必ずしもそうとは限らない。Rは動きの範囲（Range）で、可動域が減ったことを示す：おそらく筋が通常の静止長に届くことができないか、関節の可動域が制限されている場合がある。

一次性あるいは良性（潜在原因のない）頭痛
器質的疾患を伴わない頭痛。緊張性頭痛、血管性頭痛（片頭痛）、群発頭痛、薬物乱用頭痛（MOH）などがある。

イメージ法
想像力を用いて心象や心的場面を作り出す。これがどのように痛みを緩和するのかということについては、完全にはわかっていない。イメージ法は視覚、触覚、聴覚、嗅覚、味覚、つまり全部の感覚を用いた意図的な空想だと考えることができる。自己催眠の一種だと考える人もいる。

運動
全身の筋を強化して、骨強度を改善し、負傷のリスクを減らし、幸福感を高める。

エルゴタミン酒石酸塩
痛みをもたらす血管拡張期へと片頭痛が進むのを制御するために使われる薬。

炎症性頭痛
副鼻腔炎などの他の疾患の症状である頭痛で、潜在原因を治癒させることが治療になる。

エンドルフィン
体内で自然発生する、痛みを抑制する化学物質。激しい頭痛をかかえている人は、頭痛のない人に比べてエンドルフィン値が低いと、何人かの科学者によって理論づけられている。

応用モード
マッサージ中に以下の力を用いたものが応用モードである：引張荷重、押圧荷重、屈曲荷重、剪断荷重、旋回またはねじれの荷重、複合荷重。

温熱・冷却療法
温熱療法は筋痛を緩和し、心地よさをもたらす。冷却療法では、痛みのある部位を麻痺させ、炎症を抑えて、痛みの感覚を減少させる。長引く痛みをかかえる人の多くは、温めるだけで冷やしたことがないが、冷やすほうが痛みは早く和らぎ、鎮痛効果が長く続くと感じる人もいる。鎮痛効果をさらに高めるために、交互に温めたり冷やしたりすることもある。

顎関節の機能不全
側頭骨（耳の上の骨）と下顎骨をつなぐ関節の異常で、筋収縮性頭痛を引き起こす可能性がある。

活性トリガーポイント
関連痛（すなわち、症状が加圧点から離れた場所で感じられる）か、放散痛（すなわち、症状が加圧点から広がる）のどちらかを感じる場所。

眼筋麻痺性片頭痛
片頭痛の一種で、目の周囲に痛みを感じ、眼瞼下垂、複視、その他の視覚障害を伴う。

感作
小さな刺激が痛みをどんどん作り出すようになる。

気晴らし
痛み以外の何かに注意を向けること。人は、心配事や痛みから「気持ちをそらす」ためにテレビを観たりラジオを聴いたりするとき、そうとは知らずにこの方法を用いている。気晴らしだけを用いて軽い痛みに対処したり、薬物と併用して、手術関連痛のような短時間の激しい痛み発作に対処したりすることができる。没頭できる活動なら、どんなものでも気晴らしに用いることが可能で、数を数える、歌う、祈る、「何とかなる」などと繰り返して言うといった内的な活動もあれば、裁縫などの手工芸、パズル、絵を描くといった外的な活動もある。読書、映画鑑賞、テレビ視聴、音楽鑑賞も、気晴らしのよい方法である。ゆっくりしたリズミカルな呼吸は、リラクセーションにも気晴らしにも役立つ。

筋収縮性頭痛
主に、持続的な筋収縮によって引き起こされる頭痛。脳への血流の制限によっても起こることがある。筋収縮性頭痛には、ストレスに誘発される緊張性頭痛と、慢性の筋収縮性頭痛の2種類がある。後者は、一定の痛みが長期間続き、頭の両側に感じることが多い。

緊張性頭痛
頭痛の中で最も一般的なもので、頭痛持ちの人のほぼ75％はこれに悩まされている。たいていの場合、痛みは頭の外側全体に及び、首や肩の痛みや凝りをしばしば伴う。

筋電図記録検査法（EMG）
筋の電気的活動を探知する、特別な記録技法。患者は、顔・首・肩の筋緊張度の制御法を身につけるため、EMG訓練と呼ばれるバイオフィードバック法の一種を勧められることがある。

群発頭痛
激烈な頭痛が突然生じ、30-45分間続く。群れをなすように発作が繰り返し起こるので、群発と名づけられている。最初は軽い痛みが片目の周囲に生じ、やがて同じ側の顔全体に広がる。

結果重視のマッサージ
マッサージがある特定の疾患や一連の症状にはたらきかけるために用いられると、それは結果重視のマッサージになる。結果重視のマッサージがターゲットとするのは、その手法と様式ではなく、成果である。結果を得るためには、さまざまな手法を組み合わせてもかまわない。

血管性頭痛
脳の血管や血管系の機能異常によって起こる頭痛。片頭痛は血管性頭痛の一種である。

血管造影法
血管造影図と呼ばれる画像を提供する、画像化技術。

牽引性頭痛
頭部の痛みを感じ取る部分が引っ張られたり、伸ばされたり、押しのけられたりすると生じる頭痛。たとえば、眼精疲労を補償するために目の筋が緊張するときなど。

呼吸パターン異常（BPD）
活動に必要な呼吸を超えた過剰な呼吸。BPDの極端な形が過換気症候群で、代謝が要求する呼吸を超えた過剰な呼吸だと定義できる。

コンピューター断層撮影（CT）
X線とコンピューター分析を使って、体の組織の画像を提供する、画像化技術。

サーモグラフィー
頭痛の評価にときおり用いられる技法で、赤外線カメラが皮膚の温度を、表温度分布図と呼ばれるカラー画像に変換し、温度の違いを色の違いで表現する。

最初に見られる警告期
例として「闘争逃走」（交感神経興奮）反応があるが、これには単一のストレス事象が引き金になる場合と、軽微なストレッサーが多数同時に作用して引き金になる場合とがある。

催眠状態
睡眠と覚醒の中間にある深い昏睡状態のことである。このようにリラックスした状態では、暗示を受け入れやすくなる。催眠術によって、痛みの認識を妨げ、痛いという感覚を他の感覚に置き換えて、痛みの伴わないものにすることができる。施術者は催眠術の訓練を積んだ者で、心理学者や精神科医であることが多い。催眠療法士の施術を受けると、簡単に催眠状態に入って肯定的な自己暗示をかけ、そして催眠状態から覚醒することができるようになる。

三叉神経痛
三叉神経の異常から発症するもの。症状は頭痛と強い顔面痛で、突き刺すような短い痛みを発する。

視覚的アナログスケール（VAS）
痛みのスケールで、用紙に10cmの線が引かれており、端から1cm刻みで目盛りが入っている。0は痛みがまったくないことを、10は想像できる最も強い痛みを意味している。患者は自分の痛みがどの程度かを線上に記入する。

磁気共鳴映像法（MRI）
電波と磁場とコンピューター分析を使って、体の組織と構

造の画像を提供する、画像化技術。

ジヒドロエルゴタミン
群発頭痛の治療薬で、注射によって投与される。片頭痛を抑えるエルゴタミン酒石酸塩薬の一種である。

侵害受容器
痛みを感じ取る神経終末のことで、ストレスや、筋緊張、血管拡張などの引き金によって刺激を受けると、脳の神経線維を通して神経細胞へ、体の一部が痛んでいるという信号を伝える。

神経筋テクニック（NMT）
伝統的な（インドの）アーユルベーダ・マッサージのテクニックと他のルーツから来た軟部組織法が合体して作られた、現在ではMNTとして知られている、経済的ですぐれた評価法（同時に治療法でもある）。

数値的評価スケール（NRS）
連続した数字（0から100まで、あるいは0から10まで）を用いる、痛みの評価法。痛みがなければ0、想像できる最も強い痛みをスケールの最高値とする。

スマトリプタン
よく用いられる片頭痛治療薬で、受容器と神経伝達物質のセロトニンを結びつける。

セロトニン
強力な動脈収縮薬の作用をする、重要な神経伝達物質。脳への酸素供給を減少させ、頭痛の痛みのもとになる。

前兆
典型的な片頭痛の症状で、ちらちらする光が見えたり、ジグザグ型の線や、ゆらゆらする映像が見えたり、一時的に視野が欠損することもある。

鎮痛
メントールや唐辛子入りのクリーム、ローション、塗布薬、ジェルなどがある。これらを皮膚にすり込むと、患部の血流が増加し、温かい（ときには冷たい）、痛みの和らぐような感覚が数時間持続し、反対刺激を起こす。頭痛にペパーミントのエッセンシャルオイルを用いることがよくあり、両側のこめかみと首の後ろにすり込む。

痛覚計
手で持てる大きさで、ばねが装着された、先端がゴム製の圧力計測装置で、決まった圧力を加えられるようになっている。

痛覚受容器
過敏化すると、小さな刺激でも痛みが引き起こされるようになる。

適応期
ストレッサーが作用し続けると、体のさまざまな防御メカニズムが、次の段階へと移行する。この抵抗期は、体の補償能力が使い尽くされるまで続く。

疼痛性チック
三叉神経痛を参照。

疼痛耐性
トリガーポイントを押圧したとき、痛みや関連症状が報告されるまでに、どれだけの圧力を要したかということ。

二次性（潜在原因がある）頭痛
良性あるいは悪性の脳腫瘍、脳動脈瘤、血腫、髄膜炎、脳膿瘍、脳出血、脳炎などの感染症、または脳や目、耳、鼻などのさまざまな病気に関係した、潜在の器質的疾患が原因の頭痛。

脳底型片頭痛
主に若い女性に起こる片頭痛で、月経周期に関係していることが多い。脳幹内の動脈の不全を伴う。症状には、めまい、複視、筋の協調運動障害などがある。

脳内化学物質
激しい頭痛、胃痛、視覚障害などの原因になることがある、脳内にある化学物質。

脳波図（EEG）
脳の電気的活動を記録する技法

バイオフィードバック法
患者に血圧・筋緊張度などの身体機能の自己制御法を身につけさせて、リラックスがはかれるようにするテクニック。温度バイオフィードバックでは、患者が意識的に手の温度を上げることによって、片頭痛の発症頻度と重さを軽減できることがある。

鍼療法
皮膚の下の特定の経穴（ツボ）に細い鍼を挿入して操るもので、慢性痛の緩和に用いられることもある。それぞれのツボが、体のさまざまな部位の痛覚をコントロールしている。鍼が挿入されると数秒間、軽い痛みや鈍痛、ちくちくする感じ、電気が走ったような感じがするが、鍼が所定の位置におさまると、不快感はなくなるはずである。鍼は通常、治療される症状に応じて、15-30分間、定位置に留置される。鍼を抜く際の違和感はない。鍼療法は認可を受けた鍼師が施術すべきものである。また、疼痛管理のために鍼療法を選択した患者には、新たな痛みが生じた場合、担当医療チームに報告してから鍼療法による症状緩和を試みるように勧めるべきである。

汎適応症候群
先天的にも後天的にもそれぞれ固有の特徴を持つ人が、変化する多数の適応負荷あるいは持続性の適応負荷に反応しようとするプロセスが説明されている。

疲憊期
人が自己調節／自己修復を行う潜在的な力が使い尽くされ（または酷使され）、続いて慢性的な症状や明らかな疾患が現れる。この段階ではホメオスタシスの各メカニズムが機能しなくなる場合があり、補償作用喪失のさまざまな兆候が現れ、その進行を遅らせたり修正したり逆行させたりするための治療が必要になる。

副鼻腔炎
ウイルス性か細菌性の副鼻腔の感染症。感染により副鼻腔が炎症を起こすと、痛みと、ときには頭痛を引き起こす。

副鼻腔炎性頭痛
顔にある副鼻腔が炎症を起こすと、頭部ではなく顔面に、圧迫感を伴う局所的な痛みやずきずきする痛みが生じる。

プラセボ
砂糖の錠剤、塩水の注射など。プラセボがどのように作用するのかは正確にはわかっていないが、痛みが緩和されるのは、暗示を受けたり、気がそらされたり、楽観的になったりするためかもしれないし、脳内の神経科学的反応の影響かもしれない。また、同様のメカニズムが、リラクセーションや行動変容療法、瞑想、催眠術、バイオフィードバック法によって活性化される。

プロスタグランジン
体内で自然発生する、痛みを作り出す物質で、片頭痛の発作に関係していると考えられている。プロスタグランジンの放出は、動脈拡張に誘発される。プロスタグランジンはきわめて強い影響力を持った化学物質で、さまざまな種類の生理学的プロセスに関与している。

片頭痛
血管性頭痛は、脳内の血流の変化や特定の化学物質の変化が、脳に血液を供給する動脈の収縮や特定の神経伝達物質の放出などの事象を次々に導いた結果、引き起こされるものと考えられている。

片頭痛発作重積
まれなタイプの片頭痛で、激しい痛みが持続する。吐き気を伴う強い痛みが特徴で、入院を要する場合が多い。

片麻痺性片頭痛
体の片側に一時的な運動麻痺（片麻痺）を引き起こす片頭痛。

ホメオスタシスの枯渇
ヘテロスタシスの段階と呼ぶこともできる。潜在的適応力がなくなった状態である（ゴムひもを伸ばすと擦り切れ始め、最後にはぷつんと切れる様子を思い浮かべるとよい）。

マニピュレーション
筋骨格疾患と神経圧迫による慢性痛を緩和するために使われる。

理学療法
痛みを軽減し、体の機能を高め、再発を予防する療法。

離脱性頭痛
体から化学物質が抜けたことで起こった化学的変化に、体がついていこうとして起こる。たいていの頭痛は、血管機能の変化、筋緊張、そして解毒が原因で起こる。

リバウンド頭痛
緊張性頭痛の人にも片頭痛の人にも起こる可能性がある頭痛。原因は、処方または市販の鎮痛剤を毎日のように服用したことによる結果と見られている。鎮痛剤を乱用すると、最後に服用した薬が切れたときに頭痛が「リバウンド」し、薬の服用量をどんどん増やさなければいけなくなる。

良性労作性頭痛
走る、物を持ち上げる、咳やくしゃみをする、体を曲げるなどの労作によってもたらされる頭痛。

索引

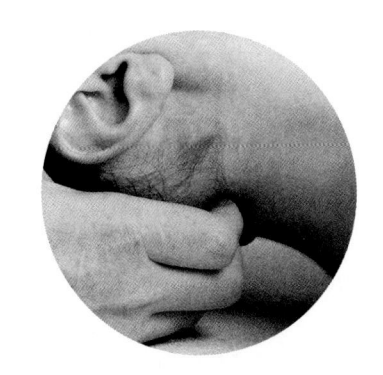

ARTT　TARTの構成要素の項を参照
GABA　35
STARの構成要素　62, 63
TART（ARTT）の構成要素　57, 62

あ

アクティブ・リリース、軟部組織　74
脚の長さの違い、適応反応　126
アスパルテーム　13
アスピリン　21, 22, 24, 28, 33
アセトアミノフェン　21, 33
圧力を加える深さ　94
アドレナリン　35
歩き方　17
アレルギー　124
アロマセラピー　123, 130
安全
　脊椎マニピュレーション　41
　マッサージ　38, 41
アンフェタミン　14
医学的治療　21-25
医師へ照会、ただちに要する場合　2-3, 16-17
痛み　27-36
　閾値　28, 45
　　測定　51
　感覚　30
　管理における自律訓練法　132
　管理におけるマッサージ　34-35, 43, 44-45
　　マッサージ法　35
　急性の　28, 30-31, 34
　原因　28-30
　心理社会的要因　31
　耐性　28, 30
　定義　27-28
　評価　31-32, 48-51
　分類　28-30
　慢性の　28, 30-31, 34
　　補助薬物治療　33
　　薬物治療　32-34
　　　非薬物　32, 33-34
　　　薬物　33
痛みスケール　32
痛みの図　50, 52, 53
一過性脳虚血発作　16
イブプロフェン　33
イメージ法、疼痛管理　33
引張荷重　96, 99
うつ　15, 124
　緊張性頭痛との関連　14
　マッサージの効果　43, 91
　腕の屈筋群、短縮　56
　腕の伸筋群、弱化　56
運動終板説、トリガーポイントの発現　76
栄養　134-135
　血管性頭痛の引き金　13
　バランスの悪さ　124-135
エクササイズ　134-135
　疼痛管理　33
エストロゲン　5, 125
　補充療法による頭痛　5
エッセンシャルオイル
　頭痛の管理　110-111
　アロマセラピーの項も参照
エネルギー危機説、トリガーポイントの発現　76
エフルラージ　96
エルゴタミン酒石酸塩　14
エンドルフィン　30, 34, 45
押圧荷重　97, 99
横隔膜　105-106
　呼吸機能不全におけるターゲット　100, 101
　症状　105
　評価　105
　リリースの処置　105-106
横突間筋　7, 103-104
　症状　103
　評価　103-104
　リリースの処置　104
オステオパシー治療　23, 25, 39, 41, 62, 115
　高速マニピュレーション　133
オピオイド、副作用　33
温熱療法、疼痛管理　34

か

下位交差症候群のパターン　55, 101, 112, 136
介助自動関節運動法　99
回旋筋　7, 103-104
　症状　103
　評価　103-104
　リリースの処置　104
回旋腱板筋　55, 136
回旋腱板の損傷　17
外腹斜筋、弱化　56
カイロプラクティック治療　23, 25, 37, 39, 41
　患者の照会　101, 115
　高速マニピュレーション　133
過換気症候群　11, 12, 138
　呼吸機能の評価　67
　治療順序例　68
顎関節の機能不全
　緊張性頭痛　4, 14
　交差症候群のパターン　54

姿勢のパターンとの関連　127
下後鋸筋
　一般的なマッサージのプロトコル　115
　呼吸機能不全におけるターゲット　100, 101, 102
過呼吸　12, 138, 呼吸パターン異常の項も参照
過刺激鎮痛　30, 98
画像検査　20-21
片脚立ちバランス・テスト　140
下腿部、一般的なマッサージのプロトコル　117
肩の滑液嚢炎　17
カテコールアミン　91
カフェイン　22
髪を引っ張る　109, 113
加齢　93
簡易型マクギル疼痛質問表　48, 50
柑橘類のオイル、頭痛の管理　111
環境因子　14
眼筋　109
眼筋麻痺性片頭痛　5
感作　126-127
　中枢性　125, 126
関節運動法　99-100
　呼吸機能不全のための　101
　自動　99
　他動　99
感染症、ただちに医師へ照会を要する場合　16
顔面
　一般的なマッサージのプロトコル　112-113
　トリガーポイントによる関連痛パターン　79
顔面下部頭痛（顎動脈圧痛）　5
顔面痛、適応反応としての　127
関連痛　28, 29
基質
　マッサージの効果　92
　マッサージの適用　72
気晴らし、疼痛管理　33
気持ちのよい痛さ反応　29, 98, 109
灸療法　130
頬骨　109
胸鎖乳突筋　7, 125, 127, 138
　緊張性頭痛の管理　109
　頸神経叢のインピンジメント　7
　呼吸機能不全におけるターゲット　100, 101
　短縮　56
　トリガーポイント　4, 6, 79
　リリースの処置　103
胸郭出口症候群　7
棘筋　7
虚血圧迫、統合的神経筋抑制　86
拒絶レベル、組織の触診　58

棘間筋　7, 103-104
　症状　103
　評価　103-104
　リリースの処置　104
筋筋膜リリース、痛覚過敏皮膚ゾーン　60
筋弛緩剤　21
　頸部痛　24
　副作用　33
筋収縮性頭痛　緊張性頭痛の項を参照
緊張性頭痛　1, 2, 3-4, 108, 124
　医学的治療　21-22
　原因因子　3-4, 11, 14
　自己療法　111
　中枢性感作　126
　兆候／症状　6, 47
　発現しやすくする因子　4
　非薬物療法　21-22
　不安／うつとの関連　14
　マッサージ
　　調査研究　44
　　特定の方法　109-111
　　水治療法　141
筋
　痙攣、スプレー＆ストレッチ冷却法　87-88
　弱化　62-63, 80, 93
　線維の型　55-56
　適応性　56
　損傷による痛み　31
　短縮　63
　発火パターン　63-66
　評価　62-63
　機能の　55-56
　リリース、ターゲットを絞ったマッサージのプロトコル　102-108
筋膜　71
　頸部痛における短縮　98
　長期にわたるストレスへの反応　72
　筋筋膜リリースの項も参照
口すぼめ呼吸　68, 132, 139
屈曲荷重　97
グライディング・マッサージ　96
グルタミン酸ナトリウム　13, 108
群発頭痛　2, 6, 47, 108
　原因因子　13
　酸素治療　23
警告反応　122
頸最長筋　7
頸神経叢　6
インピンジメント　6, 7, 15, 102
継続時間、マッサージの適用　95
頸長筋　7
頸腸肋筋　7
頸椎　6
　交差症候群のパターン　54
頸椎カラー　24

頸動脈　5
頸半棘筋　7
経皮的電気神経刺激　23, 25, 32
頸部
　一般的なマッサージのプロトコル　113
　解剖学　6-7
　筋構造　7-8
　深層筋　7
　表層筋　7
　トリガーポイントによる関連痛パターン　79
頸部屈筋　136
頸部伸筋　136
頸部痛　6-8
　インピンジメント　15-16
　原因因子　14-16, 93, 124
　損傷　15-16
　手術　25
　診断プロセス　19-21
　心理社会的危険因子　31
　全身マッサージのプロトコル　112-118
　ただちに医師へ照会を要する場合　17
　非薬物療法　25
　マッサージ治療　91, 100
　急性痛　111-112
　調査研究　44
　薬物　24-25
　予防におけるマッサージ　118
頸部の外傷　3, 15-16, 124
　ただちに医師へ照会を要する場合　17
頸部の神経損傷　16
血液検査　21
結果重視のマッサージ　92
治療の順序　100
血管収縮薬　22
血管性頭痛　1, 2, 4-6
　医学的治療　22-23
　原因因子　11, 12-13
　自己療法　111
　兆候／症状　6, 47-48
　特定のマッサージ法　108-109
　引き金　2, 13-14
　非片頭痛型　5-6
　非薬物療法　23
　片頭痛の項も参照
血管の損傷　31
月経時片頭痛　5
月経前症候群　5
結合組織　4, 96
引張荷重　96
押圧荷重　97
屈曲荷重　97
旋回またはねじれ荷重　98
組織移動メソッド　72-74
アクティブ・リリース　74

評価 71
フリクション 98
マッサージ法
 緊張性頭痛のための 109-110
 呼吸機能不全のための 101
 胴体前面 115
 理学療法 71-74
血流の促進 96
 押圧荷重 97
 関節運動法 99
牽引、マッサージの適用 94
牽引 96
 頸部痛 25
腱炎 17
肩甲挙筋 7, 55, 127, 136
一般的なマッサージのプロトコル 115
 呼吸機能不全におけるターゲット 100
 短縮 56
肩甲骨の骨折 17
肩鎖関節の脱臼 17
肩鎖関節の脱臼 17
幻肢痛 28, 31
肩部
 一般的なマッサージのプロトコル 117
 動きを減らす、呼吸の再教育 68, 140
抗うつ薬 21, 22, 23
抗炎症薬 22, 24
硬化した筋 80, 124
 マッスルエナジー・テクニック 80
交感神経の損傷 31
咬筋 127
 呼吸機能不全におけるターゲット 100
 トリガーポイント 4, 79
広頸筋 7
 トリガーポイント 79
抗痙攣薬 33
高コレステロール 125
交差症候群のパターン 51, 54-55, 63, 135
高速マニピュレーション 123, 133
後頭下筋 7, 55, 136
 緊張性頭痛の管理 109
 頸神経叢のインピンジメント 7
 トリガーポイント 4, 6, 79
後頭骨底部 7
 リリースの処置 103
口頭式評価スケール 48
後頭神経痛 3
後頭部
 緊張性頭痛の管理 109
 呼吸機能不全の管理 100
更年期 5
広背筋 55, 136
 一般的なマッサージのプロトコル 115, 117
 呼吸機能不全におけるターゲット 100,
 101
抗片頭痛薬 22-23
 副作用 23
コルチゾル 35, 91
呼吸エクササイズ
 痛みの緩和 132
 呼吸機能不全 102, 139-140
呼吸機能不全
 急性頸部痛 112
 緊張性頭痛 14
 評価 67, 139
 マッサージの効果 100
 マッサージのプロトコル 100-102
 胴体前面 113, 115
 呼吸パターン異常の項も参照
呼吸の再教育 68
 エクササイズ 68, 139-140
呼吸パターン異常 11-12, 63, 125, 138
 上部胸郭のパターン 7, 138, 139
 兆候 7, 67
 治療順序例 68
 低血糖症状 12
 評価 67, 139
骨折の痛み 31
骨盤底筋、呼吸機能不全におけるターゲット 101
コデイン 21
子ども 2, 93
 栄養因子 124
コンピューター断層撮影 20

さ

再評価 118
催眠術、疼痛管理 33
作業レベル、組織の触診 58
鎖骨下筋、腕神経叢のインピンジメント 7
鎖骨の骨折 17
挫傷、頸部痛 16
サブスタンスP 27, 30, 35
産後頭痛／片頭痛 5
三叉神経 4
三叉神経痛 17, 31
指圧 23, 110, 130
シェイキング 99
耳介筋 109
視覚的アナログスケール 48
磁気共鳴映像法 20
自己療法 123, 140-141
視床 30
 姿勢 123, 124, 132-133
 顎関節の機能不全に関連したパターン 127
 身体テスト 20
 101
バランスの悪さ／機能不全 93, 135-136
 緊張性頭痛 14
 頸部痛 14, 16
 リハビリテーション 136-137
 特別なエクササイズ 137-138
失禁 17
質問票、痛みの評価 48, 49, 50
斜角筋 7, 56, 102-103, 125, 127
 緊張性頭痛の管理 109
 呼吸機能不全におけるターゲット 100, 101
 弱化 56
 症状 102
 トリガーポイント 4
 評価 102-103
 リリースの処置 103
 腕神経叢のインピンジメント 7
ジャンプ・サイン 78
集学的治療法 88, 129
手技・理学療法 39-43
 調査研究 39
手術、痛みの治療 32-33
 頸部痛 25
手部、一般的なマッサージのプロトコル 117
上位交差症候群 54-55, 101, 112, 136
小胸筋
 呼吸機能不全におけるターゲット 100, 101, 102
 腕神経叢のインピンジメント 7
硝酸塩／亜硝酸塩化合物 13
上部胸郭呼吸のパターン 7, 138, 139
触診 63, 80, 89, 92
 ARTT（TART）の構成要素 57
 組織の「レベル」 57-58
 対象 57
 テンダーポイント 84-85
 トリガーポイント 62
 皮膚 58-60
 筋膜の上をずらす 58
 痛覚過敏ゾーン 58
 評価における 57-62
 呼吸機能の 67
 神経筋の 62
自律訓練法 131-132
 痛みの緩和 132
侵害受容器 27, 28-30
 感作 28
 ポジショナル・リリースの効果 86
神経筋テクニック 62, 74-76, 89, 92, 141
 セラピストの姿勢／位置 75
 適用 75
 評価 62
 母指ストローク 75, 76

指ストローク　75, 76
神経筋膜反射　72
神経原性疼痛　31
神経根障害モデル　76
神経根の痛み　31
神経損傷の痛み　31
神経内分泌刺激　96
心身リラクセーション・テクニック　37
深層のマッサージ、結合組織のアクティブ・リリース　74
心臓発作　17
身体テスト　20
診断プロセス　19, 20
振動　99
　　一般的なマッサージのプロトコル　113, 115, 117
心理社会的介入、疼痛管理　33
髄膜炎　16
睡眠障害　125
数値的評価スケール　48
スキン・ローリング　97
　　一般的なマッサージのプロトコル　115
　　緊張性頭痛の管理　110
頭痛　1
　　一次性　2, 3-6
　　管理におけるエッセンシャルオイル　110-111
　　原因因子　1, 2, 11-14, 24, 93, 124-125, 126
　　自己療法　111
　　人口分布　2, 3
　　診断プロセス　19-21
　　心理社会的危険因子　31
　　生体力学的ケアモデル　128-129
　　タイプ　1, 2-6
　　ただちに医師へ照会を要する場合　2-3, 16-17
　　治療の選択肢　24
　　二次性　2
　　発現しやすくする因子　2
　　引き金因子　124, 126
　　相互作用　124
　　低血糖　135
　　マッサージ治療　91, 100-119
　　全身マッサージのプロトコル　112-118
　　調査研究　44
　　特定のマッサージ法　108-111
　　予防におけるマッサージ　118
ステロイド注射　24
ストレイン＆カウンターストレイン　84, 86
ストレス
　　頭痛の原因因子　14, 108
　　適応の進行　122
　　マッサージの利点　43

ストレス管理　23, 108, 123, 129, 130-132
ストレッチに対する耐性の増加　80
ストレッチング　96
　　痛覚過敏皮膚ゾーンのリリース　60
ストローク　16
スピード、マッサージの施術　94
スプレー＆ストレッチ冷却法　87-88, 89
性差　124
精神的苦痛　124
　　ストレス管理法　130-132
生体力学的ケアモデル　128-129
脊髄穿刺　16
脊髄の痛みの経路　30
脊柱起立筋　136
　　一般的なマッサージのプロトコル　115
　　短縮　56
脊椎マニピュレーション　41
　　疼痛管理　34
舌骨下筋　7
舌骨上筋　7, 127
セロトニン　4, 35, 43
血管性頭痛の原因　12, 13
　　マッサージの効果　91
セロトニン作用薬　22
旋回（ねじれ荷重）　98-99
前鋸筋　55, 104-105, 136
　　呼吸機能不全におけるターゲット　100, 101, 102
　　弱化　56
　　症状　104
　　評価　104-105
　　リリースの処置　105
漸進的筋弛緩法　131
全身マッサージ　92
　　プロトコル　112-118
　　　下腿部　117
　　　顔面　112-113
　　　頸部　113
　　　肩部　117
　　　手部　117
　　　上腿部　117
　　　足部　117
　　　殿部　117
　　　頭部　113
　　　胴体後面　115-117
　　　胴体前面　113-115
　　　腰部　117
　　　腕部　117
　　　剪断荷重　97-98
前兆のない片頭痛　4
前頭筋
　　緊張性頭痛　3, 4, 109
　　呼吸機能不全におけるターゲット　100
前頭神経痛　3
前頭皮質　30

セントラル・ポイント　79-80
相動性筋（II型／速筋〈白筋〉線維）55-56
　　弱化　56
相動性筋（II型／遅筋〈赤筋〉線維）55-56
　　短縮　56
　　評価　56
相反抑制　80, 81
　　大胸筋部分　83
僧帽筋　7, 55, 125, 127, 136, 138
　　一般的なマッサージのプロトコル　113, 115
　　緊張性頭痛　3, 4, 109
　　呼吸機能不全におけるターゲット　100
　　弱化　56
　　短縮　6
　　等尺性収縮後のリラクセーション　82
　　トリガーポイント　4
側頭筋　127
　　緊張性頭痛の管理　109
　　呼吸機能不全におけるターゲット　100
　　トリガーポイント　4, 79
側頭動脈炎　16
足部、一般的なマッサージのプロトコル　117
組織移動メソッド、結合組織にアプローチ　72-74
　　アクティブ・リリース　74
組織を牽引しながら行うストローク　96

た

第1頸椎　7
大胸筋　104-105
　　一般的なマッサージのプロトコル　113
　　呼吸機能不全におけるターゲット　100
　　弱化　56
　　症状　104
　　相反抑制　83
　　短縮　56
　　評価　104-105
　　フリクション　98
　　リリースの処置　105
体性感覚野　30
体性痛　28
大腿筋膜張筋　55, 136
　　短縮　56
大腿直筋　136
　　短縮　56
　　フリクション　98
大腿二頭筋、短縮　56
大腿部、一般的なマッサージのプロトコル　117
大殿筋、腰部マッサージのプロトコル　117
縦方向のストレッチ　96
　　癒着の治療　72
他動関節運動法　99

索引　153

多裂筋　7, 103-104
　一般的なマッサージのプロトコル　115
　急性頸部痛の治療　112
　症状　103
　評価　103-104
　リリースの処置　104
短縮した組織／筋　80, 93
　引張荷重　96
　局所的に屈曲　99
　頸部痛　98
　呼吸機能不全におけるターゲット　101
　マッサージの効果　92
　マッスルエナジー・テクニック　80, 81, 82-83
単純放射線（X線）写真法　20
胆嚢の疾患、関連痛　17
中枢性感作　125, 126
中枢痛症候群　31
中毒性頭痛　13-14, 47, 108
　発熱との関連　5-6
蝶形骨　109
調査研究　37-38
　試験デザインの課題　39-40
　手技・理学療法　39
　前臨床　40
　マッサージの利点　43-44
　臨床試験　40
腸の習慣　17
腸腰筋　136
　短縮　56
チラミン　13
治療計画　92
チンタック・エクササイズ　137-138
鎮痛剤　33
　緊張性頭痛　21
　頸部痛　24
　抗片頭痛薬の項も参照
椎間板造影法　21
痛覚過敏皮膚ゾーン　60
痛覚計　51, 54
痛覚受容器　侵害受容器の項を参照
低血糖　12, 135
抵抗自動関節運動法　99
適応　37, 38, 121-123, 126
　段階の移行　122-123
　中枢性感作　125, 126
　治療目標との関連性　123-124
　例
　　脚の長さの違い　126
　　顔面痛　127
　　不正咬合　126-127
添加物　13
殿筋　136
　弱化　56
テンダーポイント

急性の頸部痛　112
呼吸機能不全の治療　102
ストレイン＆カウンターストレイン　86
前鋸筋　104, 105
大胸筋　104, 105
胴体前面　115
ポジショナル・リリース・テクニック　84, 85
菱形筋　104, 105
殿部、一般的なマッサージのプロトコル　117
唐辛子を含む製剤をすり込む　34
統合的神経筋抑制　86-87, 89
統合的治療戦略　88
等尺性収縮
　皮膚のリリース法　60, 62
　マッスルエナジー・テクニック　80, 82
等尺性収縮後のリラクセーション　80, 81
上部僧帽筋　82
胴体　一般的なマッサージのプロトコル
　後面　115-117
　前面　113-115
糖尿病　125
頭板状筋　7
　トリガーポイント　79
頭部
　一般的なマッサージのプロトコル　113
　外傷　16
　トリガーポイントによる関連痛パターン　79
ドーパミン　12, 35
毒、血管性頭痛の引き金　13-14
トランスバース・ストローク、癒着の治療　72
トリガーポイント　8, 56, 80
　STARの構成要素　62
　アタッチメント・ポイント　79
　顎関節の機能不全　127
　活性　78
　関連痛　28, 29, 47, 78, 98
　　頭部、頸部、顔面におけるパターン　79
　キー・ポイント（特定の筋）　80
　緊張性頭痛　4, 14
　呼吸パターン異常　138
　サテライト・ポイント　80
　触診　62
　神経筋テクニック　75
　進行／再活性　78
　ストレイン＆カウンターストレイン　86
　スプレー＆ストレッチ冷却法　87-88
　潜在性　78
　セントラル・ポイント　79
　統合的神経筋抑制　86-87
　評価　63
　萌芽期の　78-79
　マッサージ法　76, 78-80

押圧荷重　97
治療のセッション　79-80
理論の推移　76, 77

な

内臓痛　28
内転筋、短縮　56
内腹斜筋、弱化　56
ナイメーヘン質問表　66, 67
難治性疼痛　28
軟部組織の収縮による頭痛　緊張性頭痛の項を参照
軟部組織マニピュレーション　141、マッスルエナジー・テクニック、神経筋テクニック、ポジショナル・リリース・テクニックの項も参照
ニーディング（揉捏法）　72
ニーディング
　旋回またはねじれ荷重　98, 99
　癒着の治療　72
ニュートラル・バス　130-131
人間工学　123, 132-133
妊娠　93, 125
　頭痛　5
認知行動療法　21-22, 32
ねじれ荷重　98-99
捻挫、頸部痛　16
脳、痛みに対する反応　30
脳炎　16
脳刺激　32
脳腫瘍　16
脳底肩片頭痛　5
ノルアドレナリン　35

は

バイオフィードバック法、疼痛管理　33
ハムストリングス　55, 136
　一般的なマッサージのプロトコル　117
　呼吸機能不全におけるターゲット　101
　短縮　56
　フリクション　98
バランス訓練　140-141
鍼療法　34, 37, 123, 130
バルビツール酸系鎮痛剤　21
半棘筋　79
半腱様筋、短縮　56
瘢痕組織　71, 72
　フリクション　98
反対刺激　29, 30, 98, 110-111
反復性頭痛　3
反復的な緊張、頸部痛　14
腓骨筋、呼吸機能不全におけるターゲット　100, 101

腓骨筋、弱化　56
ヒスタミン　13, 23, 27, 98, 124
非ステロイド性抗炎症薬　28, 33
　副作用　33
皮膚
　触診　58-60
　筋膜のずらしの程度　58
　ストレッチング／弾性　58-59
　治療に役立てる　60-62
　ドラッグ　59-60
　痛覚過敏ゾーン　58, 60
　変化をリリースする
　　筋筋膜リリース　60
　　ストレッチング　60
　　ポジショナル・リリース　60-61
腓腹筋　98
肥満　58, 93
評価　47, 48-62
　痛み　48-51
　一般的なマッサージ施術との統合　92
　筋の機能　55-56
　弱化　62-63
　発火パターン　62-63
　呼吸機能不全　67, 100-101, 139
　再評価　118
　触診　57-62, 80
　神経筋テクニック　62, 75, 76
　皮膚　58
　特定の筋の項も参照
表面レベル、組織の触診　58
病歴の確認　19-20
不安　15
　緊張性頭痛との関連　14
　呼吸パターン異常　138
　マッサージの効果　43, 91
フェンタニル経皮システム（デュラゲシク）　33
腹斜筋、短縮　56
副腎皮質ステロイド薬　24, 33
腹直筋
　呼吸機能不全におけるターゲット　101
　弱化　56
副鼻腔炎性頭痛　6, 47, 110-111
　特定のマッサージ法　109
腹部片頭痛　5
浮腫、マッサージの効果　92
不正咬合　126-127
付着点　79-80
腹筋　136
　血管性頭痛のためのマッサージ　108
　呼吸機能不全のためのマッサージ　100
ブラジキニン　27
プラセボ反応　33
フリクション　97-98
　注意事項　98
プロゲステロン　5, 12, 125

プロスタグランジン　13, 28
プロポキシフェン　21
閉塞性睡眠時無呼吸　125
ヘテロスタシス　123
ペトリサージ　99
ペパーミントのオイル、頭痛の管理　110, 111
辺縁系　30
変形性関節症　14, 124
片頭痛　1, 4, 47, 108, 124
　医学的治療　22-23
　原因因子　12-13
　タイプ　4-5
　引き金　13
　血管性頭痛の項も参照
片頭痛発作重積　5
便秘　108
片麻痺性片頭痛　5
方向、マッサージの適用　94
膀胱の習慣　17
傍脊椎筋
　一般的なマッサージのプロトコル　115
　急性頸部痛の治療　112
　弱化　56
補完代替医療　39
　医療への統合　41
　患者満足度　41
　費用　41
　手技・理学療法の項も参照
ポジショナル・リリース・テクニック　60-61, 84-86, 89, 141
　急性頸部痛の治療　112
　緊張性頭痛の管理　109
　呼吸機能不全の治療　102
　斜角筋　103
　使用へのガイドライン　85-86
　組織を楽にする効果／イーズのポジション　86
　テンダーポイント　84, 85
　胴体前面　115
補助療法　121, 123, 129-141
骨の損傷　31
ホメオスタシスの枯渇　123
ポリモーダル説、トリガーポイントの発ුය　76, 77
ホルモン因子　5, 125

ま

マクギル疼痛質問表　48, 49
マスタードのフットバス　141
マッサージ
　構成要素　96-99
　効能　38
　身体的作用　91-92

　適用
　　関節運動法　99-100
　　機械的力（組織に荷重）　96-99
　　タッチの質　93-95
　　施し方　95
　利点　38, 43, 92, 93
マッサージの禁忌　41
マッサージの効能　38
マッサージの身体的作用　91-92
マッサージの頻度　95
マッサージの利点　38, 43, 92, 93
末梢神経、痛みの伝達　28-29
マッスルエナジー・テクニック　60, 80-84, 89, 99, 141
　一般的なマッサージのプロトコル　113, 115, 117
　患者／セラピスト側の間違い　83
　禁忌　83
　緊張性頭痛の管理　109
　呼吸機能不全の治療　101
　相反抑制　80, 81, 83
　調節可能な変動的項目　82
　等尺性収縮後のリラクセーション　80, 81, 82
　脈動法　83-84
　1人で実行する例　84
ミエログラフィー　20-21
水治療法　123, 133-134
　緊張性頭痛の自己療法　141
　健康のための　133
むち打ち症　16, 17, 124
メントールを含む製剤をすり込む
　頭痛の管理　110-111
疼痛管理　34
網膜片頭痛　5
モノアミン酸化酵素　21, 22

や

薬物
　血管性頭痛の引き金　14
　乱用頭痛　2
ユーカリのオイル、頭痛の管理　111
癒着　71, 72
　フリクション　98
腰筋　106-107, 136
　一般的なマッサージのプロトコル　115
　急性頸部痛の治療　112
　呼吸機能不全におけるターゲット　100, 101
　症状　106
　評価　106
　リハビリテーション運動　108
　リリースの処置　106-107
腰椎穿刺　16

腰部
  痛み　44
    一般的なマッサージのプロトコル　117
腰方形筋　55, 108, 136
  一般的なマッサージのプロトコル　115
  急性頸部痛の治療　112
  呼吸機能不全におけるターゲット　100, 101
  症状　108
  短縮　56
  評価　108
  リリースの処置　108
翼突筋　127
  トリガーポイント　4
予防的アプローチ　118, 129

ら

ライフスタイルの改善　93, 123, 134-135
ラベンダーのオイル、頭痛の管理　111
理学療法、疼痛管理　34
頸部痛　25
梨状筋　55, 136
  短縮　56
リズム、マッサージの施術　94-95
離脱性頭痛　6
リバウンド頭痛　6
リフレクソロジー　110
菱形筋　104-105
  一般的なマッサージのプロトコル　115
  呼吸機能不全におけるターゲット　100, 101
  弱化　56
  症状　104
  評価　104-105
  リリースの処置　105
良性労作性頭痛　5
緑内障　16
リラクセーション・テクニック　22, 37, 123, 130-132
冷却療法　23
  疼痛管理　34
  スプレー＆ストレッチ冷却法の項も参照
レイヤー症候群　135, 136
連日性頭痛　3
肋間筋、呼吸機能不全におけるターゲット　100, 102
ロッキング　99

わ

腕神経叢　6
  インピンジメント　6, 7, 15, 102
  炎症　17
腕部、一般的なマッサージのプロトコル　117

Acknowledgements

A Massage Therapist's Guide to Understanding, Locating and Treating Myofascial Trigger Points (Chaitow L, Fritz S 2006 Churchill Livingstone, Edinburgh)
Figures 6.4, 6.5.
Clinical Application of Neuromuscular Techniques (Chaitow L, DeLany J 2000 Churchill Livingstone, Edinburgh)
Figures 2.1, 7.7-7.13.
Clinical Application of Neuromuscular Techniques, 2nd edn (Chaitow L, DeLany J 2008 Churchill Livingstone, Edinburgh)
Figure 9.6.
Fibromyalgia Syndrome: A Practitioner's Guide to Treatment, 2nd edn (Chaitow L et al 2003 Churchill Livingstone, Edinburgh)
Figures 9.3, 9.4.
Mosby's Fundamentals of Therapeutic Massage, 2nd edn (Fritz S 2000 Mosby, St Louis)
Figures 6.10-6.18, 7.1, 8.1.
Muscle Energy Techniques, 2nd edn (Chaitow L et al 2001 Churchill Livingstone, Edinburgh)
Figure 7.14.
Muscle Energy Techniques, 3rd edn (Chaitow L et al 2006 Churchill Livingstone, Edinburgh)
Figure 7.15.
Sports and Exercise Massage: Comprehensive Care in Athletics, Fitness, and Rehabilitation (Fritz S 2006 Mosby, St Louis; Mosby's Career Development Series)
Figures 7.2, 7.3, 7.16-7.18, 8.2-8.23.

著者：	サンディ・フリッツ（Sandy Fritz）	著者：	レオン・チャイトー（Leon Chaitow）

著者： サンディ・フリッツ（Sandy Fritz）
理学修士（MS）、全米治療マッサージ・ボディワーク認定委員会会員（NCTMB）。ヘルス・エンリッチメント・センターのオーナー、センター長兼教育長。注意障害・多動性障害、不安症、抑鬱症、倦怠感および疼痛管理など、メンタルケア治療に重点を置くほか、ストレス管理マッサージからリハビリテーション・ケアまで、あらゆるマッサージを提供。また、学生マッサージ・クリニックを開設し、監督にあたっている。著書に『ヘルスケア臨床現場におけるクリニカルマッサージ』『筋骨格系の触診マニュアル』（いずれも産調出版）の著者の一人でもある。

総監修： 高田 治実（たかだ はるみ）
医学博士（昭和大学医学部）。帝京科学大学医療科学部東京理学療法学科教授。専門分野は、補装具学、切断の理学療法学、運動療法学、運動療法の阻害因子に対する即時的治療法の研究。著書に『マイオチューニングアプローチ入門』（協同医書出版社）、監修書に『理学療法士のための臨床測定ガイド』『最新カラーリングブック 筋骨格系の解剖学』『ヘルスケア臨床現場におけるクリニカルマッサージ』（いずれも産調出版）がある。

著者： レオン・チャイトー（Leon Chaitow）
自然療法士（ND）、オステオパシー医（DO）。欧州、アメリカ、カナダ、オーストラリア各地にある多数のカイロプラクティック、理学療法、オステオパシー、自然療法の学校で出張講義を開く。『ヘルスケア臨床現場におけるクリニカルマッサージ』『筋骨格系の触診マニュアル』『痛みに勝つナチュラルな方法』（いずれも産調出版）他著書、編集書多数。ウエストミンスター大学で治療ボディワークおよび自然療法の専任講師兼モジュール・リーダーを11年間務め、2004年に退任。2005年11月には、「補完療法およびオステオパシー療法への献身」が評価され、大学の名誉特別研究員の称号が授与された。

監修： 松葉 潤治（まつば じゅんじ）
広島大学医学部保健学科理学療法学専攻卒業。帝京科学大学医療科学部東京理学療法学科講師。共監修書に『理学療法士のための臨床測定ガイド』『最新カラーリングブック 筋骨格系の解剖学』『ヘルスケア臨床現場におけるクリニカルマッサージ』（いずれも産調出版）。

翻訳者： 井口 智子（いぐち ともこ）
大阪外国語大学外国語学部第二部英語学科卒業。訳書に『骨を強くするエクササイズ』『美しい肌の本質』、共訳書に『自然療法百科事典』（いずれも産調出版）など。

A MASSAGE THERAPIST'S GUIDE TO
Treating headaches and neck pain

頭痛・頸部痛のための
マッサージセラピストガイド

発　　行　2011年7月20日
発 行 者　平野　陽三
発 行 元　ガイアブックス
　　　　　〒169-0074 東京都新宿区北新宿3-14-8
　　　　　TEL.03(3366)1411　FAX.03(3366)3503
　　　　　http://www.gaiajapan.co.jp
発 売 元　産調出版株式会社

Copyright SUNCHOH SHUPPAN INC. JAPAN2011
ISBN978-4-88282-798-6 C3047

落丁本・乱丁本はお取り替えいたします。
本書を許可なく複製することは、かたくお断わりします。
Printed in China

ガイアブックスの本

クラニオセイクラル・リズム

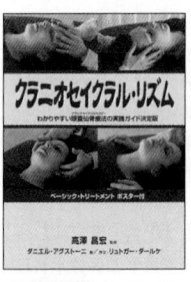

わかりやすい頭蓋仙骨療法の
実践ガイド決定版

監　修：高澤　昌宏
著　者：ダニエル・アグストーニ

クラニオセイクラル・ボディセラピーを総合的かつ詳細まで紹介した、マッサージ療法士のための入門書。解剖学や生理学の観点からクラニオセイクラル・システムを写真とともに解説。

本体価格 4,400円

理学療法士のための
臨床測定ガイド

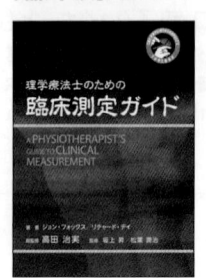

理学療法士に不可欠な一般的かつ
さまざまな測定法を網羅したガイドブック

総監修：高田治実
監　修：坂上　昇／松葉潤治
著　者：ジョン・フォックス／リチャード・デイ

理学療法士に不可欠な一般的かつさまざまな測定法を網羅したガイドブック。主要関節の角度測定、四肢囲の測定、主要筋群の徒手筋力テスト、脊椎測定、肺活量測定などを詳解。図版を多用し、視覚的にもわかりやすい。

本体価格 2,700円

最新カラーリングブック
筋骨格系の解剖学

イラストに色を塗ることで
楽しみながら学習できる！

総監修：高田治実
監　修：松葉潤治／菅沼一男／江口英範／川上陽子
著　者：ジョセフ・E・マスコリーノ

筋骨格系の解剖学を楽しみながら学べる"ぬりえブック"。650枚ものイラストを用い、骨格系、筋系、神経系、動脈系のおもな解剖学的部位を章ごとに紹介。解説や問題も適宜収録され、効果的に理解を深めることができる。

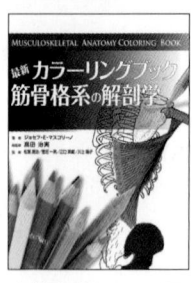

本体価格 3,200円